サムライメソッドやわらぎ

カラダのすべてが動き出す！

"筋絡《きんらく》調整術"

筋肉を連動させて、全身を一気に動かす秘術

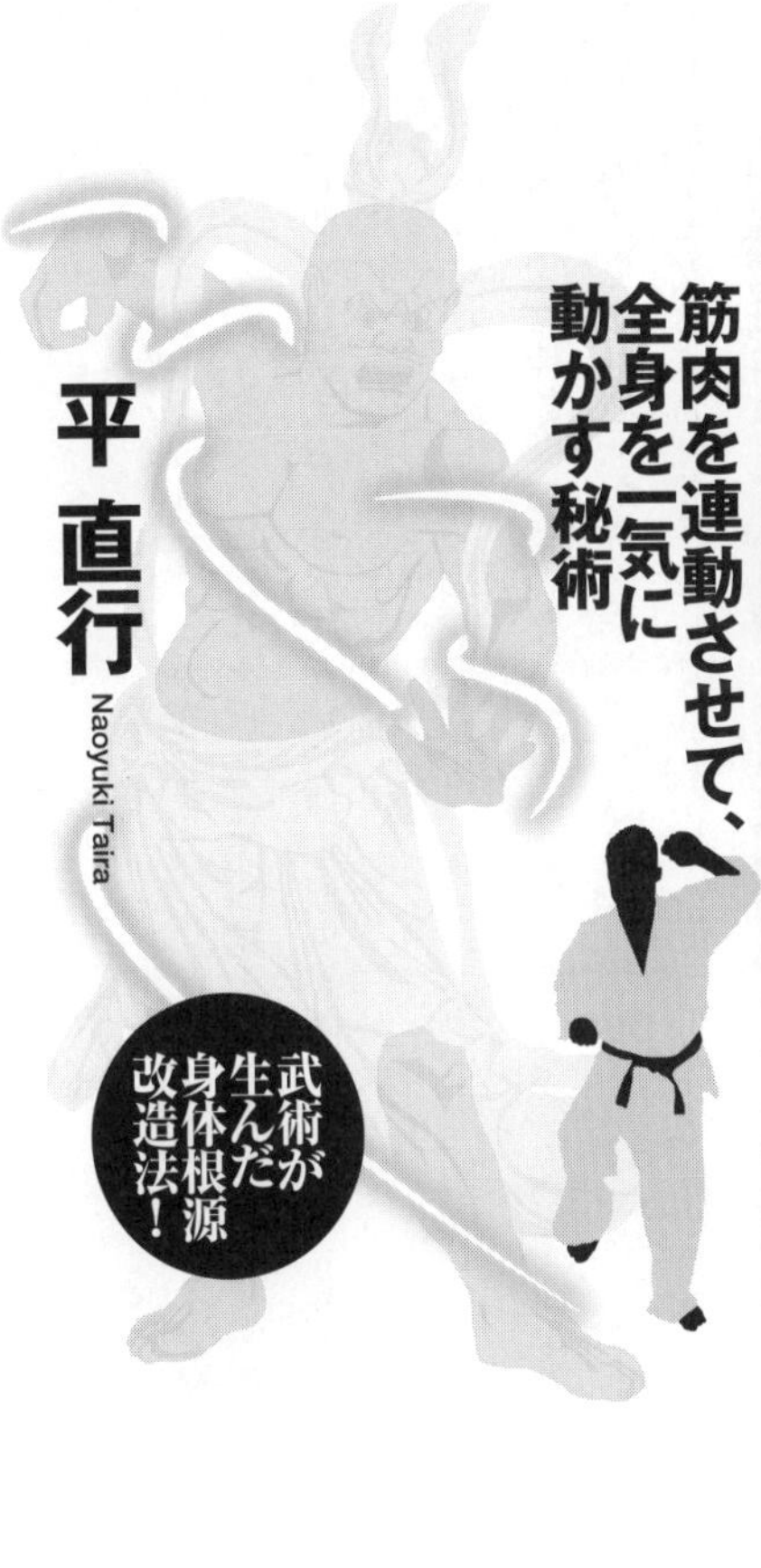

武術が生んだ身体根源改造法！

平 直行
Naoyuki Taira

BABジャパン

はじめに

東洋には陰陽という物の考え方がある。この世のすべては繋がり、そして循環している。実は正常な循環こそがすべての繋がりを正常に保つ見えない力となっている事に案外我々は気が付いていない。ここに目には見えないすべてを司る原理原則が隠れている。その原理原則をかつて陰陽で表した知恵が存在し、それが武術の根幹でもある。

降り注ぐ雨は地上に降り注ぎ川となって海に届く。雨は真水で地上の生命の維持に大きく関係している。川を流れ海に届いた水は海水となり塩分を含み、多様な栄養素をも含むようになる。海の水の中で海の生命は地上から川を経て芳醇となった海水のお陰で生命を育み維持している。生活を営むのに必要な栄養素は上から下へと循環する事で満たされる。海の水がそのまま空から降ってくれば地上の生命は死滅してしまう。不思議な仕組み、地球の生命を守るかのようなしくみによって海水は蒸発し、やがて雲となり、真水の雨となり天から降り注ぐ。

季節という循環があり、冬には雨は雪となる。雪は山に大量に降る。冬の間に蓄えた雪は季節の循環によって溶け出し、暖かい季節、春の生命の芽吹きを手助けする。夏の暑い時期には川となり、あるいは地下を通って地上に湧き出したりして生命の維持を助ける。地下を通る水は時には何百年もかけて山の麓に湧き出す。長い年月をかけて地下の栄養分を吸収して栄養豊かな水となり、地上の生命を潤してくれる。すべては入れ替わり、繋がり、生命に恩恵を無償で与えてくれる。正しい循環を乱すように山を崩したり、森林を伐採すると海にまで影響を及ぼす。洪水だけでなく森林の伐採によって水の中の栄養分に変化が起こり、海の生態系も変わってしまうのだ。

呼吸も循環であり、吸うと吐くが正常に機能すれば健康な呼吸となる。動物の呼吸は、酸素を吸い二酸化炭素を吐き出す。植物は二酸化炭素を吸い、酸素を吐き出す。すべては循環し繋がっている。地球は宇宙とも繋がり循環している。太陽との繋がりが消えれば地球の生命は死滅する。太陽との関係は太陽系の惑星そして宇宙のすべての存在とも繋がっている。そして惑星との循環（惑星同士の動き）によって太陽の周りを回転し昼夜、そして季節の循環が正常に行なわれる事で地球の生命は生きている。最新の科学でも解明、そして再現の到底できない素晴らしい地球のしくみによって地球の生命は生かされている。

人の体を小さな宇宙と呼ぶ人もいる。人の体も詳細に見れば細胞単位で構成され、細胞自体もさらに詳細に見る事ができる。現代では見る事ができないだけで細胞の一つ一つも宇宙のように複雑で無数の何かの集まりかもしれない。すべては循環し繋がっている。人の体も当然のように、その法則性に従い生きるようになっている。

人の体も一つに見えて現実にはさまざまな組織が内部で繋がり、正しい循環により正しい生命の営みが行なわれる。正しい営みとは本来意識する必要などなかった。人は地球と繋がり生活をする。人の手の入らない原始の時代には、人は地上で今よりもずっと快適に暮らしていたのかもしれない。原始時代の人々が今よりも遥かに健康であり、今では想像もできないほどの運動能力を持っていた可能性は高い。その時代には人も野生動物だったのだから、現代の野生動物と何ら変わりのない体を持っていた可能性が高いのだ。そしてそれは、人の手の入らない原始の時代には、人は地球と繋がって正しい運動の循環の中で生活していたからだと考えられる。人の体は地球本来の環境で暮らすような構造になっていて、そこで行なわれるすべての運動はすべて正確な循環を行なっていた。

運動の循環とは体の動きの繰り返しだ。歩くもしゃがむも手を動かす事も、すべての運動は繰り返しになる。伸ばしたら縮める、この繰り返しが正しい運動であり、〝伸ばす〟と〝縮める〟のどちらかに偏れば体もやがて偏る。自然は一見厳しいように見えて実は人の体の動きの循環を適度に引き出す役割を果たしている。凸凹ゴツゴツした自然の大地を歩き、時には山や崖などの傾斜地も歩く。その際に動かす体の循環（陰陽）は勝手に正しくなる。地球に産まれ生活を営むすべての生命は地球で一番暮らしやすい体の構造を持っているのだ。体に一番適したはずの環境を人の手は造り変えてしまった。その弊害こそが現代の体を悩ませる問題の原因なのだ。そこに気が付いた人々が古い時代に見つけた体の知恵が武術の知恵でもある。その時代に陰陽と呼ばれる思想、森羅万象を司る原理原則も発見された。

人の体は繋がり動きも循環する。呼吸も血液も体のすべては繋がり、循環を行なっている。内部の循環にも体の動きは大きく関係する。だから寝たきりになれば内部の循環もやがて衰えてゆくのだ。そのシステムは本来勝手に正しく維持されている。地球本来の環境で暮らせば勝手に維持できる。しかし本来とはかなり変化した現代の環境では本来の性能は発揮できない。

前著『骨絡調整術《こつらく》』を書き、それからも日々稽古と鍛練を続けると体に変化が訪れた。武術もおそらく循環と繋がりなのだろう。遥かな古い時代の知恵、そして本来の体。それを時代を超えて伝え、循環させ、時空を超えて繋ぐ。それこそが武術の真髄なのではないだろうか？　日々正しい口伝による稽古と鍛練を続けると勝手に体が変化してくる。変化というよりも本来の性能に近くなってくる。これが武術の本来のもう一つの意味なのだろう。人の体は本来は21世紀に考える何倍も高性能なのだと、日々の稽古を通じて体で実感する。先人の発見した知恵によって体が覚醒するように変化してゆく。だから、骨格が整ってくると違和感を覚えるようになる。体はすべて繋がり正しく循環するように動くのが正しい。骨格が整えば次の繋がりを体が欲するのだろう。筋肉に違和感が生じて次にやるべき事を教えてくれた。筋絡《きんらく》という口伝の存在は知っていても骨格が整わなければただの頭の中の知識でしかなかったのだろうと思われる。筋絡が動こうとすれば知識は具体的な物に勝手に変わる。骨格が繋がって動くようになれば、筋肉もそれに伴って動きを改善していく必要がある。日々の稽古と鍛練のやり方は教わっている、それを具体的に行なうための体ができていなかったから以前は筋絡はまだ想像上の物だったのだ。

骨格の次は筋絡を調整すると、体はさらに本来の機能を取り戻し快適に良く動くようになってくる。武術の教えは時空を越えて先人の方々と繋がり現代に伝わり授けてくれる。実は筋絡の次もすでに教えが来ている。武術では姿勢に関する口伝がたくさんある。そして手の指の形もたくさんある。そして体の陰陽に関する口伝も多数残されている。骨格が整い、筋肉もそれに応じて整えば、姿勢を正し、体幹からの力をより引き出し、その動きを手足と繋げる必要が出て来る。そうなればさらに体は本来に近くなる。体が整えば今度は実際に地面にはじめに触れる足指と足の形、そして物を掴む、触れる、を行なう手指と掌の形が本来の動きを求めてくる。全身を全力で満たしては人は動く事ができない。全身を脱力しては立つ事さえできない。体は全力と脱力が働き合いお互いを助け合うように動く。力の配分陰陽のバランスが大切になってくる。体全体が整ってくれば次は本来の動き方を体が勝手に教えてくれる。教えは違和感となって現れ、それを解消するために口伝がある。覚醒し一段階上った体にとっての口伝は、とても具体的な物になる。

武術とは階段を登るように体が持つ本来の性能を目覚めさせてゆく素晴らしい先人の知恵であると日々実感するようになってきたのだ。戦の時代には殺法を使うために体の性能を上げていった。今の時代にはより良く快適に暮らすために武術を使うのが一番良いのではないか？　私はそんな事を感じるようになった。

すべては循環する、そして繋がっている。時代を超えて武術が循環（引継がれ）、そして繋がる。より多くの人々に恩恵を与える事ができればとても素晴らしいと私は感じる。

本書は主に理論を載せてある。数ヵ月後には映像版も発売される。理論と具体的な映像を重ね、ぜひ先人の知恵の恩恵を手にして頂きたい。どんな時代になっても人は健康で良く動く体を求める。そのための知恵、現代でもまだ考えつかないような知恵が武術には豊富にある。体の不調にお悩みの方、スポーツをより楽しみたい方。日常をもっと健康に暮らしたい方、そしてすべての方々に読んでいただきたいと願っている。人の体はとても豊かで素晴らしい物で、地球が豊かで素晴らしいのと同じだと感じる。地球の環境を変えて便利にするように体に接するよりも、体の本来の機能の素晴らしさを感じながら引き出す事に興味を持たれたら、ぜひ「筋絡調整術」を行なってみていただきたい。きっと体は今よりも元気になってゆく。元気とは元の気、人の本来持っている体の力を引き出すのがこの本の内容なのだ。

2017年4月

平 直行

もくじ

序章

失われた動き

1 〝足りないもの〟

まず、真直ぐに立った状態から、腕を普通に上に上げてみてほしい。できるだけ高く。踵を上げる背伸びはしないで。どこまで届いたかも重要なので、見当をつけておいていただきたい。

さて、次はその状態から、腕を捻りながら、グゥッとさらに高く上げてみてほしい。いや、もうすでに最高点まで上げている、とお思いだろうけれど、そこはそれ。騙されたと思って、はい、グゥッと。

どうだろう？　意外にも、さらに高い所まで行ったのではないだろうか。

物理的に考えれば、一番高い所まで行くのは〝真直ぐに伸ばした状態〟なのだから、最初に手を上げた状態は、間違いなく〝最高点〟なはずなのだ。タオルで例えるなら、真上に真直ぐ〝ピーン〟と伸ばした状態。それを捻ってしまったら、むしろ短くなるはずではないか。

では、もう一度、捻りながら腕を上げる動作をやってみてほしい。今度は身体の微妙な感覚変化に注意しながら。

最初に上げた時点で〝ピーンと伸びている〟と感じるのは二の腕、肩、脇腹、といったところだろう。それが、捻りながら伸ばしていった時にはもっと下の方、奥の方の、別な部分から伸びてきた感覚がかすかにあったのではないだろうか。

それが実は、〝人間本来の動き方〟なのだ。そして、捻った時に新たに効いてきた部分は、あなたが普段全然使わないで錆び付いてしまっているところ。あなたが体を動かす上で、大きな足かせになって

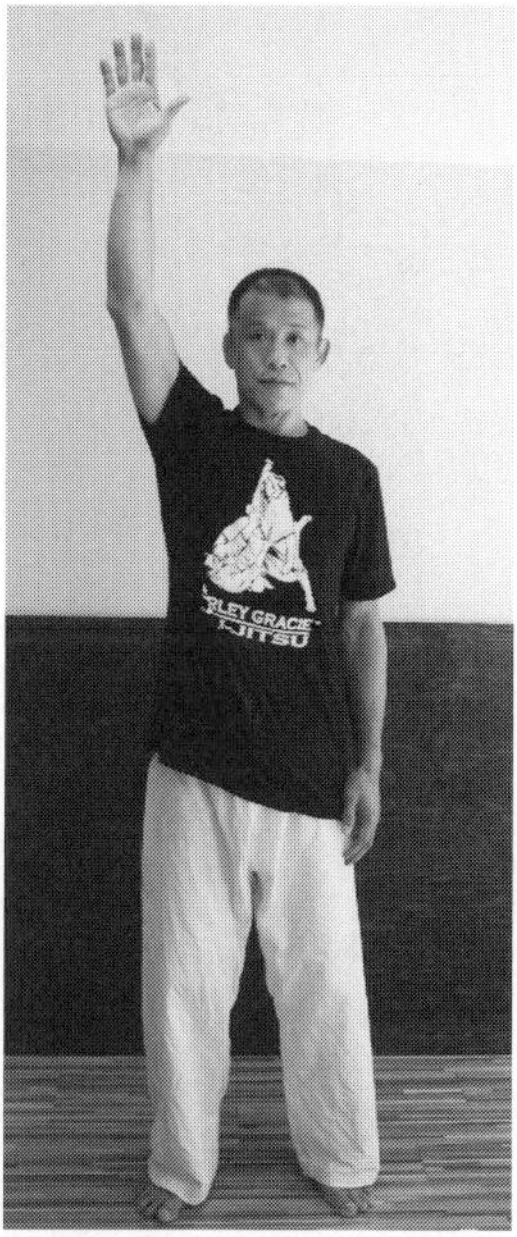

普通に手を上げた状態

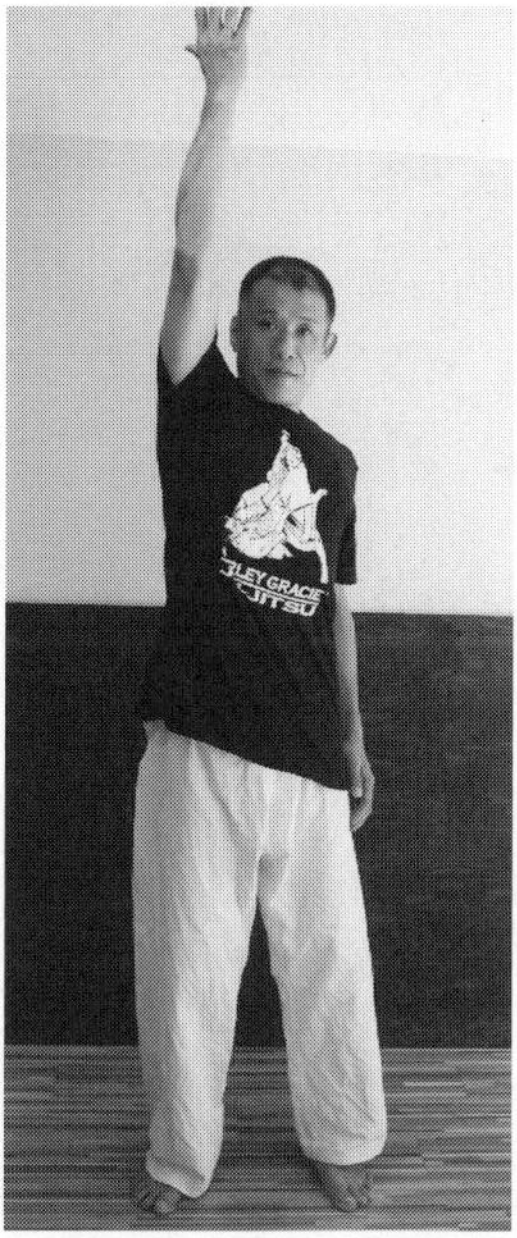

一杯に手を上げきったはずの状態から、捻りながらもっと上げようとしてみると、さらに上まで手が伸びる。さて、これは？

いるところなのだ。

　人は体を動かして生きる。寝たきりになったら生命の危機が近づいてくる。生きる事は体を動かす事でもある。だから、上手に生きるとは上手に体を動かす事でもある。ところが、上手に体を動かす事を意識しているのは人間だろう。野生動物は本能のままに体を動かし、人間よりも遥かに素晴らしい体の動きを行なえる。

　前著『骨絡調整術』でも書いたが、野生動物と人間の動きの違いは生活する環境の違いによって起こっている。今、人は非常に快適で便利な環境に暮らしている。しかし、人間が創りだした環境は実は不自然な環境でもある。不自然な環境で運動をすれば不自然な動きになる以外にないのだ。思い出してみてほしい。そんなに高い所まで手を伸ばさなければならない状況が、最

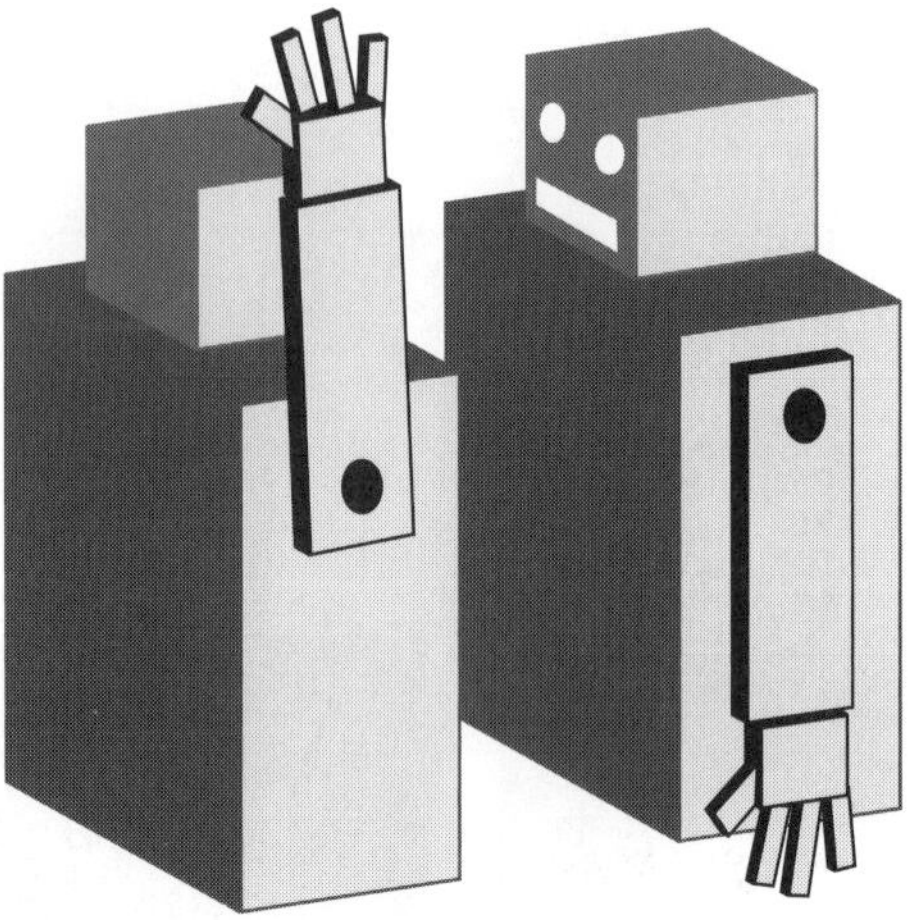

近のあなたにあっただろうか？
最初に〝普通に〟と指示させていただいた。普通って何だろう？　腕を捻らずそのまま上げる？　ロボットのように？
自分の体をロボットのように直線的にイメージしてしまっている人は少なくないのではないかと思う。しかし、それは大きな誤りだ。筋肉は、〝螺旋状に〟付いている。だから人の体は〝螺旋〟に動くようにできている。それが自然なのだ。でも思い込みによって、〝普通に動く〟つもりの結果が、実は〝不自然〟に動くことになってしまっている。不自然な動きで済んでしまう環境だからだ。
不自然な動きは体に悪い影響を及ぼす。それを解決するために人類は知恵を絞った。その結果産まれた各種の健康法は数限りなくある。ヨガや武術の健康法もそうだし、ウェイト・トレーニングやスポーツも同じような経緯があるように考えられる。それほどに人は健康や良く動く体を求めるのだ。何かが不足しているから求めるのだろう。人以外の動物はそんなものは求めない。必要がないから求めない。人だけが体を動かす環境を造り変えたからこそ、その誤差を埋める運動や健康法が必要なのだ。

人知を尽して発見し、磨いたものは大きな効用がある。しかし、その効用が大分薄まってしまっているのが、21世紀の我々人類の体の問題。ヨガや武術の起源は紀元前に遡る。スポーツの記録は3万年も前の壁画に残っている。ウェイト・トレーニングの起源はギリシアローマ時代にまで遡る。その時代の生活環境と日常で行なう体の動かし方は21世紀からは想像も及ばない。

おそらく現代のトップアスリートでさえ、その時代で日常の暮らしを営むだけで相当の肉体的な苦労が出てくるだろう。日常で動かす体の強度と動作の多様性が今は圧倒的に不足しているのだ。その一方でトレーニングに関しては驚異的に進歩している。しかし、日常の体使いと進歩したトレーニングの誤差がスポーツ障害の大きな原因になっていると考える人はまだいない。

私は古流の柔術、柳生心眼流を学び、日々稽古と鍛練をしている中で、そこに気がついた。稽古を始める前の体が、今と昔ではそもそも違うのだ。私はプロの格闘技を長年やってきたから体力はある。しかし、実は引退した頃には身体中ボロボロで後を振り向く事さえ辛かった。その体が鍛錬と稽古の日々の中で日ごとに良くなった。しかし、〝素振り〟という柳生心眼流の基本の稽古を行なうと体は再び悲鳴を上げた。体力があって壊れた体が大分良くなった頃に始めた〝素振り〟。〝素振り〟は心眼流の基本動作が入る基本中の基本とも言える稽古だ。大分良くなった体で始めたが、動いていない箇所がたくさんあったのだろう。〝素振り〟を行なうごとに体は悲鳴を上げた。そのうちに首は再び動かなくなって、骨は軋み、内側に引っ張られるような状態になった。引退前よりももっと酷い体の状態になってしまったのだ。

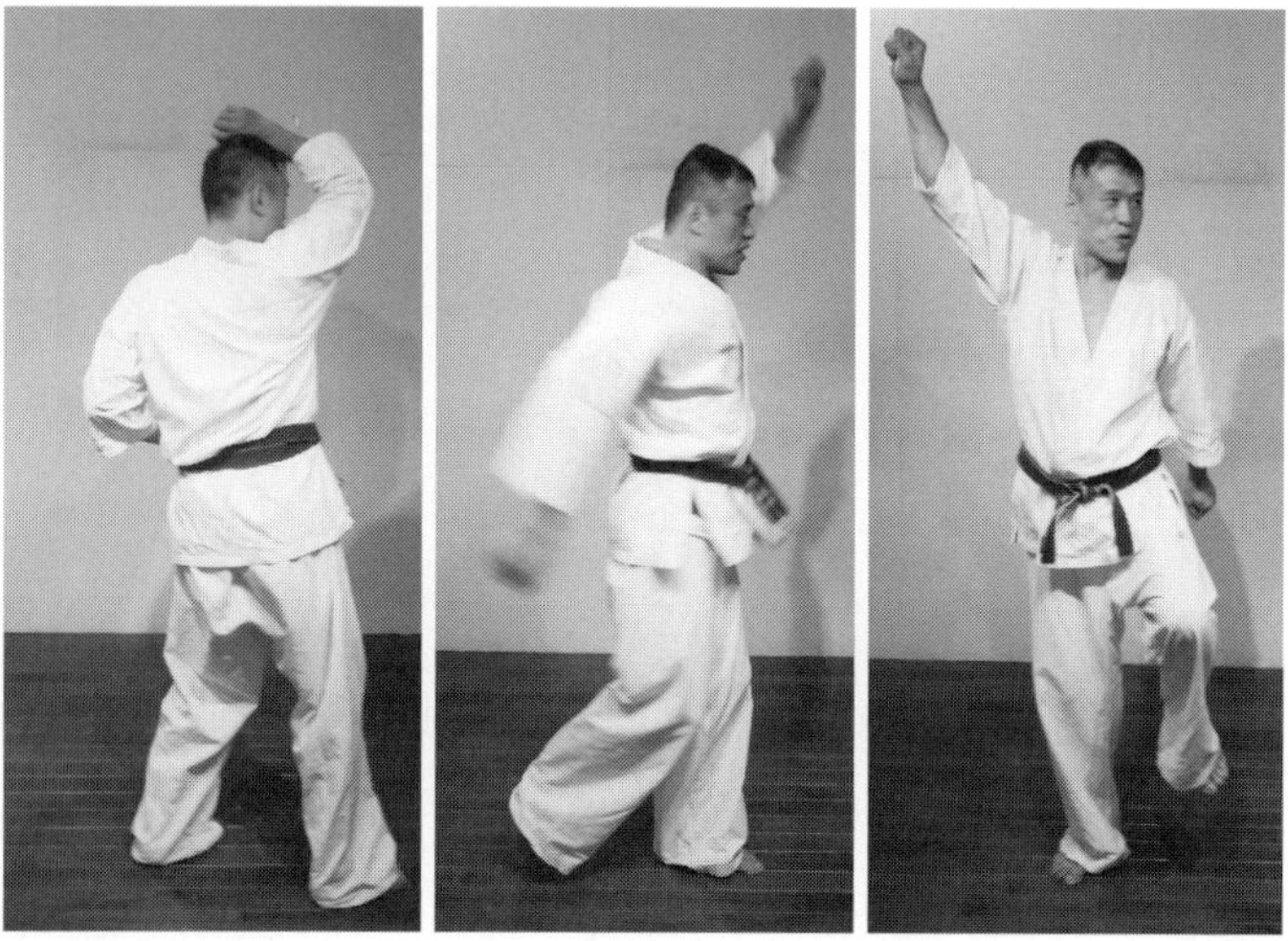

柳生心眼流の稽古法〝素振り〟が現代人があまり行なわなくなった動作が多く含まれている。

そこで私は気が付いたのだ。昔の人の体と21世紀の我々の体が違ってしまっている事に。〝素振り〟を分解してできる範囲にまで簡単にして、少しずつ軋むような痛みのある箇所を動かしながら元に戻す運動を自分で考えながら続けた。半年もすると体は良くなっていった。〝素振り〟を行なう前よりも今度は良くなったのだ。半年後、私は理解した。日常で動かす体の動かし方が全く違ってしまっている。

日常で足りないものを補うのが武術、ヨガ、スポーツ等の大きな目的だったとしたら…。〝足りないもの〟自体が変化している。その変化に応じて加えていく必要が出てきたのだ。この作業を行なうと過去に発見したものに再び命が吹き込まれる。本当はスポーツやウェイト・トレーニングをやれば、体が良くなるのだ。だってそもそも〝足りないもの〟を補ってくれるためのものなのだから。スポーツ障害は何かが間違っているから起きる。スポーツをやって体が悪くなるなら3万年も前から続くはずなどないのだ。何かが足りなくなっている。ならばその何かを発見すればよい。柳生心眼流の基本の〝素振り〟に進んだ段階で起こった、骨が軋むような痛みと辛さがその道筋を教えてくれたのだ。

2 ストレッチを劇的に変える方法

ストレッチは世界中に広まっている。スポーツの前に世界中の人がやるし、寝る前にやって一日の疲れを取って明日に備えて眠る、という人もきっとかなりの人数がいるはず。その割に、最近ではストレッチの効能を疑うような話もよく聞くし、ストレッチで体を痛める人もいたりする。ストレッチの源流であると言われるヨガのインストラクターが体を痛めたりするような話も聞いたりする。

おそらく昔の人には良かったのだ。昔の人は日常で今よりも遥かに体を動かしていたから、とても体に良い運動だったのだろう。日常で体を動かす機会が極端に減った21世紀にはそのままでは上手くいかない人の数が増えている。昔の人は動いていたが、今の人は動かせない、体の部分がある。それは何か？

筋肉は体に真直ぐには付いてはいない。手脚の筋肉は螺旋状になっている。

だから真直ぐに伸ばすように思えても、実は筋肉は真直ぐではなく螺旋状に動き、その結果として手脚が真直ぐに伸びる。それなのに螺旋を無視して真直ぐに動かそうとしていたら、どうしても動かない部分がでてくる。解剖図で見れば当たり前の事を意識してストレッチをするだけで効果は一瞬で大きく変わる。冒頭の手を上げる動作をストレッチと考えてみてほしい。真直ぐに動かそうとしていた体に螺旋を導入するだけで、可動域が広がったことになる。ストレッチの効果が大きく変わった訳だ。

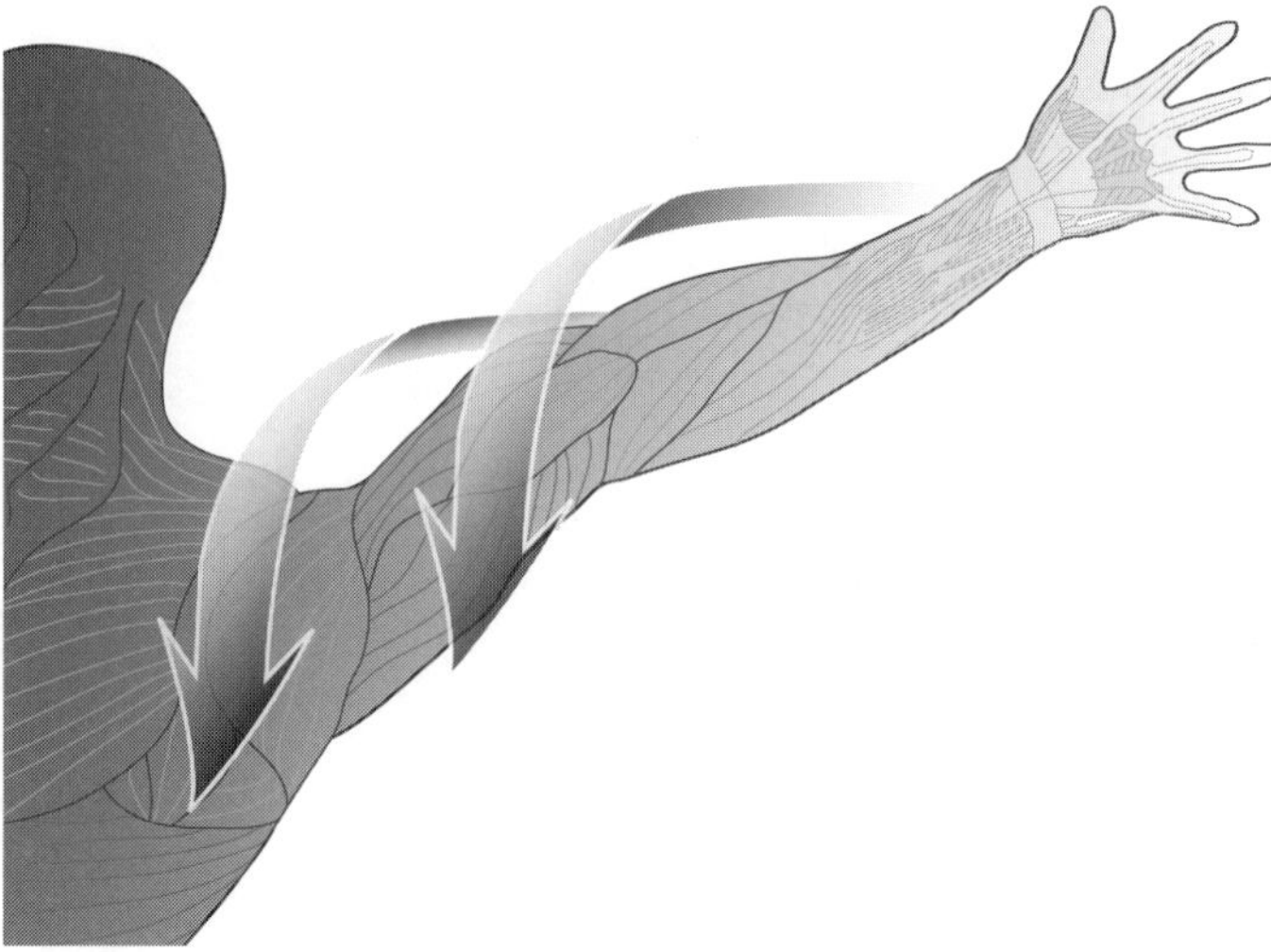

筋肉は螺旋状に付いている。

可動域だけではない。体を捻ると人の体は大きな力が出る構造になっている。日常の暮らしのほとんどを体を使って営んでいた時代には体を捻るという動作が現代から比べると遥かに磨かれていた。普段から捻っていれば真直ぐに伸ばす際にも自然に筋肉は螺旋状の正しい動きを行なう。普段からほとんど捻る動作を行なう機会を喪失した現代は、真直ぐに伸ばす際に動くはずの螺旋の動きが極端に衰えてしまっている。だから、ただ捻って伸ばすだけで、使われていなかった部分が覚醒し、大きな変化がストレッチで起こったのだ。

地球で暮らすすべての生命は生活する環境での動きが充分にできるような構造で産まれてくる。地球の環境は本来凸凹ゴツゴツしているので、しっかりと足を踏ん張り、多様な足場の変化に応じて体を自由自在に動かす事ができる構造を持った体なのだ。その際には体のバランスを取るために螺旋状の手脚の筋肉を充分に動かす。手脚の筋肉が真直ぐに

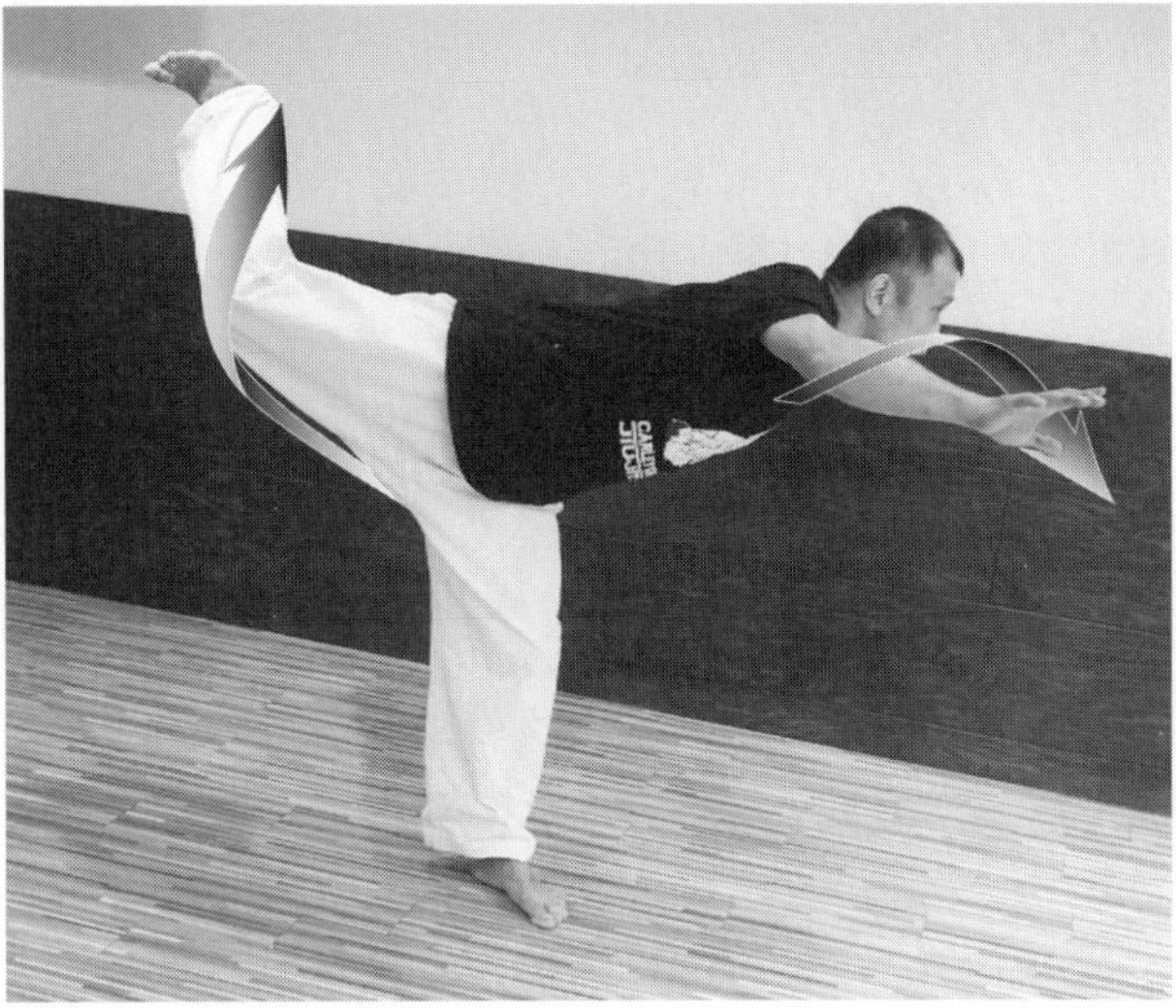

手脚の〝螺旋〟の働きが、体のバランスを取るのに大きな役目を担っている。

付いていたら体のバランスを取るのにとても不自由なのだ。

螺旋は強いので手脚を支えてバランスを取るのに適している。

真直ぐで平坦な場所での動きよりもバランスを取りにくい場所での動きの方が、大きな力が必要になる。つまり人の体は動かしにくい、バランスのとりづらい場所でギアが上がり、より効率良く体を動かせるような構造になっている。螺旋を絞れば大きな力が出るのだ。

充分に動かせる物を充分に動かしてあげなければ、やがて動きが劣化してゆく。機械でさえも動かさなければ壊れてしまう。油を挿すだけでは足りないのだ。いくら充分に整備したとしても動かさなければ劣化して壊れてしまう。機械でさえそうなのだから、動物である人間の体はきちんと正しく動かさなければすぐに劣化していく。正しい動きとは凸凹ゴツゴツした自然の中で発揮される動きだから、平

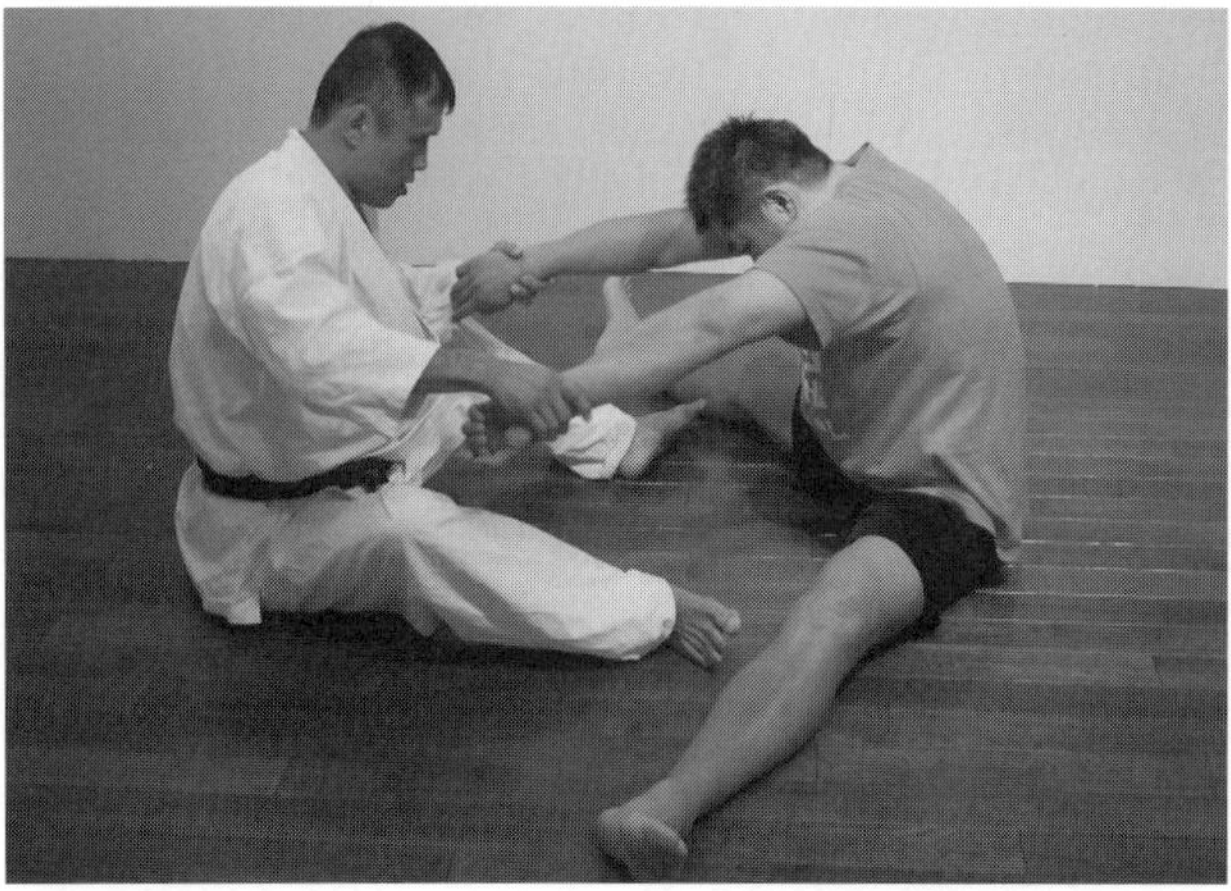

「骨絡調整術」のひとつ、二人一組で行なう施術。一方がもう一人の腕を持ち、肘、肩をはめて繋がった状態を作り、動かしてやる事によって、動かなかった〝深部〟を覚醒させる。

坦で人間にやさしい21世紀の環境では不可能に近くなってしまっている。正しくても必要のない動き、なのだから、人間はそんな風には動かなくなる。正しい動きができないのに鍛えればその誤差が体をさらに劣化させてしまうおそれがある。現在、トレーニングは素晴らしい進歩を遂げている、その一方で体はかつてないほどに劣化している。この誤差が問題なのだ。

誤差だから根本的な原因が分かれば充分に修正できる可能性も充分にある。修正をする箇所、人間が本来の動きを取り戻す鍵は〝捻る動き〟だ。

3 骨絡《こつらく》は〝調整術〟で筋絡《きんらく》は〝運動術〟

前著『骨絡調整術』では、体を支え一緒に動く骨格に関して書いた。骨格は原始時代からそれほど変わってはいない。変わったのは筋肉の動かし方だ。だから他の人の動き（筋肉）で本来の動き方を骨格に与えると体が短時間で劇的に変化する。体を支える骨格が元の状態に近くなってきたら今度は、体を動かす筋肉の動きを元の状態の動きに戻してゆく。

一度壊れた体を骨絡《こつらく》（骨の繋がり）を動かす事で元に近づけ、次の段階では筋絡（筋肉の繋がり）を自分で動かしてさらに良い体にしてゆく。これは、私自身が進んだ道筋だ。

これにより体はさらに効果的に元気に良く動ける健康体になって行く。人は体を動かして生きる。体を構成する大きな要素である、骨格、筋肉、皮膚の3つの繋がりを古武術ではそれぞれ骨絡、筋絡《きんらく》、皮絡《ひらく》と呼んだ。世界にも例を見ないような素晴らしい知識を持っていたのが江戸時代以前の日本人なのだ。本書では筋絡、すなわち筋肉の繋がりに関して書いてゆきたい。筋絡は自分で動かす。体は自分で動かす事で本来の状態に戻ってゆくのだ。

人は産まれた時には大した筋力はない。幼少期を経て徐々に力を大きくして成人してゆく。これは力がない時代に体使いを学ぶという意味合いもあるように思える。

人の体を動かすには、実は筋肉以外に地球の重力が大きく関係する。昔よくあったパフォーマンスで、指1本で額を押さえるだけで椅子から立てなくする、というものがある。指1本で額を押さえれば前方への体重の移動ができなくなる。指1本で立ち上がる体全体の力を抑える事など到底不可能だ。ところがこれはコツさえ分かれば誰にでもできる簡単なパフォーマンスだ。人の体は地球の引力に合わせて自由に動けるような構造になっている。上手く体重を移動する事で骨格を動かし、その際に生まれる動きに合わせて筋力で動くような体の構造だ。決して筋肉だけで体が動く訳ではない。だから指1本で人を立てなくする事ができるのだ。

実際に無重力の宇宙空間では人は体を自由に動かせなくなる。引力がないため、関節部を上手に動背筋を伸ばして椅子に座った状態で額を指1本で押さえられると、それだけで立ち上がれなくなってしまう。

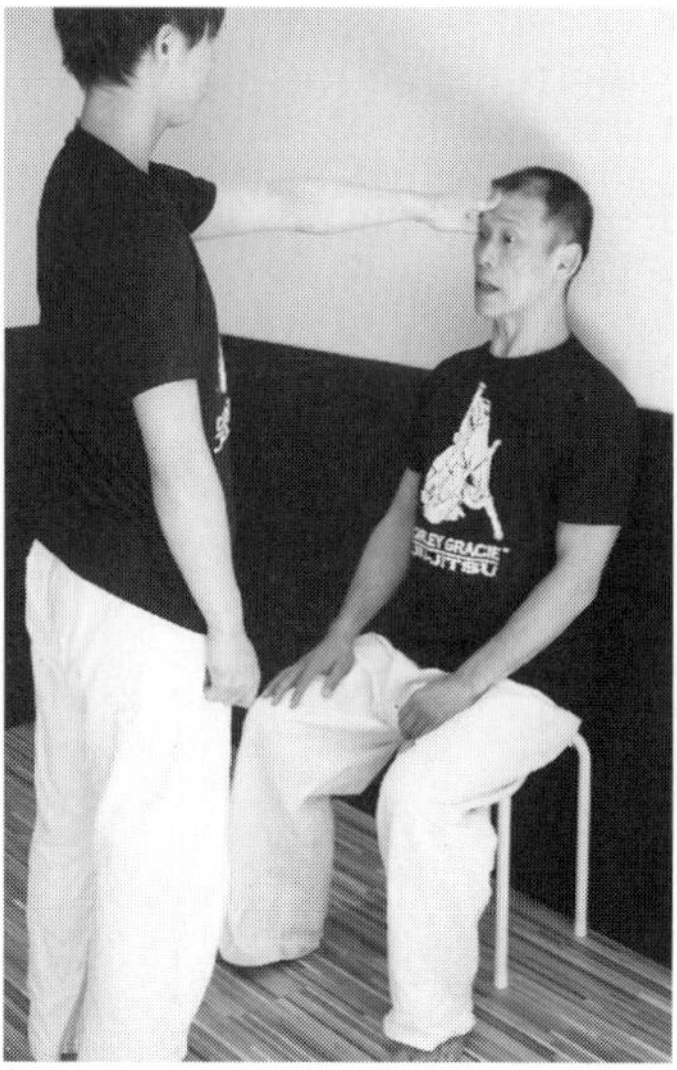

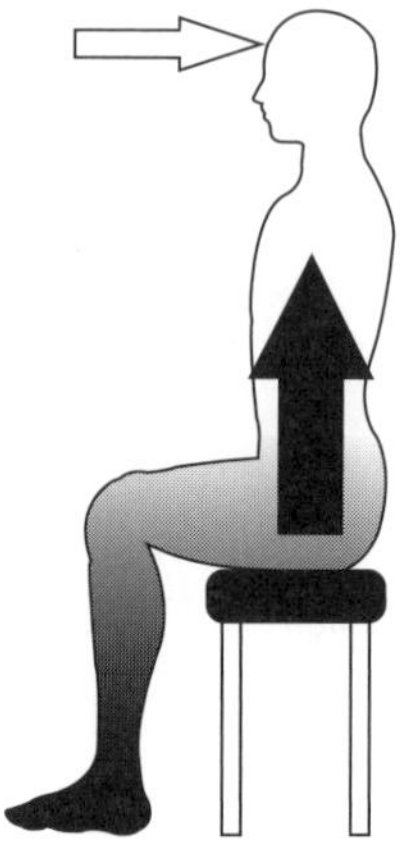

上半身が垂直に立った状態のままでは、下半身は上半身を真上に運ぶ力しか生み出せない。前方力を作れるのは腹筋や首の筋肉くらいのもの。

立ち上がるには、上半身を上前方へ運ばなければならないが…

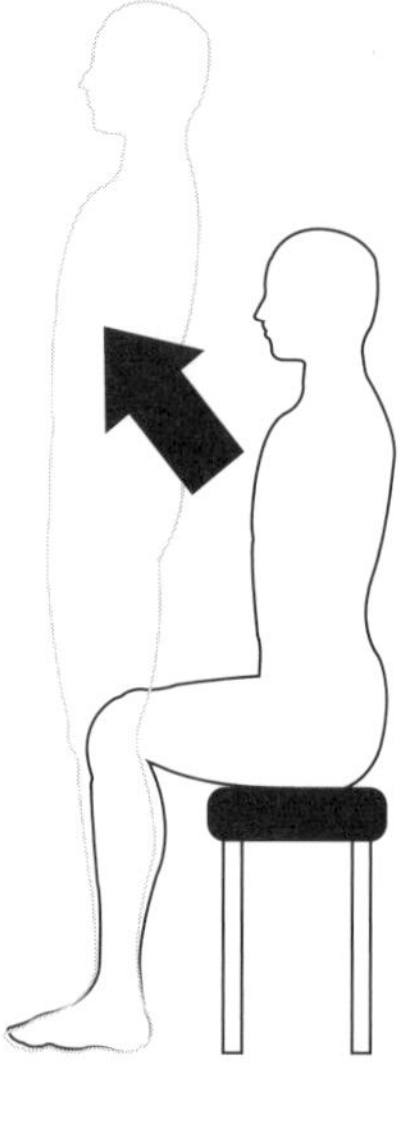

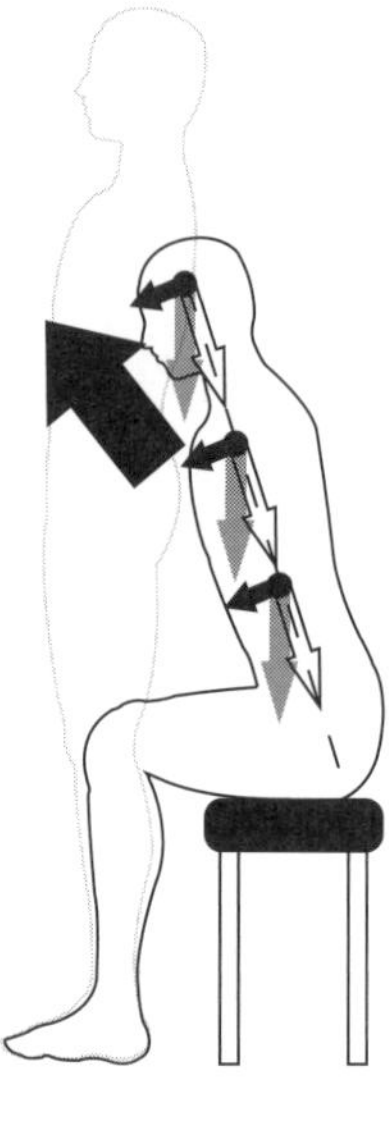

少し上半身を前に倒すだけで、重力により上半身がさらに倒れようとする働きが生じ、前方力が生まれる。また、この体勢変化によって下半身の力が上半身を上前方へ運ぶ仕事に加担しやすくなる効果もあり、無事立ち上がる事ができる。

かせなくなってしまうので、筋力が地球の引力から開放されて大きな力を発揮できるにも関わらず、骨格を自由に動かせない人は体を自由に動かせなくなってしまう。筋力だけで体を動かせるのであれば無重力状態は筋力を何倍にも強力にするので、宇宙では自由自在に動けるはずなのに、地球の何倍も不自由な動きしかできないのは骨格を動かす引力がなくなるためなのだ。

骨格を自由に動かすには、重力を上手に使う必要がある。重力を上手に使うという事は体重移動を巧みに行なうという事になる。産まれた時には筋力がない。だから自由に体を動かす事どころか立ち上がる事さえできない。すべての事象には理由がある。生命のしくみには一切の無駄はない。

筋力のそれほどない時期に、赤ちゃんは重力を利用して上手に体重を移動し、骨格を動かすやり方を覚えているのかもしれない。余計な力がないからこそ正しい動き方、骨格の正しい動かし方を自然に覚える事ができる。正しい動きを覚えるのには余計な筋力は邪魔になる可能性がある。次にハイハイを覚えてそれから立ち上がり歩き出す。正しい骨格の動かし方を身に付けながらそこに必要な筋肉が付いてくる。

やがて成長すると行動範囲が広がる。それぞれの暮らしを営む場所で行動範囲を成長と共に広げてゆく。海に暮らせば海沿いの地形に合わせた、山に暮らせば山で暮らすのに最適な体に成長と共になってゆく。成長と共に筋肉を大きくしながら、同時に骨格を地形に合わせた引力に合わせて巧みに動かす事を覚えてゆく。成長する頃には暮らす場所で自由に動けるような体に、自然になっている。暮らしを営む場所で最適な体は、〝健康で良く動く体〟と一緒に〝幸せな人生〟を贈ってくれるような気がする。

“筋絡調整術”原理概念図

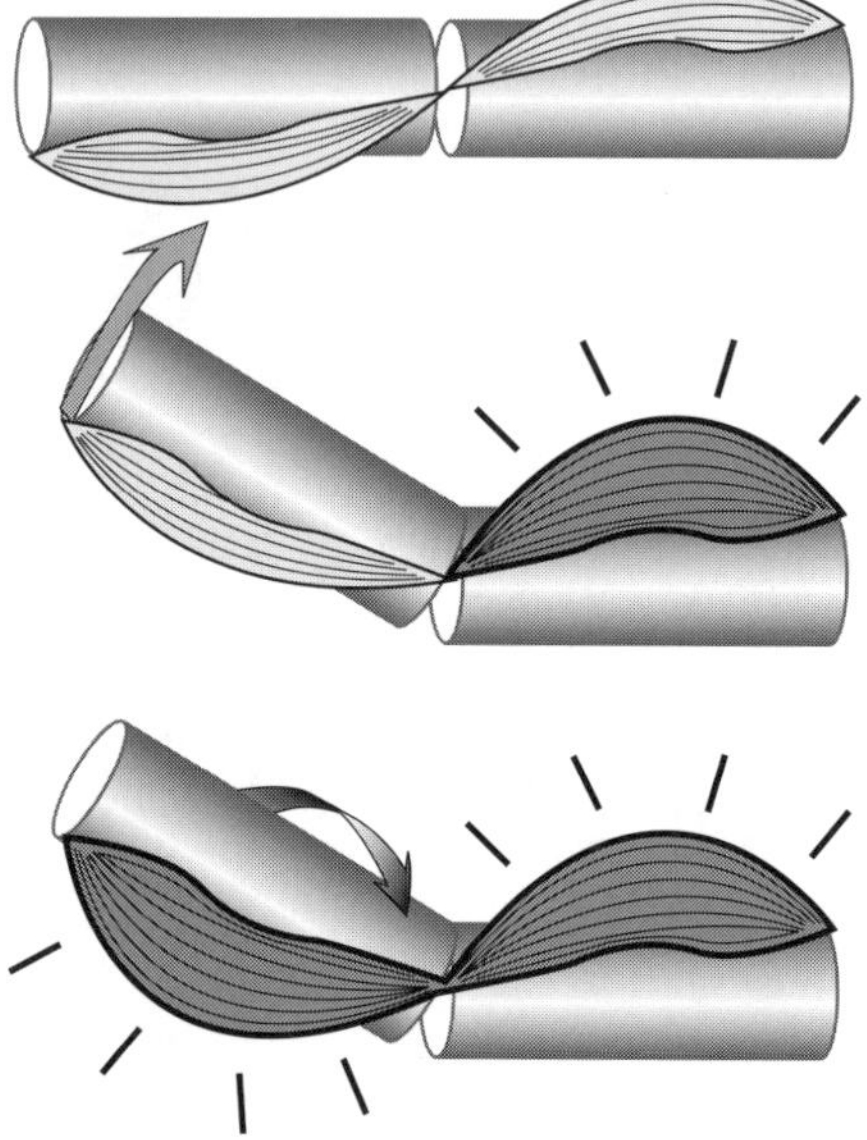

筋肉は螺旋に動くようについている。

真直ぐ動かそうとしてしまうと、筋肉は部分的にしか働かないが…

螺旋に動かすと、筋肉は連動して“一繋がり”に稼働する。

骨格を上手に動かす事を身に付けながら、そこに正しい動きができる筋肉を付けてゆく。これが人の本来の成長における自然なトレーニングだったようにも思える。骨絡を整えたら次は筋絡を鍛えてゆく。これが本来の成長における自然な運動であり、21世紀に喪失している運動でもあるのだ。自分の暮らしを営む場所に合わせた体は、自然から大分遠くなりその結果様々な弊害が起きている。それを埋めるための先人の知恵では足りなくなっている。それを埋めるには先人の知恵を現代に合わせて工夫する事が必要になってきているのだ。

　螺旋に付着している手脚の筋肉は、捻る事で螺旋が大きくなり効果的に動く。手脚の筋肉を捻ると体幹と繋がり、簡単に全身が繋がる事により力が大きくなり、柔軟性も高くなる。実はこれが東洋の武術の共通した秘伝でもある。

〝全身を繋げてすべてを使う〟、これが優れたパフォーマンスを生むことは、武術のみならず現代スポーツでも提唱される〝常識〟だ。しかし、どうやって繋げたらいいのか？　本書は、そういう現代の秘伝をご紹介しようというものだ。

第1章

〝筋肉の付き方〟の秘密

1 人の体は〝陰陽五行〟

人の体には一定の法則がある。だから誰でも同じ体なのだ。法則がなければみんな違う体でも不思議ではない。人は誰でも共通した体の法則を持ちそれを実行できる共通した肉体を持って産まれている。手脚の数、目鼻や口、血管、神経、全部同じ。同じなのは共通した法則があるから。共通した法則は地球の法則、そして宇宙の法則ともきっと重なっている。すべての生命は産まれる場所で一番暮らしやすい体を持って、産まれた場所で生活をする。そのために一番適した法則に従って肉体はできている。

共通した法則は筋肉にもある。現代のスポーツや医学には欠けている、筋肉に関した法則が、実は武術の筋肉に関する基本法則だ。大自然での暮らしから離れ、人間が創りだした環境での暮らしが少しだけ自然の法則からズレた時に始まった体の不具合、それを解消するために体を良くする運動が産まれた。それが武術に込められた必然だ。動物は体を良くする運動はしない。日々の暮らしそのものが体に良いのだ。大自然の法則に従った体で産まれ、大自然で暮らせば体は自然に良い状態を維持できる。日々の動きそのものが〝調整術〟でもある。

人だけが自然を造り変え、体を良くする運動を考え出し実行する。その運動は現在様々な問題を起こし始めている。運動して肩や腰が痛むのはやり過ぎではないのではないだろうか？　何か問題があるからではないのか？　その問題は自然の法則に従っていない方法にある。

大陸の武術では螺旋という言葉で力を表す口伝が数多く存在している。体の中を螺旋が動くという

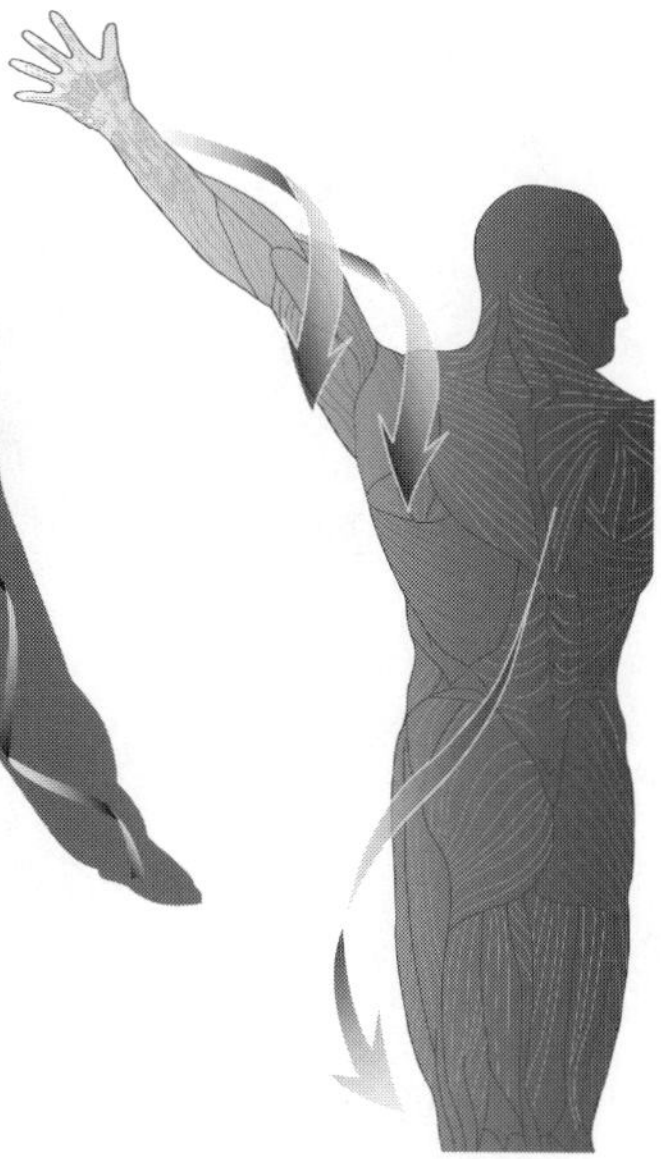

解剖図で筋肉の付き方を見ると、全体として螺旋をなしている事がわかる。

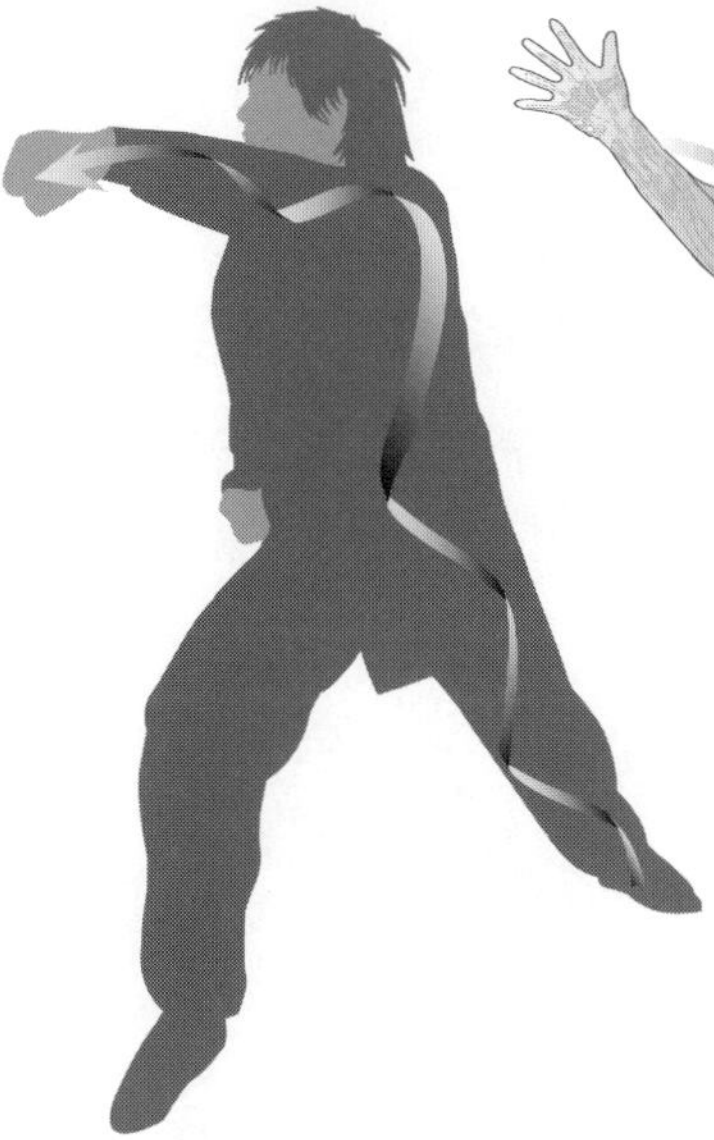

体の内側を螺旋のように動かすと、外見上からは想像もつかないような力を生み出す事ができる。武術にはこのような教えが数多く伝えられている。

身体理論が多くの流派に伝えられている。内勁とは体の内側を螺旋のように見えない力で動かす事を言ったりする。これによって、見た目にはさほど大きくない動きで人が吹っ飛ぶほどの力が生まれたりする。見えない力は存在する。想像上だけの物が長い年月使われ、残るなどあり得ない。これは実は、解剖図を見てみればすぐに理解できる。

手脚の筋肉は実際に螺旋状に絡みつくように手脚に付着している。螺旋とは実は不思議な秘法ではなくごく当たり前の肉体の状態なのだ。手脚についている筋肉が螺旋状なのだから手脚も実は螺旋の筋肉の動きで動く。つまり真直ぐに見える手脚の動きは内側では螺旋状のラインを通った筋肉の螺旋の動きから生まれている。

解剖図のなかった時代には身体感覚で螺旋を感じていたのだろう。解剖図のある時代にはなぜかその事にあまり気が付いていないように思える。

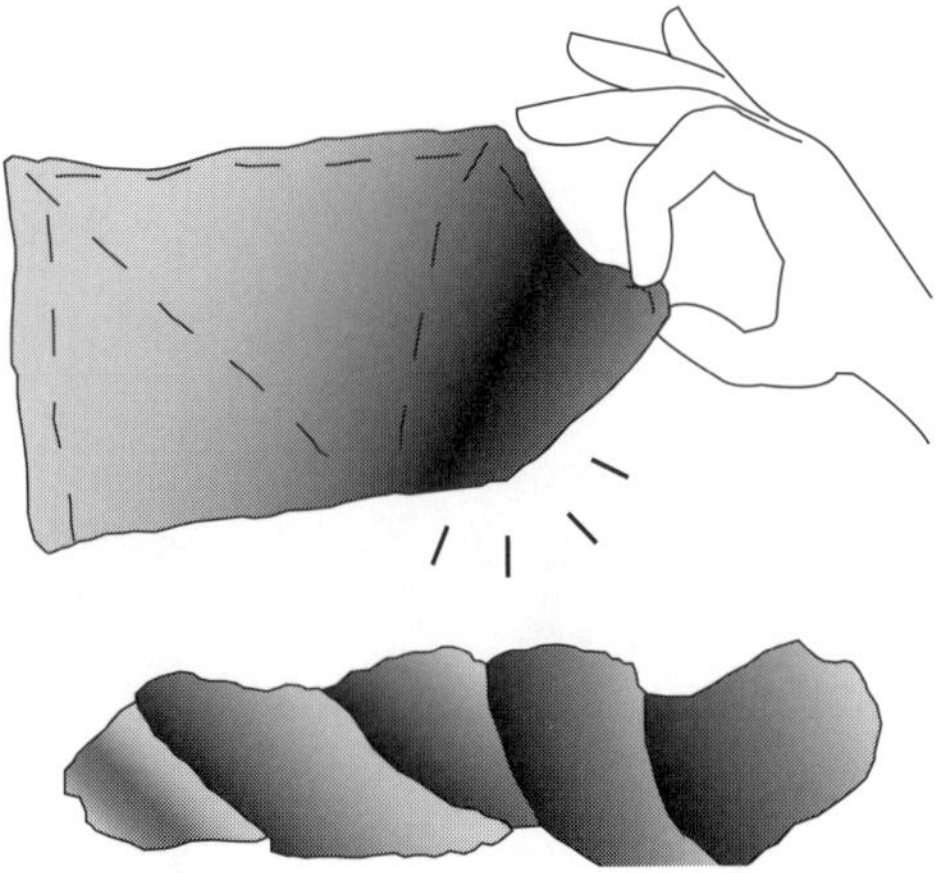

力が〝部分〟で終わるか、全体に伝わるか？　雑巾を絞ったような状態は力が全体に伝わる〝繋がった状態〟に相当する。

気が付いた人が多ければこの理論は普及するはずなのだ。東洋と西洋が積み重ねてでき上がった身体理論はそろそろ行き詰まってきている。お互いの知恵を重ね足りない部分を補い合う時代がそこまで来ているのかもしれない。目で見る事に力を注いだ西洋医学では、体の内部を非常に詳細に見る事ができる。見えない内部の動きを感覚で探った東洋医学の知恵は長い時間、人々の体を実際に助けて効果を上げている。目に見える物と見えない物を重ねれば、とらえられる範囲が一気に大きくなる。西洋と東洋の点が重なると合点が行く武術の説明ができるようになったりする。

筋肉は螺旋状に手脚を動かす。螺旋状に動くと、より効率が高まる。捻るという動きが体の動きの効率を高める。筋肉の通常の状態はまだ捻る余裕があり、さらに捻れば繋がりが大きくなる。その結果、より強力な筋肉にその場で変化する。ちょうど雑巾を絞るように筋肉は変化し、大きな強さを持つようにその場で変わる。

不思議な事に筋繊維自体も螺旋の構造になっている。D

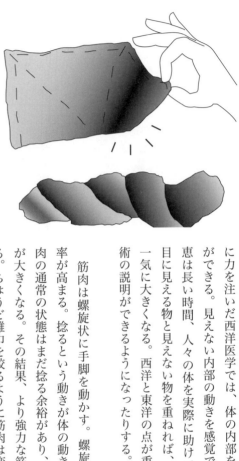

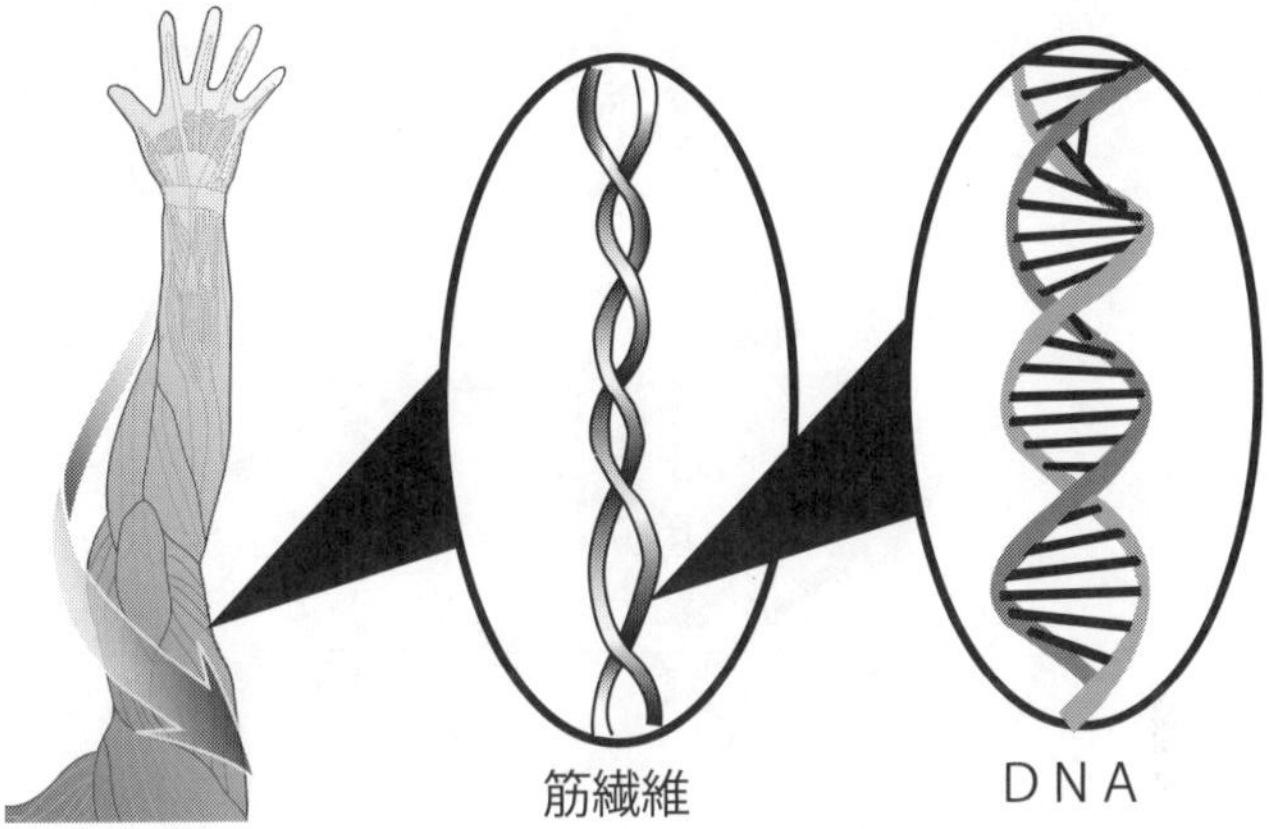

螺旋状に付いている筋肉を構成している筋繊維を見ると、小さな螺旋構造をしている。さらにミクロ視すれば、DNA も螺旋構造をしている。

ＮＡも螺旋構造。見えないだけで大陸の螺旋の理論には実際にはＤＮＡまで関係しているのかもしれない。

　ＤＮＡは体の羅針盤的な役割を持つ、螺旋の動きを体で行ない、筋繊維も螺旋に動くとＤＮＡの内部が活性化して羅針盤がより詳細に読み取れる可能性があるような気もする。

　部分をミクロ的視点でみた構造と広い範囲でマクロ的視点でみた構造が同一になっているものを「フ

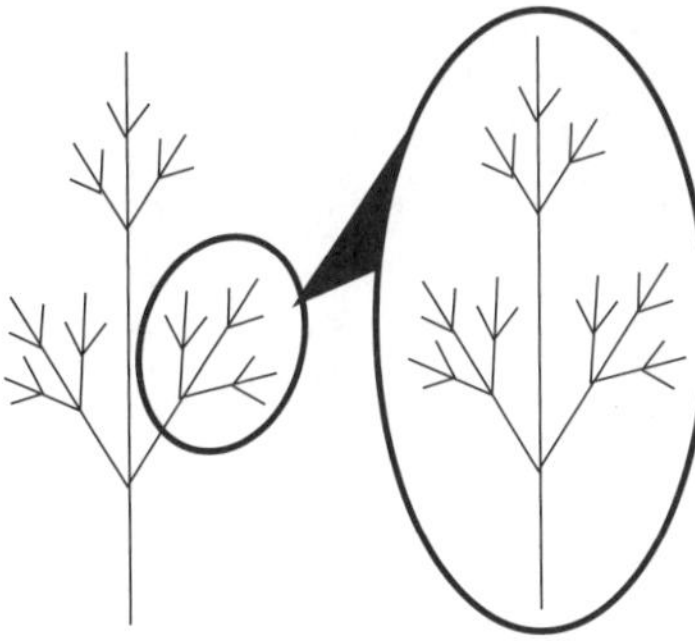

部分構造が全体構造と同一になっている「フラクタル構造」。木の枝などの地球上の動植物のみならず、太陽系〜銀河構造など、自然界には「フラクタル構造」でできているものが非常に多い。

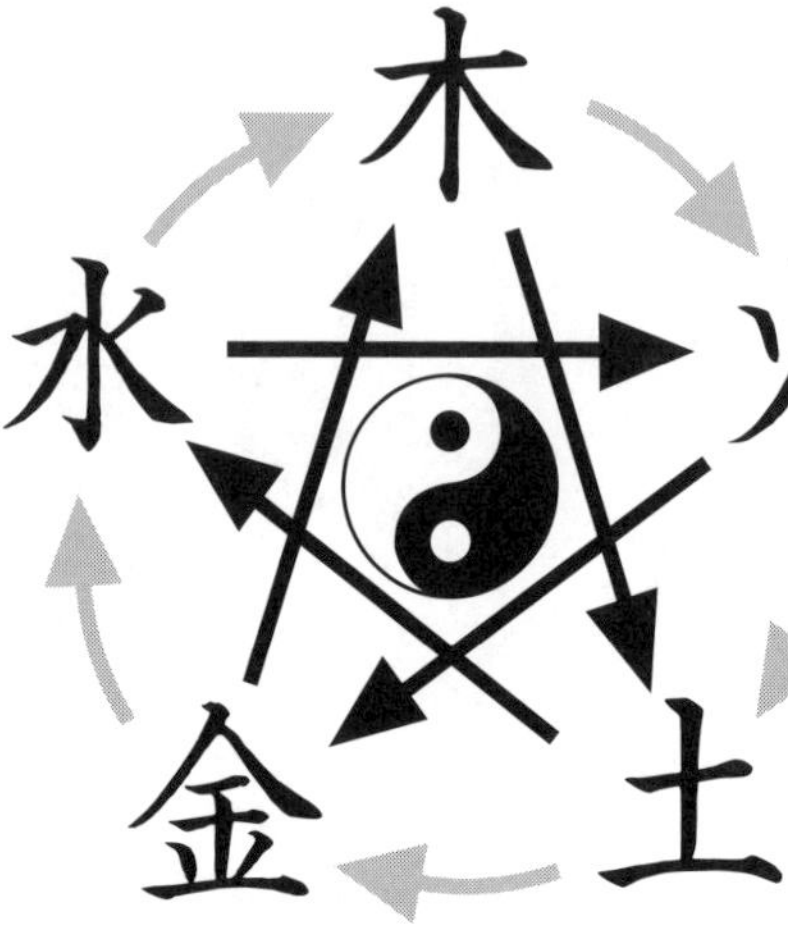

5つの〝構成元素〟が互いに影響を及ぼし合うという「陰陽五行」

ラクタル構造」という。自然界には「フラクタル構造」になっているものが非常に多くみられるが、人の体における〝螺旋〟もそうなのではないだろうか。

正しい動きは、体を健康にし精神も豊かにしてくれる。体の奥の見えない箇所まで螺旋の動きで活性化しているとしたら正しい動きはとてつもなく大切になる。地球も回転している。地球が回転すると地上の存在はその影響で捻れる。螺旋構造は地球の回転とも関係しているのかもしれない。古い時代の螺旋という意味合いはとてつもなく深い。

陰陽五行という考え方が東洋にはある。すべての存在はお互いに影響を与え合い、お互いの存在を活かし合う。その法則が陰陽五行と呼ばれる東洋の学問。人の動きは手脚から始まる。手脚の始まりは五指になる。

5本の指は反らすと曲げるの2種類。つまり5本が2つの動きで動き調和を取っている。まさしく陰陽五行で人の動きも始まっている。指には内臓と関係するツボもある。指の動きは実は見た目以上に体に大きな変化を与えて

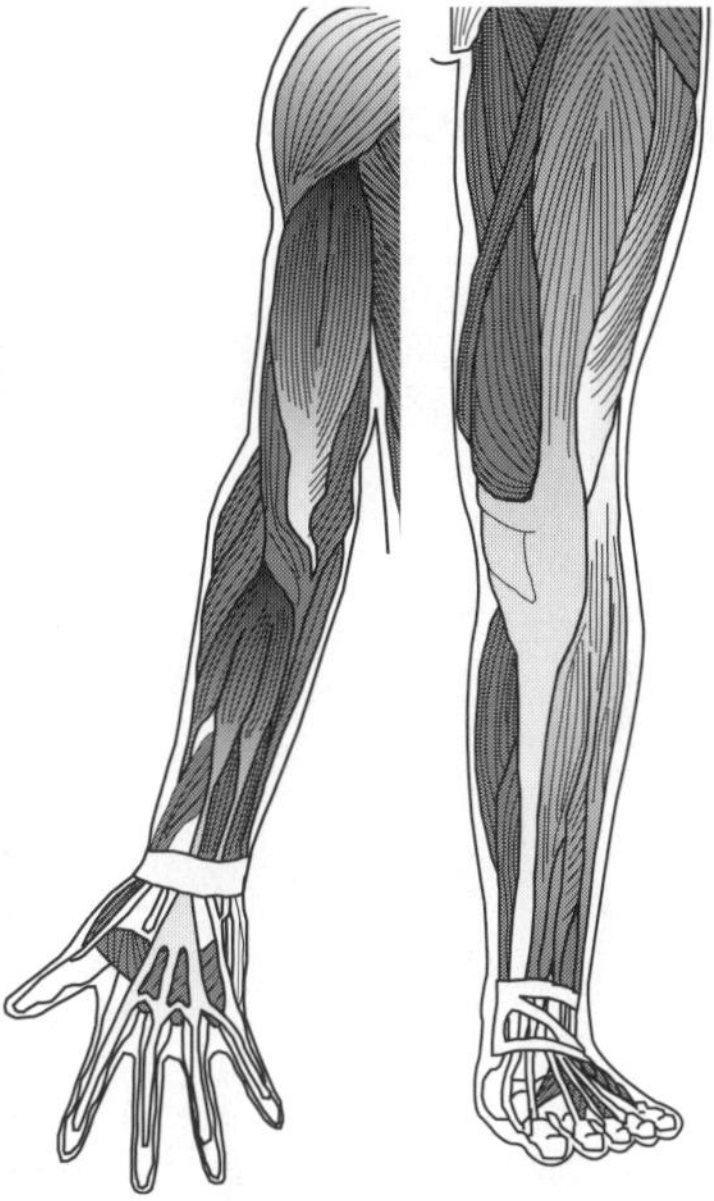

人の動きは手脚から始まり、手脚は五指から始まる。

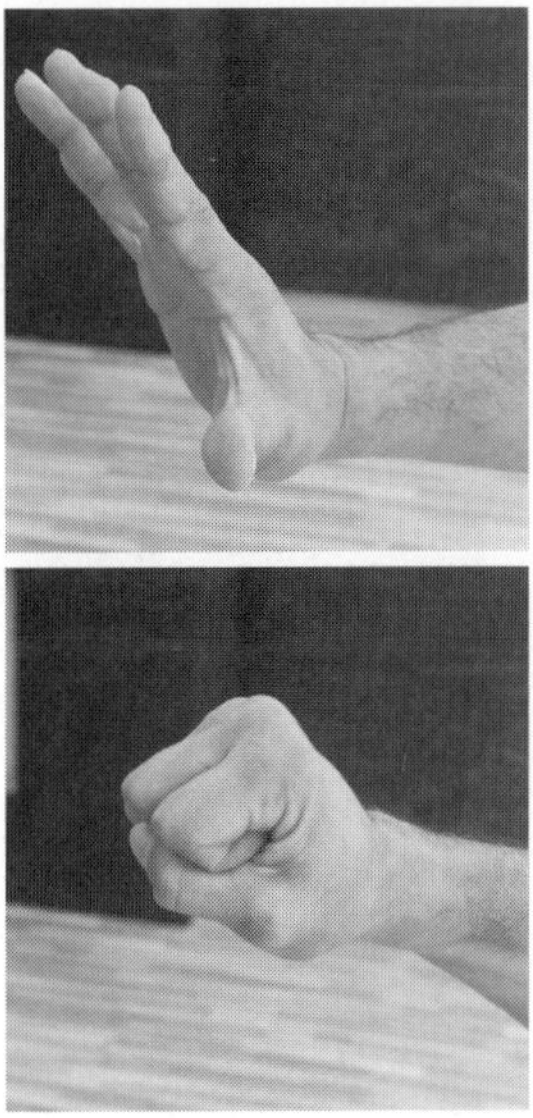

五指の動きは〝開く〟と〝閉じる〟。

いる。指と内臓は1つの体の中に繋がって存在しているのだ。すべてが関係し、お互いを活かしあい支えあうのが体であり、宇宙自体もそうなっている。勝手に存在しているように見える星々も、少し位置が変わるだけで、引力を介して大きな影響を及ぼし合う。惑星の引力や見えない様々な変化と影響までも感じ取って、古い時代の人々は陰陽五行という思想、原理を見出したのかもしれない。

古い時代よりも新しい時代の方が進歩している。そのように考えがちだが、実はそうでもないような事象は数多く存在する。ピラミッドは現代の最新の建築学でも解明できず、再現する事ができない。ピラミッドのできたエジプト時代は遥かな昔なのだ。その頃の理論は実に多くの可能性を隠し持っているような気がする。

5本の指は前腕で2つの動きになる。前腕

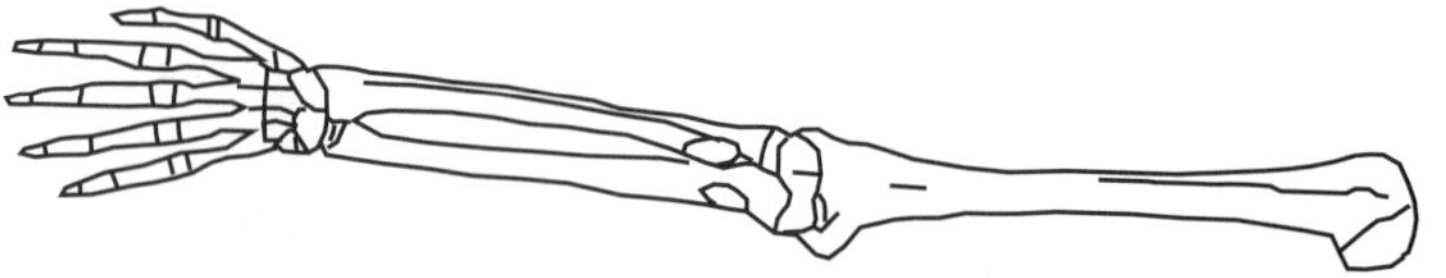

5本の指は前腕で2本となり、上腕で1本となる。
そして球状の肩関節で体幹とつながる。脚もほぼ同じ構造になっている。

骨は2本。上腕で1つになり、上腕骨は1本。

5本の指が最終的にまとまるのは肩で、体幹と繋がる箇所である肩関節の部分は球状になっている。

つまり陰陽五行で始まった動きは肩を介して体幹と繋がり、自由に動くようになる。だから肩と体幹を繋ぐ関節は球状になっていて円の動きを自由自在に重ねて動ける形態になっている。強力な体幹の力と手脚は繋がり、初めて大きな効率の高い動きを行なう事ができる。

2　武術の型は先人からの手紙

武術の型は先人、ご先祖様からの手紙と言われる。私は柳生心眼流を通じてそう教えて頂いた。手紙を読むには型を繰り返す、これ以外の読み方はない。読めない字も繰り返すと読めるようになってくる。難しい言葉は辞書を引く。この〝辞書〟にあたるのが伝えられた口伝だ。口伝に従いながら型を繰り返す。そうすると型の内側に隠れている文字が段々と読めてくるようになる。文字は頭ではなく自分の体から出てくる。型を繰り返すうちに体が変化してくる。そのうちに口伝が体から出てきた感覚と繋がってくる。

ある瞬間に、型の意味と口伝の言いたかった事が体から滲み出すように出てきて、教わった口伝と繋がる。頭と体が繋がると理解が進む。体が変わりながら型を繰り返す。その繰り返しが武術の修行の進み方なのだ。

私の場合は、骨絡（＝骨の繋がり）がはじめに出てきた。骨格を動かす口伝がある。だから繰り返すとやがて骨格が、それまでは動いていなかった部分を含め少しずつ動き始める。人に手伝ってもらい動かしてもらえば時間短縮になる。とにかく日々繰り返す。そのうちに少しずつ体が変化してくる。やがて型の途中で気が付くようになる。

あっ、ここで捻るんだ、という事も、体がわかるようになる。気が付けば捻り方が上手になってくる。そうすると動きが変わってくる。今までうんともすんとも言わなかった体の奥の細部がいつの間にか動くようになってくるのだ。動かなかった箇所が動くようになり、手脚と体幹が繋がり、さらに奥まで動くようになってくる。そうなると簡単に体が変わってゆく。今までできなかった動きができるようになる。そして体の調子が良くなる。筋肉は大きくなっていないのに力が大きくなってくる。その頃に、私は螺旋の意味に気が付いた。昔教わった口伝と体が繋がってくる。

心眼流を学ぶ前に太気拳を学んだ。しきりに螺旋の動きの口伝を教わった。その時には全く分からなかった事が理解できるようになったのだ。頭に入れる知識も大切だが、〝体が理解する〟という事も大切だ。螺旋とは、特殊な動きな訳では決してない。動きの始まりの手脚の筋肉は螺旋状に付着している。

解剖学のなかった古い時代の東洋では、螺旋を体をもって感じ取っていても、解剖図がないので筋肉の構造的理解と繋がっていなかったのだろう。あるいは分かっていても教えなかったのかもしれない。簡単に教えないのが武術の教え方。秘伝とは、分かれば案外簡単な物なのだ。だから武術はわざと分かりにくいような伝え方をする。伝える人物の人柄を見極め、そのために10年以上も時間をかける。人柄を見極めるというのは非常に難しい作業なのだ。日本では、一族の秘伝として武術というものが存在した。一族の存亡をかけたものが戦《いくさ》。だから一族で戦を行なった時代には、裏切り者はいなかった。親族がずっと近所で暮らした時代、近所のすべてが家族同然の仲間たちが集団で戦を行なった時代が武術の始まり。その時代には15歳で元服して戦場に出向いた。15歳までに一人前の武術の実力を見に付けなければ殺されてしまう。戦は命のやり取りを行なう。何度も負けても支障がない現代の格闘技とは違うのだ。だから15歳で一人前の実力が必要になる。

言い方を変えれば、武術は充分に15歳で一人前になれるだけの習得のしくみを持っていたのだ。だから15歳で元服をしたのだ。間に合わなければ元服はもっと遅い年齢に決めていただろう。何十年もかけてしか武術が習得できないのなら、武術はごく一部の者だけのためのものとして、とっくに消えている。きちんと教われば武術は案外簡単に強くなる。おそらくそうなのだ。そうでなければ戦国時代に武術は淘汰され、新しい、もっと簡単に習得できる何かに取って代わられているはずなのだ。

時代が変わり、平和な時代が始まった頃に道場が生まれた。戦場という職場を失った武士が道場で武術を教え始めたのだ。一族以外の人に武術を教える事は金銭的な余裕を作り出す代わりに、秘伝を盗まれる可能性を持っていた。だから武術は本当の事を伝えるべき相手を選ぶよう、変化した。後に自分と敵になるかもしれないような相手に本当の事を伝える事はできない。おそらくこの時代辺りから武術を巧みに隠しながら伝える形式が始まったのだろう。

螺旋という原理は何となくぼやかして伝えられている。目には見えない不思議な動きと言われる螺

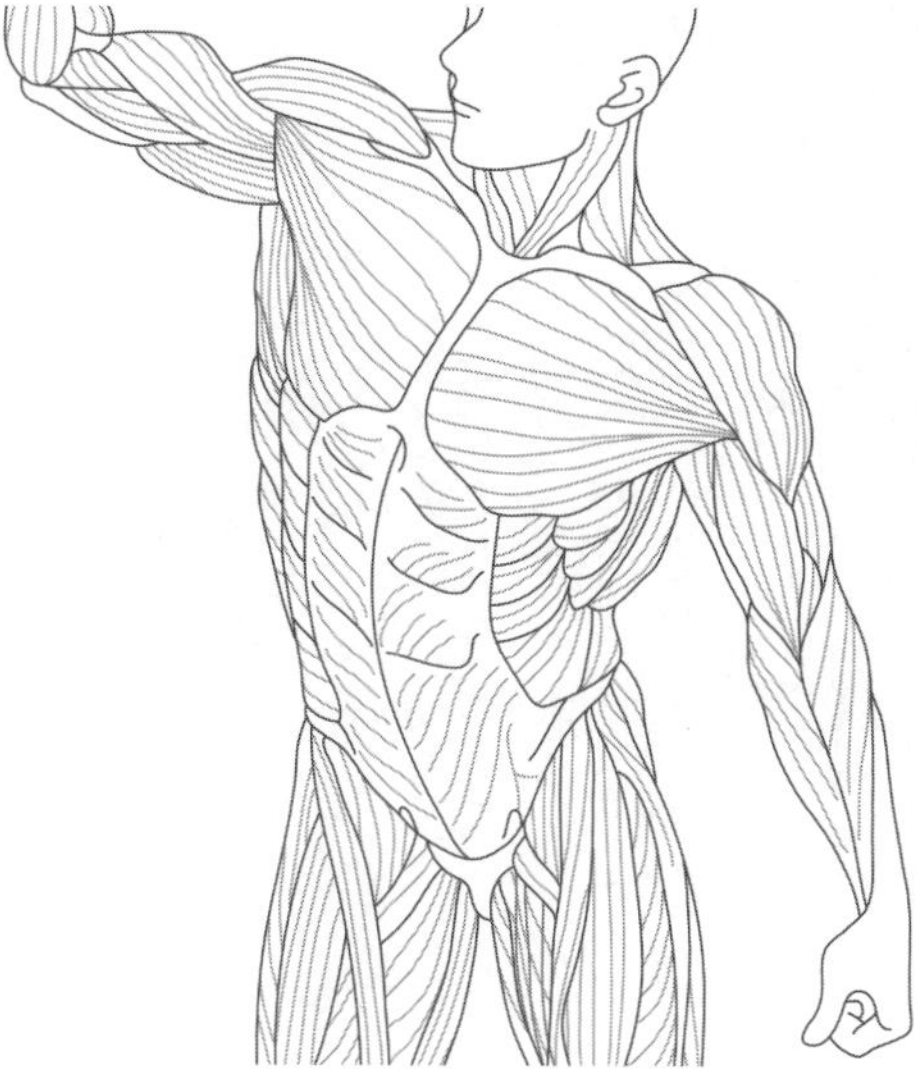

手脚は肩関節、股関節で体幹に繋がる。手脚の複雑な動きをすべて繋げるため、体幹は複雑な筋肉構造をしている。

旋の動きは、ごくありふれた筋肉の形の結果でしかない。手脚は螺旋の筋肉であり、捻れば体幹と繋がる。体幹（胴体）は複雑に筋肉が重なり付着している。手脚の複雑な動きをすべて繋げるための複雑な形なのだと思われる。

手脚は捻ると力が大きくなり体幹と繋がる。真直ぐに腕を上に伸ばす。肩の付け根の球状の骨格を回転させ、捻りを加えるだけで腕は簡単に伸びる。ここに筋肉の捻りを加えればさらに上に伸び、体幹とも繋がるので胴体も一緒に上に上がる。

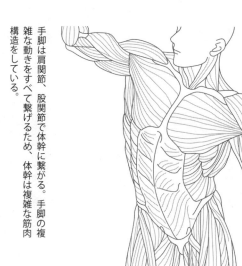

骨格と筋肉が体幹と繋がり一緒に動く事によって、腕だけの動きの何倍も力が生み出される。腕だけでボールを投げるよりも体全体で投げた方が遥かに大きな力で投げる事ができる。だから体幹トレーニングを行なうのだ。

体幹だけを鍛えるよりも手脚を捻って体幹を動かす方が何倍も効率が高くなる。部分を鍛えるトレーニングと体全体の繋がりを大切にする東洋の運動真直ぐに上げた手は、肩関節を回転させて捻りを加えるとさらに伸びる（写真2）。筋肉の捻りを加えればさらに上に伸び、体幹との繋がりが生まれる事によって胴体が一緒に上に上がる（写真3）。

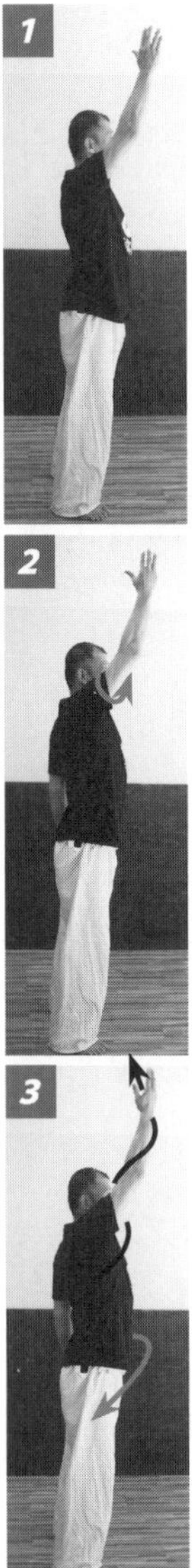

腕だけでボールを投げるよりも（写真右列）、捻ってつなげた体全体で投げた方が（写真左列）、はるかに大きな力で投げる事ができる。

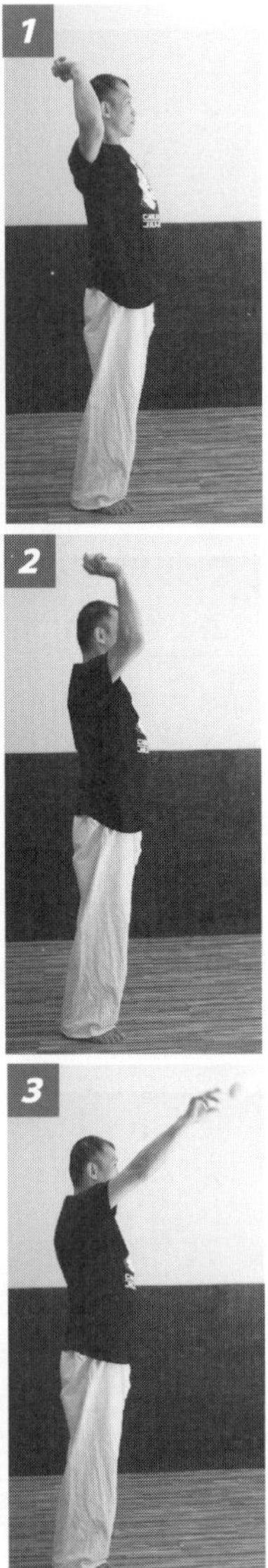

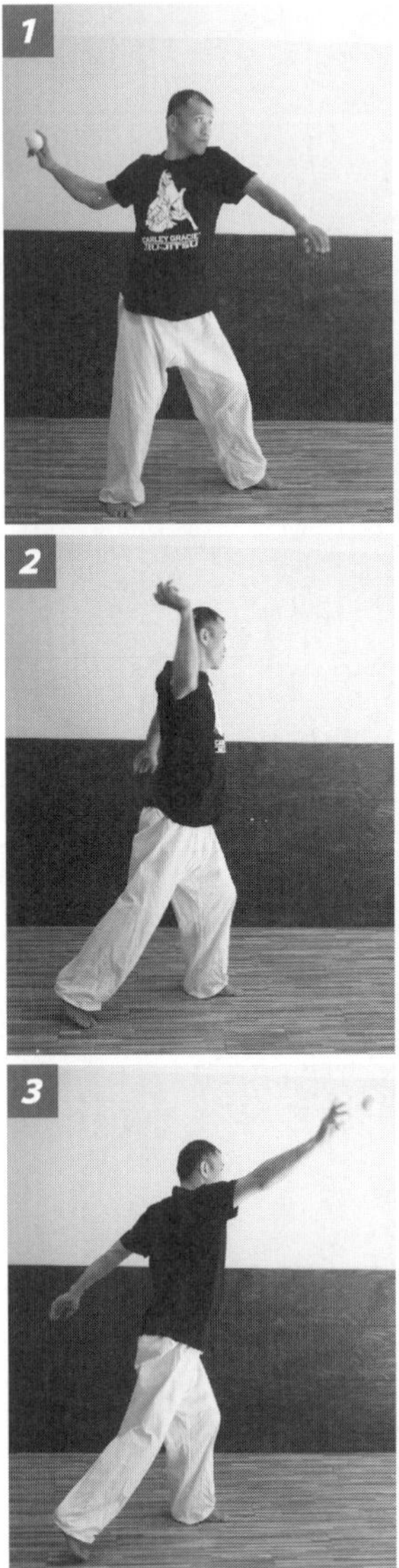

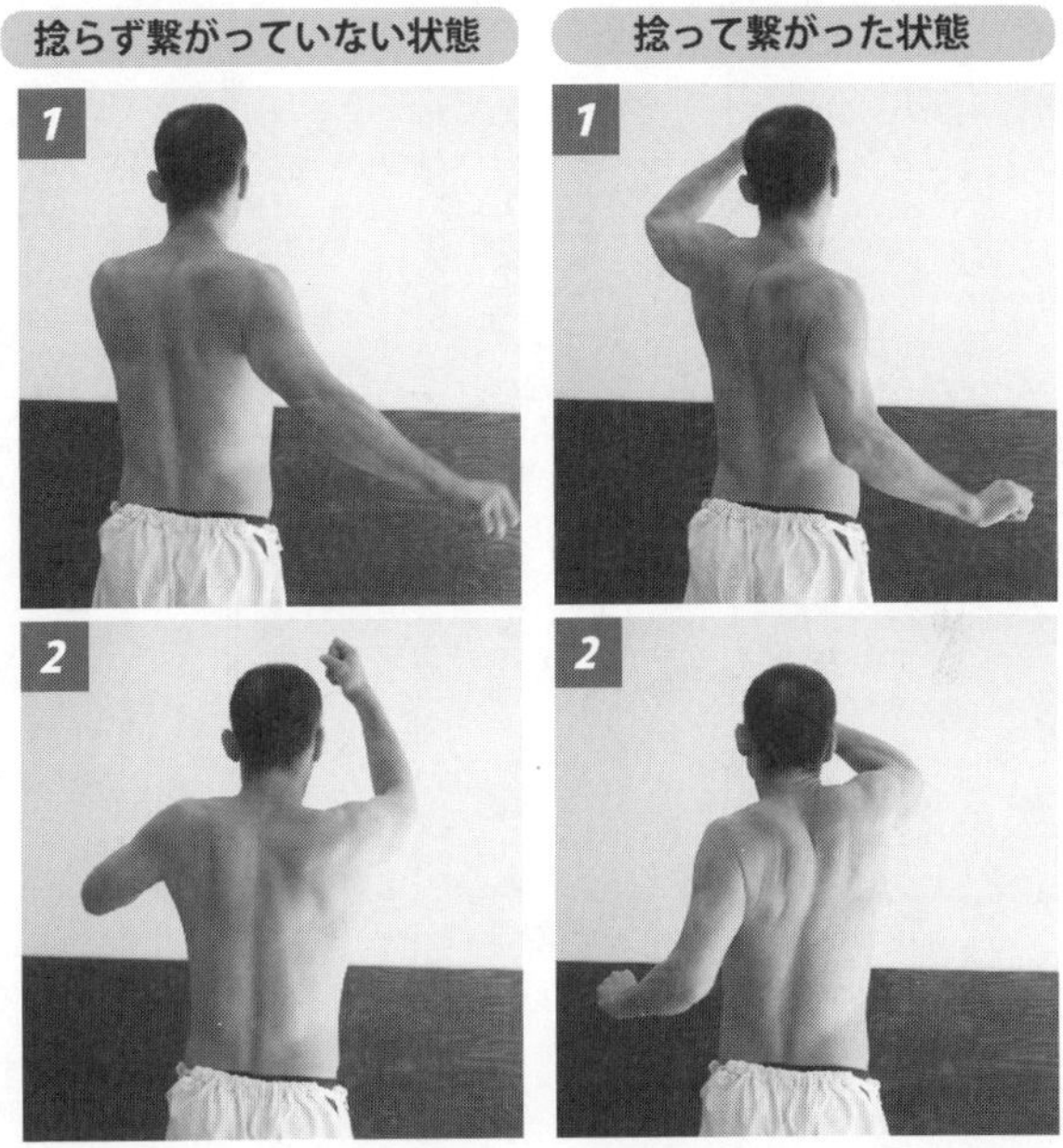

捻って手と体幹が繋がった状態（写真右列）と捻らず繋がっていない状態（写真左列）とでは、外見上からはその違いが見えにくい。

との違いは、捻りを加えた動きに隠されている。ここが見えにくいのは、手脚を充分に捻らずにそのまま曲げても見た目は同じになるからだ。

　充分に捻っても、捻らなくても見た目はさほど変わらない。充分に捻れば胸の辺りと腕が繋がって少し動く。弟子が師匠の動きを見た時、ここまで詳細に常に観察できるのだったら、技も本質的に盗めるだろうが、ほとんどの弟子にはそんなところまで見えない。だから、表面的な形をなぞるのに終始する。

　だからこそ、秘伝が存在し得たのだろう。単純な動作の本当の違いを秘伝から知り、理解すれば一見同じような動きが偽物から本物に変わる。「胸まで繋げて腕を捻りながら上げてごらん」「どうだ良く上がるだろう？」「そして腕は胸と繋がったら腕の力は胸の力が加わって各段に大きくなる。」「これが螺旋の意味だ。」「螺旋を全身に繋げるのが稽古なんだよ。」こんな風に、秘伝を教われば一気に体が変わる。おそらくこのようにある日認めた弟子に伝えていたのではないだろうか。

この原理が分かると武術の型の意味が分かり、具体的な素晴らしい運動法になる。武術の身体原理から肩凝りや腰痛を簡単に改善できる運動が生まれる。

3　手脚の捻りで体を繋げ回復する

手脚は捻る事で体幹と繋がり筋肉の状態が変化する。体を支えて一緒に動く骨格を調整したら次は筋肉のギアを上げた運動を行なう。肩凝りや腰痛は、繋がっていない箇所に起こる。だから部分を鍛えてもなくならない。繋がりを回復する、そのためには螺旋の運動が必要になる。

筋絡調整術は同じような動きを全く違った理論で行なう。だからこそ運動の効果が各段に変わる。螺旋で手脚を動かし体幹と繋げる。たったこれだけで体は劇的に変わる。ウェイト・トレーニングは捻じる運動を取り入れれば、劇的にもっと良い運動になる気がする。ストレッチも捻りを加える事で一気に効果が高まる。今，行なわれている多くの運動は〝部分的〟すぎるのだ。

遥かな昔の時代に、生活環境の変化からの体の異変に気が付いた人々がいた。その人々が各種の運動を考え出した。その時代には、誰もが手脚を、まだ当たり前に螺旋で動かしていたのだろう。簡単に負荷を加えた運動を行なう事で体は元の状態に戻っていった。動き自体が自然で正しいものだからだ。

しかし、21世紀の生活環境は当時に比べると想像を超えるほど激変した。日常で凸凹ゴツゴツした場所を歩く事などほとんどない。舗装道路など、真っ平らな所ばかりだ。そもそも歩く事さえ日常で少ない。だから手脚の螺旋を動かす時間はほとんどなくなっている。裸足で野山を毎日歩く人など日本にはいない。他の国でもほとんどいない。だから、もう21世紀の今日、人は手脚を螺旋に動かしていないのだ。手脚が螺旋にならなければ体幹とも繋がらない。

部分で体を鍛えても実際に動く時には体が繋がっていなければ全力は出せない。全力で体を動かす機会は日常の暮らしではほぼ喪失してしまっている。喪失した動きを鍛える事をやらないのが現在のスポーツ。

現代の運動不足は、見えない問題をはらみ始めている。運動不足は本来スポーツで解消できなければならない。ところが螺旋に手脚を使う機会がないまま、捻る感覚を喪失したままでスポーツを行なっているのだ。

螺旋の動きが出ないままでスポーツをして筋力を上げようとしている。本当は捻れば体の性能が上がるのに、捻らないで筋肉のみに刺激を与えて鍛えようとしている。使い方を間違ってしまっているのだ。その結果筋肉の状態と動きの負荷が合わない状態の肉体ができてゆく。

実際にやってみていただきたい。相手に上から腕を持って押さえてもらう。これをまずアームカールの動作で上に上げる。

次に腕を螺旋の状態にして同じ事を行なう。

この状態でも力は大きくなっている。入れる力も変えないはずなのに、螺旋を作っただけで勝手に

検証！捻ると力が強くなる!?

両腕を上から押さえ付けてもらい、そこから持ち上げる検証。その力はどう変化するか？

捻らない

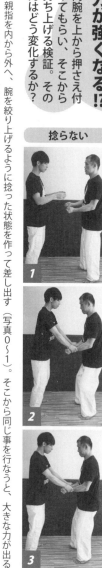

腕を捻らずに前に差し出す（写真1）。その腕を上から押さえ付けてもらい、そこから持ち上げる（写真2〜3）。まずこれを基準値として記憶。

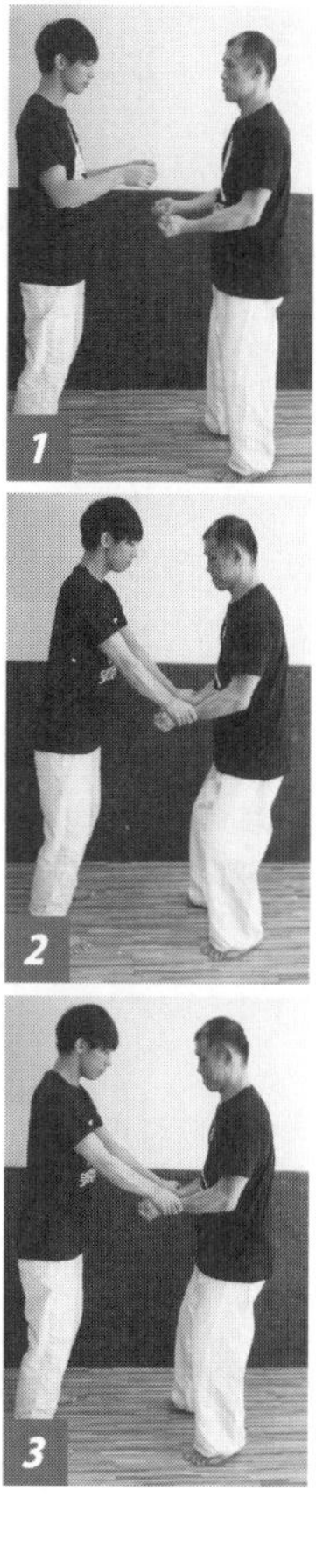

腕を捻る

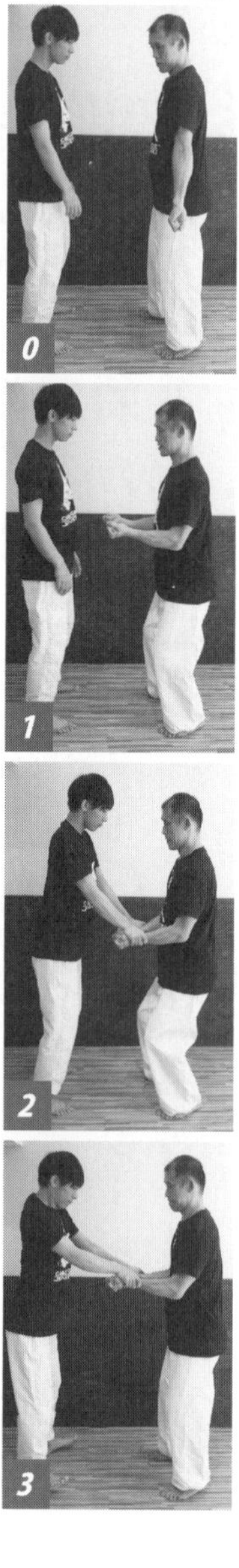

親指を内から外へ、腕を絞り上げるように捻った状態を作って差し出す（写真0〜1）。そこから同じ事を行なうと、大きな力が出るようになっている（写真2〜3）。

腕を脚から捻る

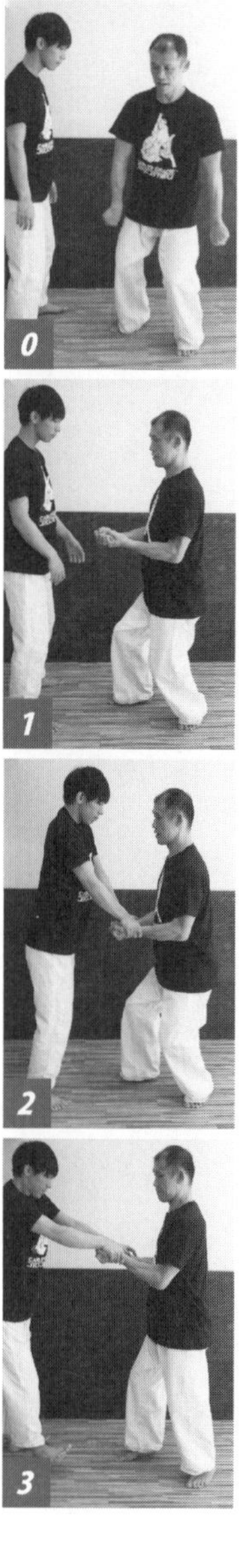

今度は先の腕を捻る操作を、左脚を内転させるようにしつつ、下から体全体に螺旋ができるイメージで行なう（写真0〜1）。今度は全身が使われた、さらに大きな力が生じる（写真2〜3）。

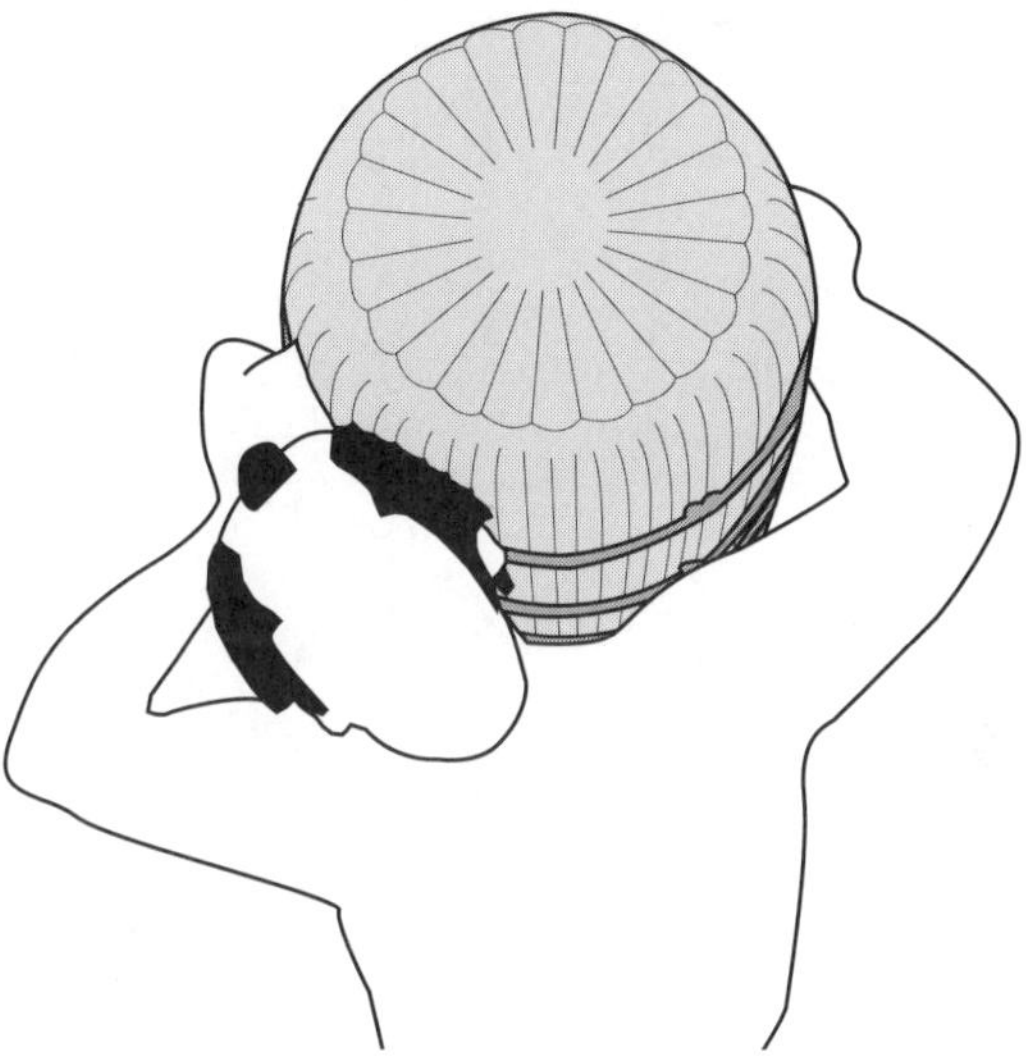

力が大きくなる。

次に脚にも螺旋を加える。

すると、さらに力は大きくなる。手脚に螺旋を加えるだけで力が勝手に大きくなる。これが武術の行なう体の鍛え方と整え方の大きな要素になる。

昔の人は米俵を何俵も楽々と担いだと言われる。

実は米俵だからこそ担げた可能性が高い事に私は気が付いた。米俵は丸い。それを担ぐには自然に両手が螺旋に捻られるのだ。腕が螺旋になれば力も大きくなる。腰を入れて脚と繋ぐ。脚も日常で舗装道路など歩いた事などない時代なのだから螺旋にまだ動いたはず。米俵の構造が体の螺旋を活かして大きな力を生み出した可能性は高い。

ただ倉の中にしまうだけなら米俵は四角い方が重ねやすい。何も丸くする必要などない。しかし米俵の大きさならば、丸い方が運びやすいことは、現代人の感覚からも想像できるだろう。それぞれを担いだ時の体の〝使われ方〟も想像してみてほしい。生活のすべてを体を使って営んだ時代には、しまいやすいよりも運びやすいが優先されても不思議ではない。

日本人は道具を巧みに作り出す。道具の性能を上げるのではなく、道具が体の性能を高める。そんな道具を作っていたのかもしれない。産業革命が起こり、機械化が進んだ時代の日本で流行った一冊の本がある。〝棒手ふり〟という、一本の棒を担ぎ、両脇に桶のような物を吊るし物を運ぶやり方がある。江戸時代には〝棒手ふり〟で物を売る商人がたくさんいた。産業革命と同時期に〝棒手ふり〟をいかに上手に担ぐのかといったやり方が書いてある本が大売れしたという。日本人は自分の体を巧みに使う事を追究する民族だったのだろう。日常の振る舞い動作も洗練されていた可能性が高い。日本舞踊も盆踊りもよく見ると腕を螺旋状にして踊っているのだ。祭りで人々は体を動かし日常の疲れ、穢《けが》れを払っていたと言われる。日本人は螺旋を日常に上手に取り入れていたのだろう。

日常で捻る動作をやっていたら、ただ型を行なう際にも、意識をしないで捻る動きを体が勝手に行なえる。昔の人と日常の体の動かし方が変わったのだから一工夫して不足した運動を加えればよいのだ。遥かな昔に武術やヨガを考案した人々の知恵を、現代に活かすように工夫すればよいのだ。

日常の動きが全く変わってしまった21世紀でも、捻るという動作を意識して行なえば型や鍛練は昔と同じような効果になる。大幅な環境の変化により体が衰えた現代、単純に筋肉を鍛えたりストレッチをしても効果が薄まってしまっているのだ。捻るという手脚の根本的な動作を行なわないで筋肉を鍛えると体に誤差が生じてしまう。その誤差が体の違和感になり、拡大すれば障害ともなる。昔は動かせば勝手に螺旋が起こった。だから不足分が補えて体は元気に強くなった。今はただ動かすだけでは足りなくなったのだ。昔発見した宝は今でも充分に宝なのだ。衰えた動きを補う、捻る動作を加える事で本来の運動不足解消法になる。一般的なウェイト・トレーニングやストレッチだけではもう足りない。捻りを新しく加えた運動は実は昔の人が正しく行なっていた運動に相当する。先人からの手紙をもう一度読んで昔と今の違いを考察し、誤差を埋めて再構築した運動が筋絡調整術なのだ。

昔の人はきっと〝筋肉が螺旋に付いてる〟事などは知識としては頭の中になかっただろうと思う。感覚的に自然な動きとしてあっただけだ。しかしその肝腎な〝感覚〟が失われてしまった現代、またこういった違った角度からの理解も意義ある事だと思う。先人からの手紙の読み方も、その時代その時代で違ったものがあっていい。

第2章

武術の原理は“体”の原理

1　形のみが残った武術

東洋の武術には西洋とは違った独自の身体理論がある。武術は真実を隠しながら教え、伝える者を選び抜いた末に、選ばれたほんの少しの人物にのみ奥義に繋がる真実、秘伝を伝えてきた。日本では明治期に武術の衰退が始まり、変わって武道が発展普及した。かつては教える者には暗黙の了解のようなものがあったに違いない。誰でも気軽に武術を教える事はかつての日本、江戸時代以前の日本にはなかったはず。時代は移り変わり、誰でも気軽に道場を出す事ができる現代、ほんの一握りの者だけに伝えられた秘伝を持たないまま武術を伝える人物は数え切れないほどにいるはず。奥義に繋がる秘伝を知らずに、形のみの武術を教える、それが一般化してしまっては、武術の意義からずれていってしまっても不思議ではない。形のみの武術はただの抜け殻に過ぎない。形を延々と繰り返し、選ばれし者がある日伝えられる秘伝。それがなければ武術は単なる抜け殻になる。

秘伝とは形だけの武術に命を吹き込む最後の一言。その一言を知れば武術は本物になる。

本当の武術を知り、行なえば圧倒的に体が変わる。力も柔軟性も健康も変わる。武術をやって体が変わらなければそこに秘伝はないと考えた方がよい。圧倒的に変わるからこそ武術は長い時間において日本に存在し、その秘伝を隠し通したのだから。

武術とは体を良くする。そして一方で、人を殺すための術を手に入れるものでもある。人を殺すための術となると、言ってみれば〝卑怯〟を極めるような術になる。武術と武道は全く違う。もちろん格闘

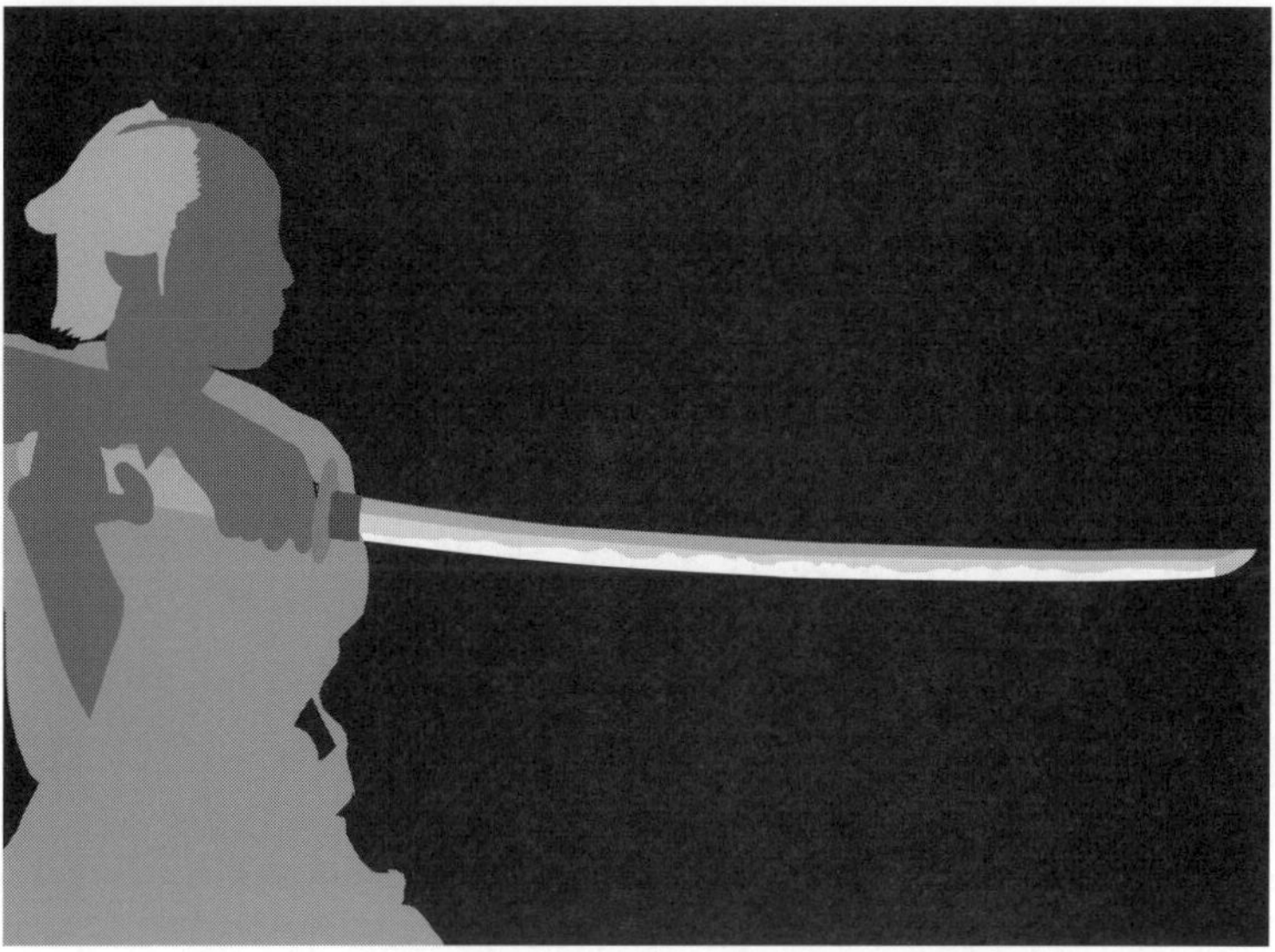

技とも違う。格闘技はルールの中で行ない、勝敗にこだわる。武道は勝敗のみにこだわらず、正々堂々とルールに則り試合を行なう。武術は試合ではなく、〝死合〟を行なう。武術における真剣勝負とは、スポーツの八百長の反対のような物ではない。本当に真剣で命のやり取りを行なうものを真剣勝負と呼ぶのだ。

竹刀で行なうものは試合だ。真剣勝負は負ければ命を落とす。戦場の負けは自分の命だけではなく、家族や仲間、そして国中の命も落とす可能性がある。自分が負ければ戦で戦う人数が減るのだから、国全体の命が一人ひとりにかかっているのだ。だから真剣勝負は手段を選ばない。どんなに〝卑怯〟な事をしてでも必ず勝つ。卑怯を工夫した者は褒められたとも聞く。よくぞそこまで考え抜いたと褒められたのだ。生き残るためにとことん工夫を凝らす、それは、スポーツの〝卑怯〟とは違ったのだろう。真剣勝負に正々堂々などない。

〝卑怯〟の工夫も当然伝える者を選んだ。

〝卑怯〟の秘伝、人殺しの秘伝は今の時代には必要ない気がする。どれ位強くなったのか試したければ格闘技や武道の試合で正々堂々と試してみればよい。スポーツや格闘技とは全く違った、〝卑怯〟を考え抜いた真剣勝負の時代、体に関する探究も現代の比ではなかったろう。ここが、〝卑怯〟をいとわぬほど真剣に追究されたからこそ得られた、現代に活かすべきものだ。絶対に勝たなければいけないのだ。その時に体調が悪いとか肩凝りや腰痛で稽古ができない、などは許されない。体との向き合い方、健康でよく動く体への探究心は現代の比ではない。しかし尊い古《いにしえ》の知恵は現代では失伝しかけている。

武術だけではなく伝統的な医療も失伝の危機に瀕している。江戸時代までは武術家が治療家だった。武術家の感覚と体で行なうのが伝統的な療術だったのだから、武術家の体を持つ者しか本当の療術はできない。

現在ほとんどの武術は形だけの物となった。それは、誰が悪いのでもない。時代が武術を疎んじ、その結果秘伝を伝える者がいなくなってしまったから。それでも、真剣に武術に取り組んでいる方々はたくさんいる。

しかし、秘伝を知らずに足りない物を自分でいくら真摯に考え抜いても、届かない場所がある。何百年もかけて数え切れない人材が考え抜いた秘伝をたった一人で知る事は不可能だと思う。武術とは伝統と人材によって支えられ、時代を重ね繋がれたものなのだ。たった一人がいくら考え抜いても本当の武術には届くはずがない。

おそらく武術のすべてを知っている人はこの時代にはいないだろう。武術のすべてを知るとは、戦場で全身全霊を使い戦う以外に知る術はないのだから。

時代の波に武術は飲みこまれ、本質を欠いた物がかろうじて細々と残っている。このままでは武術は失伝してしまう。ところが不思議なもので、伝統的なものを知っている人は結構いた。ご縁が私にそれを運んでくれている。ご縁の中でいろいろと聞かせて頂く話、柳生心眼流を学びながら教えて頂く話、それぞれが繋がって古い時代の身体理論が繋がってきた。西洋医学とは全く違った東洋の身体理論が見え、その時代との暮らしと体の誤差が分かると、武術が活き活きと蘇り、新しい世界が見えてきた。新しい世界とは戦場ではなく、21世紀の生活に役立つ時代に合った武術の継承だ。

それは殺法ではない。かつての時代、殺法を使わねばならなかった事態は、現代ならば回避できる。殺法の原理と体捌きを手にしてスポーツや格闘技で試して楽しんだ方がよい。そして活法はストレスと不定愁訴に悩む21世紀の身体事情に他とは違った大きな貢献ができる。私は活法をアレンジして現代の悩める人々すべてに届けたい。

2 筋絡とは〝動きの道筋〟

日本には筋絡が描かれた身体図がある。

西洋の解剖図とも、大陸の内経や鍼灸のツボを指し示す図とも違う。筋絡という、筋肉の繋がりに基づいて描かれた日本独自の身体図だ。筋絡は実際に目に見えるような身体組織ではない。目には見えないが実際に存在する動きの道筋、それが筋絡だ。

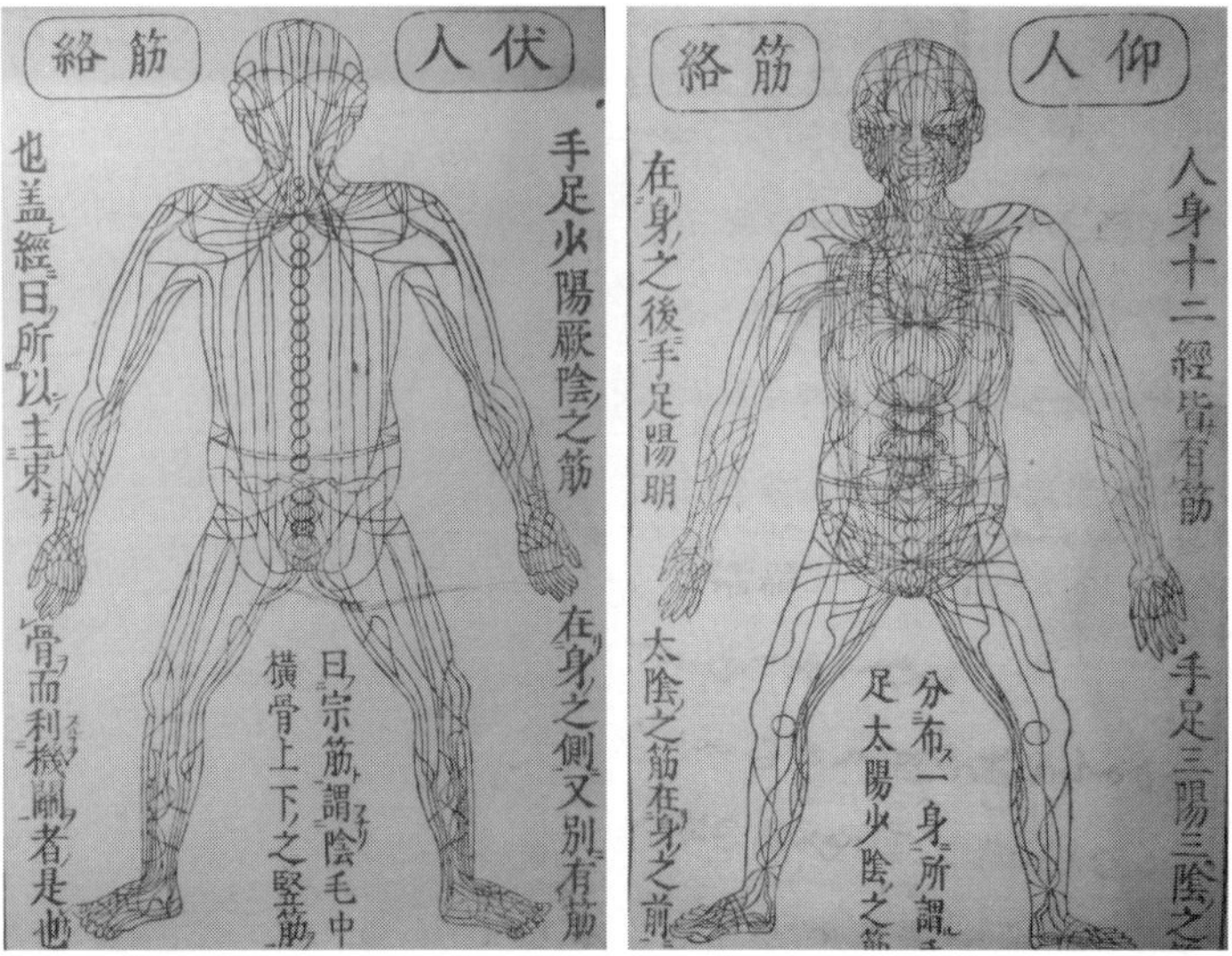

江戸期の療術書に記された筋絡図（島津兼治氏所蔵『骨継療治重宝記』高志鳳翼著　1746年）

西洋の解剖図はホルマリンに漬けた死体を解剖したようなもの。おかしな例えになるかもしれないが、死体をサバの刺身と例えれば、ホルマリンに漬けた死体は〆サバのような状態になる。〆サバとサバの刺身は違う。そもそも刺身を見ても〆サバを見ても実際に生きて泳いでいるサバの内側の事は分からないのではないか？

解剖して詳細に分けて分析した筋肉は、実際には生きて動く。生きて動く際には全部が一緒に動く。筋肉だけではなく、骨格も皮膚も一緒に動く。血管や神経も一緒に動くしその他の身体に備わっているすべてが同時に協力して、協調し合いながら動く。たった一つの筋肉の動きから全体を想像する事は実はかなり難しい。〆サバの一切れから生きて泳いでいるサバの内部全体を見る事は難しいと思うのだ。筋肉は西洋医学によって細かく分割される事によって、確かに理解しやすくなった面もある。しかし、〝実際の動き〟というものをとらえ損なってしまっているのではないだろうか。

筋絡とは昔の優れた武術家が、優れた身体感覚で身体の内部の動きを探り当てた道筋だ。体全体が動く時に、体の内部がどう動いているのか？それを探り当てたものが筋絡図なのだ。腕を真っ直ぐに伸ばす時、右に回転させる時、曲げる時、筋肉ではなく、体全体の内部で動く道筋がある。腕の中の重心が動きの変化の中でどのように移動するのか？　車がコーナーを曲がる際に最適の道筋がある。そこをずれずに走れば高速でも車は綺麗にコーナーを走る事ができる。少しずれると車はコーナーからはみ出してしまう。大きくずれれば車はクラッシュしてしまう。体の動きにも似たような現象がある。腕を動かす時、脚を動かす時、身体のどこを動かす時にも最適のライン、道筋が内部にある。

そこを綺麗に通るように体を動かせば、体は力強く素早く動くし怪我もしない。少しずれれば力も早さも減少する。大きくずれれば怪我に繋がる。いつもずれた状態が肩凝りや腰痛で、もっと酷くなると捻挫になる。つまり、肩凝りも腰痛も捻挫も、その改善の鍵は筋絡にあるのだ。

3　筋絡で武術を分析する

筋絡とは最適な動きを行なう際に動く体の内側の道筋。ここをずらせば相手は本来の動きができなくなる。これが筋絡の武術的用法だ。ずれている筋絡を正常に戻せば体の不調は改善する。こちらが療術的用法という事になる。

筋をずらし骨を掴み相手の力を抜く。この段階が更に進めば、掴んだ骨を筋絡とは別の道筋に従い動

掴んだだけで相手を崩す!?

掴んだだけのように見えるわずかな操作のうちに相手を崩してしまう武術用法。その秘密は〝筋絡〟にある。

単純に持つ

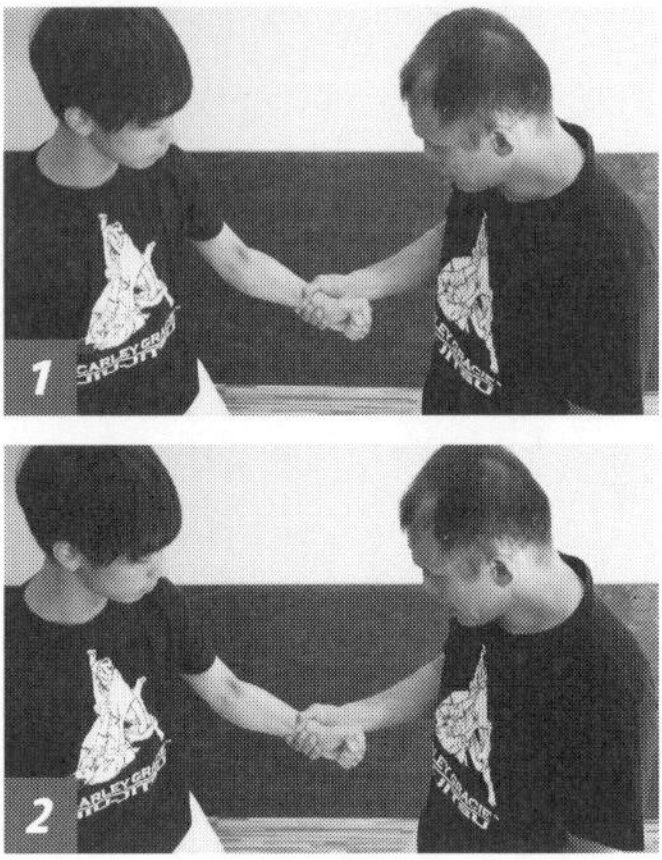

相手の腕を単純に持つ。それだけでは普通に力比べになるくらいのもの。

筋をずらす

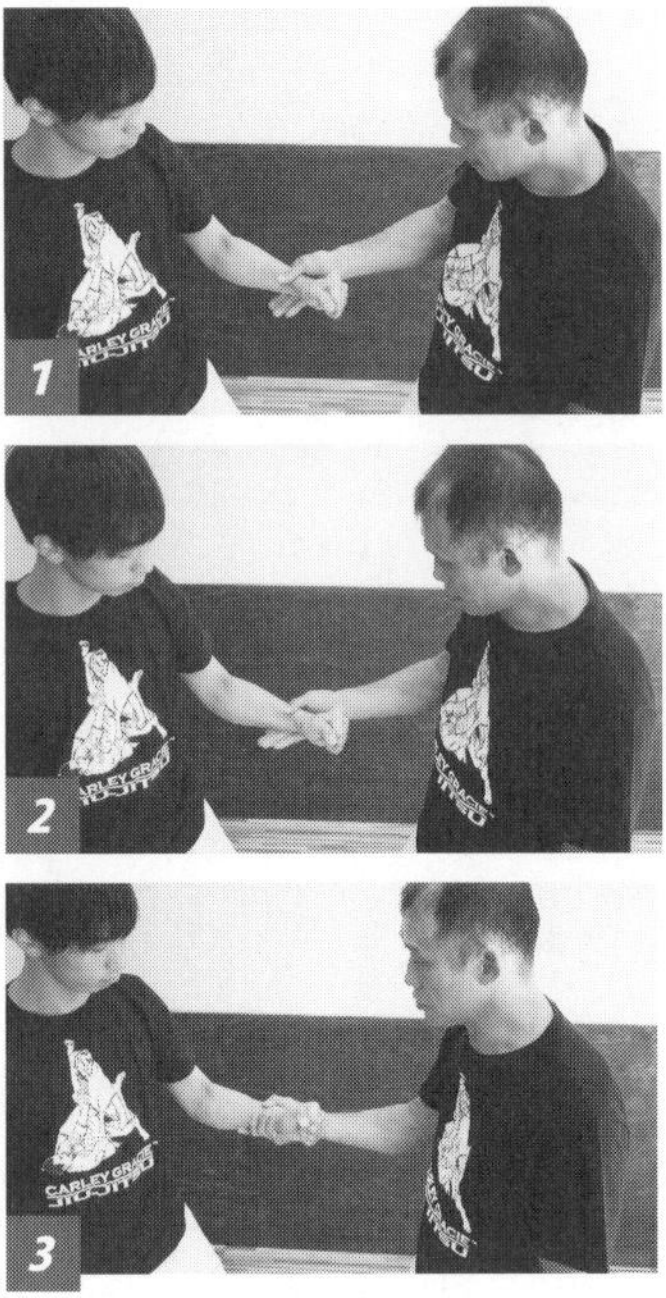

親指で相手の〝筋〟をずらす。わずかな操作で相手は力が入らなくなる。

かす事ができるようになってくる。この段階に来れば相手を制する確率が各段に大きくなるし、活法の精度も高くなる。

一つ、筋絡の武術的用法の実際をご紹介しよう。

相手の腕を捕らえる、単純に持つ。

筋をずらすように持つ。

骨まで掴む。

掴んだ骨を筋絡から外れるように動かす。

見た目はほとんど変わらないが、相手に及ぼす効果は圧倒的に違っている。武術の秘伝を知らなければ同じにしか見えない動作は秘伝に従えば全く違った物に変わる。

活法を行なう時、自分が稽古を行

骨を掴む

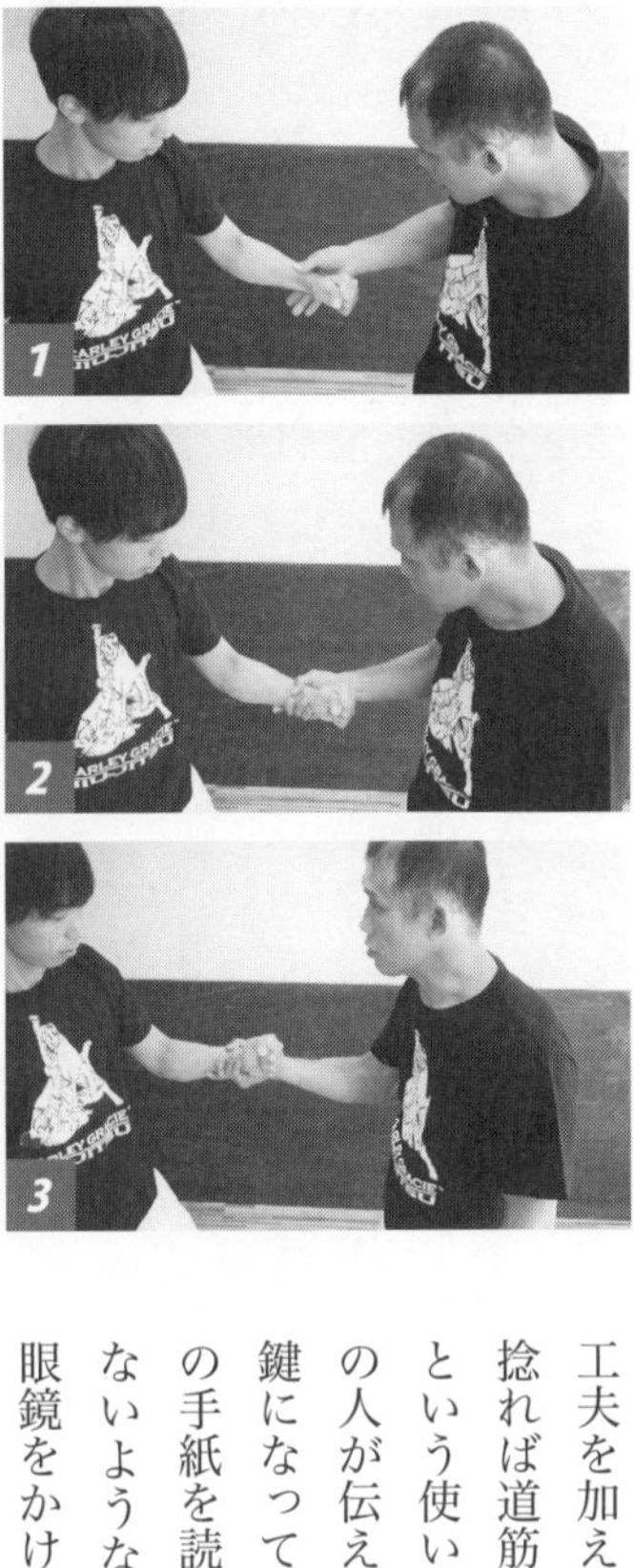

相手の前腕骨を引っ掛けるように掴む。軽く掴んでいるだけで相手をコントロールできてしまう。

掴んだ骨を筋絡から外す

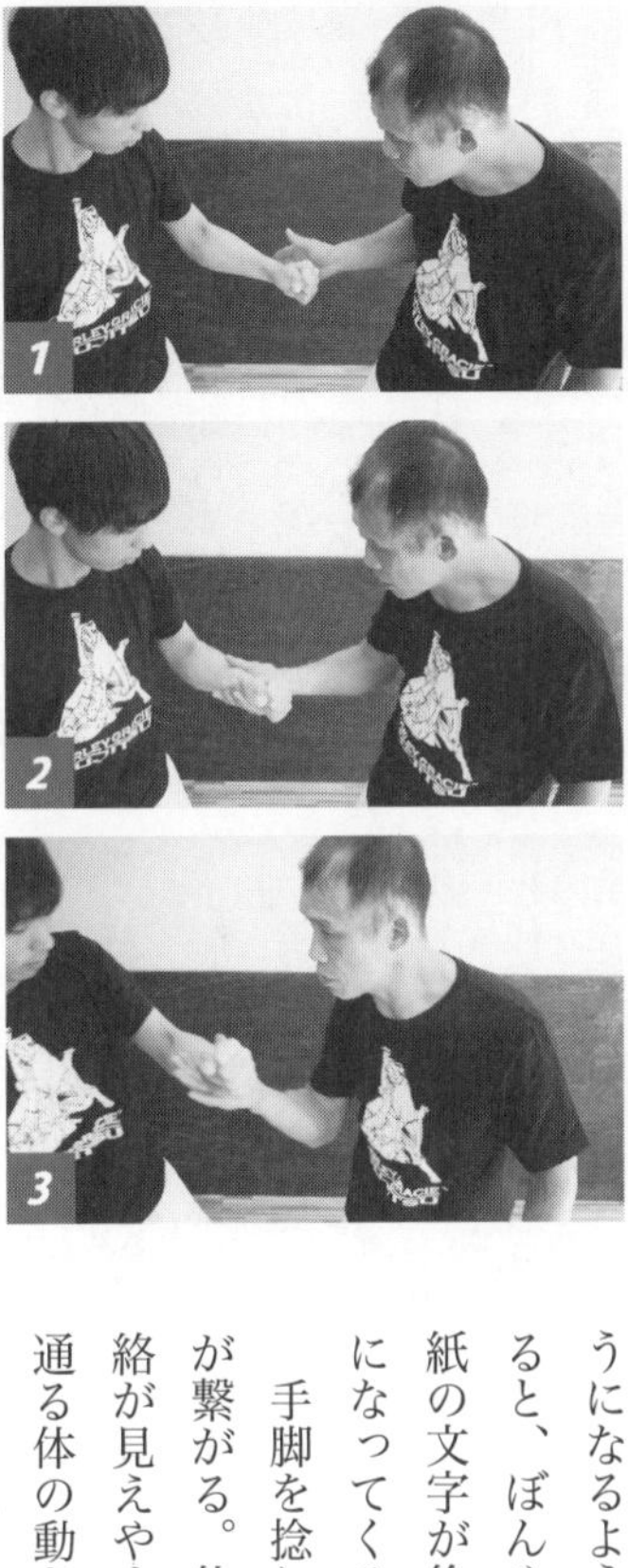

相手の前腕骨を引っ掛けるように掴み、その瞬間に骨を筋絡から外す。相手は完全に力が抜けたような状態になってしまう。

なう時、筋絡を感じるためには1つ工夫を加えると簡単になる。手脚を捻れば道筋は見えやすくなる。捻るという使い方を忘れかけた動作が昔の人が伝えたかった手紙を読み解く鍵になっている。現代の体は、武術の手紙を読み解くには、視力が足りないような状態なのかもしれない。眼鏡をかければ文字がよく読めるようになるように、手脚に螺旋を加えると、ぼんやりとしていた武術の手紙の文字が徐々に鮮明に読めるようになってくるのだ。

　手脚を捻れば螺旋が大きくなり体が繋がる。体が繋がった状態だと筋絡が見えやすくなり、筋絡を正しく通る体の動きがやりやすくなる。螺旋の原理に気が付いた頃に私はこの事に気が付いた。

人の体はどの国だろうと流派だろうと変わらない。国や流派によって表現は違うが原理や原則は変わらない。だから柳生心眼流を学び理解する事で今まで理解できなかった事が見えるようになってきた。便利な暮らしによって知らず知らずのうちに不便になった体。その体をまずは良くする。元の状態である元気な状態に戻し、元気を大きくしてゆく。そうしてゆくと武術の原理が見えてくる。

武術の原理とは体の原理そのものだったのだ。体の原理に従い動いていない箇所を知る。そこを正しく動かすと体が元気になる。元気になって動かす箇所を増やし、大きくすると次に体は強くなり、さらに良く動くようになってゆく。健康な体とは体全体が活き活きしている。活き活きしているとは体全部が仲良く調和して動くという事なのだ。調和を重ね強めれば健康で強い体になってゆく。強くなるとは決して体を害したり、何か犠牲を払わなければならないようなものではない。健康度を高めながら、強い負荷の稽古に進み、さらに健康度を高めてゆく。健康を進めながら体を強靭にして、同時に精神も安定から強いものに変えてゆく。これが武術の稽古の本来の進め方なのだろう。

本書でご紹介する私のメソッドを行なうと体が健康になってゆく。辛かった箇所が楽になり段々良く動くように変わってゆく。最高に体が良くなったら、次の段階が武術の入門編になる。体を痛めながら前に進むのではなく、体を良くして次の段階に備える。負荷の大きな運動に備えて体を良くして強くしてゆく。まるで幼少期の成長のような過程を経て段階的に進む。

武術とはきっとこのような進み方だったんだと思う。古い時代にも環境は便利になっていった。原始時代に比べれば文明が産まれた時点で生活は快適で便利になる。本来の暮らし…原始時代の環境の中では自然に体は良くなり、強くなっていったに違いない。

野性動物がそうであるように、赤ん坊から徐々に体が変わってゆく。勝手に体が健康で強くなって成長してゆく。大自然の中で暮らし、生まれ育つ環境に合わせて体を動かす。成長すると行動範囲が広がる、範囲が広がれば体を動かす範囲も変わる。幼い頃にはいけなかった険しい場所にも成長と共に自然に行くようになる。そうやって行動の範囲を広げながら、一緒に体も強くなってゆくのが本当の成長のしくみなんだろう。武術の稽古は決して無理はしない。動物も無理はしない。

人も本来無理な事はしないのだろう。古い時代には無理をしないで、自然から離れた事によって不足した体の成長を補うやり方があったのだろう。それこそが武術の知恵の隠れた本質なのだと思う。無理には理がないのだ。武術には理があり、無理がないように本来できている。

武術の動きに21世紀の衰えた動きを加えた運動は体を良くする効果を高めてくれる。格闘技のプロとして試合を重ねた時間は、僕には素晴らしい宝物の時間だ。ところが無理がたたって体はボロボロになった。だからプロを引退した。引退した頃には日々がとても辛かった。何しろ首が回らないから後ろを振り返れない。腰も痛いし膝もボロボロ。肘も曲がらない。プロの試合とは自分を鍛えるだけじゃなく怪我をしない強い体も求められる。そうでなければプロにはなれない。ところが上に行き試合を重ねれば、たとえ人よりも強靭な体を持っていても体を痛めていく。それが重なりやがて引退となる。

人よりも強靭な体が壊れる。それがプロの上レベルの世界だ。引退して10年と少しが経って私の体は大分回復した。50歳を超えて普通はそろそろ体にガタがきだすはずなのに、今の私はこれから先が楽しみに感じる状態だ。

今よりも体はまだまだ良くなってゆく。私はその方法を手に入れ、それはまだまだ進化していく。武術の原理は体の原理だから、戦いに強くなるのと同時に、健康にも良い。元気に良く動く体を作る、だからこそ藩の宝として扱われてきたのだろう。武術とは本来国の宝だった。だからこそ御留流《おとめりゅう》(一つの藩でのみ伝承され、他には見せる事も禁じられた武術)として存在しその本質を隠し続けてきた。

体が元気を回復してくると、何をやったから体が悪くなったのかが見えてくる。戻し方が分かるという事は、どうしてそこに行ってしまったのかも分かるという事だ。プロの格闘家として体を大分壊してしまった私の経験は、そこまで行かない人にもきっと役に立つと思う。

4　幼い頃の風景

昭和38年に僕は産まれた。産まれた場所は宮城県の多賀城という町。海に近いその町は少し歩くと潮の匂いがしたのを覚えている。駅の名称は下馬という。大名行列が通る時に坂道がきついから馬から下りて歩いたというのが地名の言われだ。駅の横には傾斜のきつい坂があって、その坂の上にある病院で僕は産まれた。とにかくよく泣く赤ん坊だったと小さな頃によく聞かされた。

産まれた町には幼稚園に入る前までいた。幼い頃の記憶は曖昧だが、まさに〝昔の日本〟みたいな景色だったのをおぼろげに覚えてる。大通りから入ると、大家さんの大きな家があった。そこから小さな家が何軒かあって、一番奥には魚の加工工場があった。大家さんの土地に何軒かの貸家があってそこ

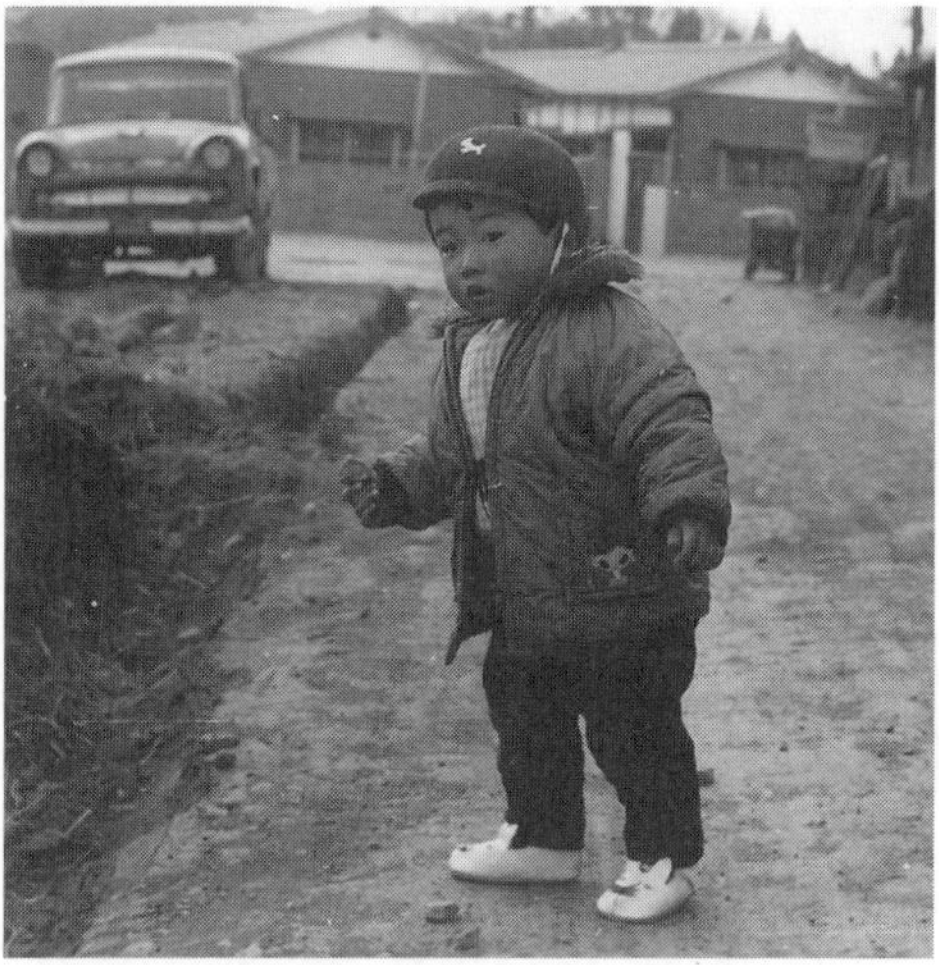

幼少の頃、宮城県多賀城にて。

に数家族が住んで暮らしていた。小さな村みたいな感じだった。そこには小川が流れていて、横には畑があった。そこは大家さんの土地で、空いてるから自由に作物を作ってよいのだ。商店は全くなく、車で肉や魚を売りに来る。お菓子も売ってないから、たまにお団子とかを自転車で売りに来る。ラッパみたいなものを鳴らしながら売りに来たのを覚えている。その音を聞くと子どもたちがおねだりをして団子を買ってもらう。毎日なんてこない。たまにだ。

だから、お菓子はあまり食べた記憶がない。畑の無花果《イチジク》とかトマトとかきゅうりを井戸で冷やして食べたのを覚えている。その頃の暮らしは井戸だったのだ。水道も通っていたが井戸はタダだったからみんな集って井戸を使っていたのだろう。夏は冷たくて冬にはそれ程冷たくない。そんな井戸水の記憶がほんの少し残っている。

海に近いからおかずは基本、魚だった。肉なんてめったに食べない。カレーにほんの少しだけ入っていた。

おかずはたいてい、魚や野菜だった。おやつも誰かの家で、バケツ一杯のシャコ貝とかを茹でて子どもたちが集って外で食べたりしてた。お菓子よりも魚介類の方が安い時代があったのだ。まるで日本の田舎の原風景のような場所で私は幼稚園に入園するまで過ごした。子どもたちだけで遠くまで探検に出かけて牛や馬を見たのを覚えている。

幼稚園に入園する前に私は仙台市に引っ越した。仙台市の一番端っこにできた新しい団地でその奥はまだ山だった。空き地だらけの団地で私は毎日外で遊んだ。外の方が面白いのだ。外には何でもあった。外には子どもを楽しませてくれる、少し危ない遊びがいくらでもあった。虫を捕ったり魚を捕ったり。小学生になると少し遠くまで自転車で出かける。そこには田んぼがあってザリガニを捕りにいくのだ。端が山になっていて、仙台の平地の端部になる団地に私は引っ越した。端っこの山は探検にとても向いていた。山は谷になったり岩場になったり。大きく成長する度に行動できる範囲が広くなる。だから毎日外で遊んでも飽きないのだ。

山を削って団地が広がっていく中で、小学校の高学年になった私は素晴らしい場所を見つけた。それまでは山だった場所が団地になれば、それまで行けなかった山の奥まで楽に行けるのだ。広がった団地の端には急な崖があった。その下には小川が見える。本当は山奥の崖の下にあるはずの小川だ。そこには小魚や川海老なんかがいた。昭和の小学生にはたまらない秘密の遊び場だった。

今考えると危険でしょうがないのだが、毎日崖を下りて小川で魚捕りをして遊んだ。帰りは捕った魚や海老を持って片手で崖を登った。裸足で小川を駆け回って遊ぶ日々。山を探検して少しずつ奥まで行けるようになるのが楽しかった小学生の日々。

思い返してみると、今やなかなかできない少年時代を私は過ごしてきた。本書で書いているような、自然の中での遊びを通じての自然な成長、というものを私はやっていたのだ。

中学3年生でプロレスラーに憧れて、私は自分で考えて毎日のトレーニングを開始した。受験期なのに私は毎日トレーニングをした。パソコンなんてない時代だから情報も少なく、とにかく、自分で考えて体を鍛えた。プロレス雑誌の写真から動きを想像して毎日体を鍛える。空手を始めてからも、このトレーニングは続いた。

プロレス雑誌に載っていたカール・ゴッチさん（プロレスの神様と呼ばれた偉大な選手）の言葉が私のトレーニングのやり方を決めた。

「道具で作った筋肉は使い物にならない。」「自然の中で暮らすゴリラに人間は敵わない。」「ゴリラは体を鍛えてはいない。」確かこんな言葉だったような気がする。

私は自分の体重をいかにコントロールするのかを真剣に考えた。力強くしなやかに動ける体を自分で考えて作っていた。当時流行ったジャッキー・チェンの映画を真似してマット運動みたいな不思議な運動をし、プロレス雑誌で見たゴッチさんのトレーニングを自分で工夫してあらゆる方向に体を動かして鍛えた。

腕が動かなくなったら次は脚の運動。それができなくなったら今度は腹筋、背筋、ブリッジ……考えられる運動をどんどん続けて重ねていった。自分で考えた運動は結果的にはサーキット・トレーニングのようなものだったんだろう。とにかく考えられる運動を全部やって、時には山でもやった。自然の中で体を鍛えた。自然の変化の中で行なう運動は常に変化があるので、体が多様に動くようになった。

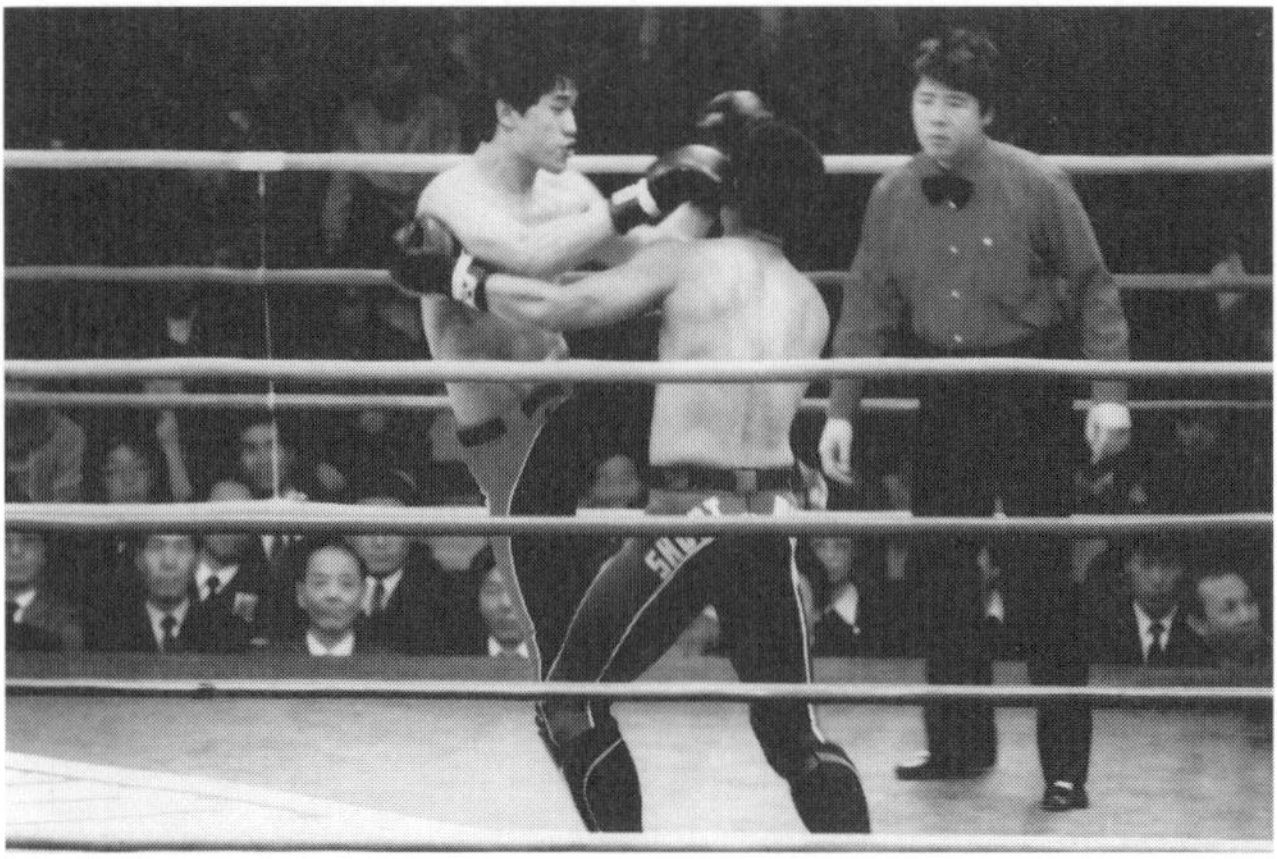

プロの格闘家としてリングに上がっていた頃
（シュートボクシング）。

上京して格闘技のプロになってからも、同じように考えられる運動を重ねた。ジムの練習の前にウェイト・トレーニングで体を苛める。上半身、下半身、一回で全部の種目をやる。全部最大の重さまでやってそこで止める。そのまま格闘技の練習を始める。最大に疲れた体でプロの練習を始める。だからなのか、ウェイト・トレーニングをやっても体の動きが悪くなる事は感じなかった。自分で考えた格闘技のサーキット・トレーニングもやっていた。サンドバッグ、シャドーの合間にウェイト・トレーニングや腕立て伏せやスクワット等の自重トレーニングをやる。自重トレーニングはなるべくいろいろな動きのものをやった。体全体をいかに多様に動かして鍛えるのか、それが私のプロの初期のトレーニングだった。

プロになりたい想いとプロとして上に行きたい想いが詰まった自分で考えた運動。後年トレーニングの専門家にこの話をしたらそれは素晴らしいトレーニングですと褒めて頂いた。人の体はできるだけ多様に動かす事で可能性が広がる。20代でシュートボクシングをやっていた時代の私は怪我もなく、高い身体能力が自慢だった。試合の最中に、飛び膝蹴りでトップ・ロープを越えた事がある。私は飛び抜けて身体能力が高かった。それはきっと小さな頃からの遊びが基礎を作り、中学生から始めた運動が良かったのだ。

5 急にやって来た異変

ある日体に違和感を覚えるようになった。怪我をしたのではなく突然体に違和感が生じ、いくら鍛えてもその違和感が抜けない。体は徐々に硬くなり、今まで楽にできた動きができなくなった。怪我をした訳じゃないのに首がよく動かなくなった。ちょうどシュートボクシングから総合格闘技に転向した頃だった。これからどんどん試合をやるべき時期に、私は首の調子が悪くなり、そのうちに腰も変な感じになってきた。30歳少し前の頃だった。引退するまでそれは続いて結局治らないまま酷くなって引退を決めた。当時は年齢的なものだと思っていた。

引退して体の状態が大分良くなり、体の原理が分かってくると、年齢によるだけではなかった事に気が付いた。年齢で言えば50歳を過ぎたのだから前よりも体は衰えている。ところが体の原理を知り、工夫をすると体はまだ元気に動くようになる。この発見が私を格闘技から武術、そして体を良くする新しい何かへと進ませているのだ。強くなるだけよりも素晴らしい世界を私は見つけた。これは、格闘技で体を壊して引退したから分かったのかもしれない。

そして子どもの頃に遊んだ環境、毎日の暮らし、思い返すと不思議な感じがしてくる。自分で書いた昔の理想の暮らしに近い毎日を私は実際に送っていたのだ。昭和の最後の田舎の風景、そこで私は暮らしてたから、元々昔の人に近い体だったのかもしれない。プロを目指して夢に向かって進んだ日々も不思議な感じで、いわゆる近代トレーニングとは違った鍛え方をして体を作った。体を良くする方法を、私は武術を学ぶ前に自分で考えてやった。でも、やがて壊れた。壊れた理由の一つに私は気が付いた。壊れた体を武術の知恵で戻しながら気が付いたのだ。

体に違和感を覚えるようになったのは、毎日スーツを着て会社に出勤する、という生活を始めた頃だった。今から20年程前、格闘技があまり盛んではない時代で、ちょうどK—1ができた頃。ゼンショーという会社で私は働きだした。牛丼の「すきや」をはじめとする飲食チェーンを大展開する飲食業の大手だ。当時はまだ「すきや」が会社のほとんどだった。当時から社長は〝吉野家を抜く〟と当たり前のように言っていた社長。その社長が格闘技に理解のある人で、私は格闘技の実業団のような形でゼンショーに所属して総合格闘技のプロ活動を開始した。

はじめは店舗勤務だった。実は私はコック歴が長い。上京してからずっとコックのアルバイトをしながらプロを目指し、プロでメインを張るようになってもアルバイト生活を続けていた。当時は格闘技だけで生活を営む事は至難の時代だった。

格闘技ブームがやってくる少し前に私は実業団所属のプロ格闘家となった。ずっとコックをやっていたから要領が良かったのだろう。ある日私は本社勤務を命じられた。

プロで格闘技をやって、引退したら困らないように、プロ活動をしながら本社勤務でいろいろ覚えなさい、という実にありがたい配慮だった。本社では人事部に所属して名刺の出し方から教えてもらった。何しろコックのアルバイトとプロの格闘技しかやった事がないのだ。社会人としては何も知らないまま30歳を目前にしていたのだから、よくいろいろと目をかけて教えて頂いたと、今振り返れば感謝しかない。

ところがその暮らしが私の体に異変を呼んだのだ。振り返ると誰も悪くないし悪意もない。すべて善意からの出来事。きっと自分が進むべきは、格闘技を引退して会社員になるという道ではなかったんだろうと感じる。今やっている不思議な導きのような毎日。ここに私の道があるのだろう。

毎日スーツを着て革靴を履いて会社に通う。このごく当たり前の日常が私の体に異変を起こした。私の現在の師である柳生心眼流の島津先生がよく言われる言葉がある。その言葉が今ようやく自分自身で分かる。人は本来、靴を履くような脚の構造ではない。江戸時代までは日本人は裸足で日常を過ごした。だから健康で体がよく動いたんだと島津先生は言う。武術をやるのに靴を履いた歩き方ではできないんだと。

毎日靴を履いて会社で過ごす。たったこれだけで体に異変が起きるのだ。普通の人ならこんな事はないのだろう。小さな頃から自然の中で遊んで、身体中をなるべく自然に近い感覚で動かし鍛えた10代。上京してプロを目指して、そしてプロの格闘家としてメインを務めた時代。私は毎日アルバイトでコックをやっていた。コックの時代にはサンダルを履いてキッチンを駆け回っていた。キッチンは濡れて滑ったりする。当時の店は忙しいから、キッチンを駆け回るようにサンダル履きで仕事をして、それからジムに行って練習をする。シュートボクシングは裸足で試合を行なうから練習も裸足。上京してからずっと、一日のほとんどを裸足で過ごしていたのだ。現代の暮らしとは少し違った暮らしは、少し違った体を知らずうちに私にくれていたのだろう。そこからのギャップが、私の体に異変を生じさせたのだ。

とにかく人生で初めて革靴を履いてスーツを着て会社に出かける毎日を私は過ごした。そのうちに体に異変が起きた。首や腰が怪我をした訳でもないのに変なのだ。やがて変な感じは痛みに変わり、よく動かない状態になった。当時の総合格闘技はシューズを履いてレガースを付けて試合をした。だから練習も裸足でなくシューズを履いてやった。それまで裸足でやっていた練習のすべてをシューズを履いてやった。

人の体の動きは脚から始まる。脚の動きの始まりは足の指だ。ずっと裸足で過ごした私には、革靴と練習用のシューズは窮屈だったのだろう。プロとしてこれからという時期の練習であり、実業団として練習時間が抱負になった分だけ、足の指の動きができなくなった状態で続ける事によって体にかかる負担が大きくなった。その結果、体は変になっていった。当時は理由が分からないからそのまま頑張って同じ練習を続けた。そして体はどんどん悪くなった。はじめから靴を履いて暮らしていれば、おそらく異変は感じなかっただろう。そしてそれほど酷くもならなかったのだろうと思う。

もちろん、一般の人でも、靴を履けば足の指が動かないから、そこから繋がる体はよく動かないのに違いはない。異変を感じずとも、よく動かせない状態で日々を送っているのだ。少しずつ動かなくなるから気が付かないだけで日常で靴を履けば、体全体が動かなくなる。はじめから良い状態でないから気が付けないのかもしれない。

何となく肩凝りや腰痛が消えない場合には、靴が原因の場合も多いはずだと、私は自分の経験で感じている。実際、靴を履いて足指がよく動かない事が原因で様々な不定愁訴が起こると言われている。

筋絡を戻しながら足指の動きを回復すると効果が一段と高まる。人の動きは足指から始まり脚の螺旋の動きと繋がり体幹の動きとなる。螺旋を回復させながら足指の動き、そして手指の動きを回復させると体は元の状態により近くなり元気に更に良く動くようになってゆく。

6　若き日の感覚

格闘技のプロを引退して、ご縁で武術や療術の新しい学びが始まった。体に関して学ぶ度に体は少しずつ良くなっていった。自分の体を自分で治してゆく。この日々の作業が、学びをより深くしてくれた。痛めた体はもしかしたら次の学びのための贈り物だったのかもしれない。もちろん体の辛さはない方が良いに決まっている。でも確かに痛めた体だからこそ、体を使って理解できる事もある。複雑なこの感じは何とも表現のしようがない。

骨絡を理解すると体は劇的に良くなった。良くなると不思議な事が起きる。体が元気になると、さらに良く動くようになってくる。それまでの動きだったら充分に健康だったのに、体のキャパを超えて動きが良くなるとそれによって新しい不具合が感じられるようになる。いままで〝5〟の動きで不健康だったものが消えて元気になるのだか、そのうち動きが〝6〟に進む。〝6〟に進むと今までの健康では足りなくなる。体の動きが良くなるので、それまで気が付かなかった動かない箇所に気が付く。そしてそこは違和感になって健康を邪魔している事に気が付くようになる。

チューンアップして欲しいという体の訴えなんだろう。体は喋れないから感覚で伝えてくる。チュ

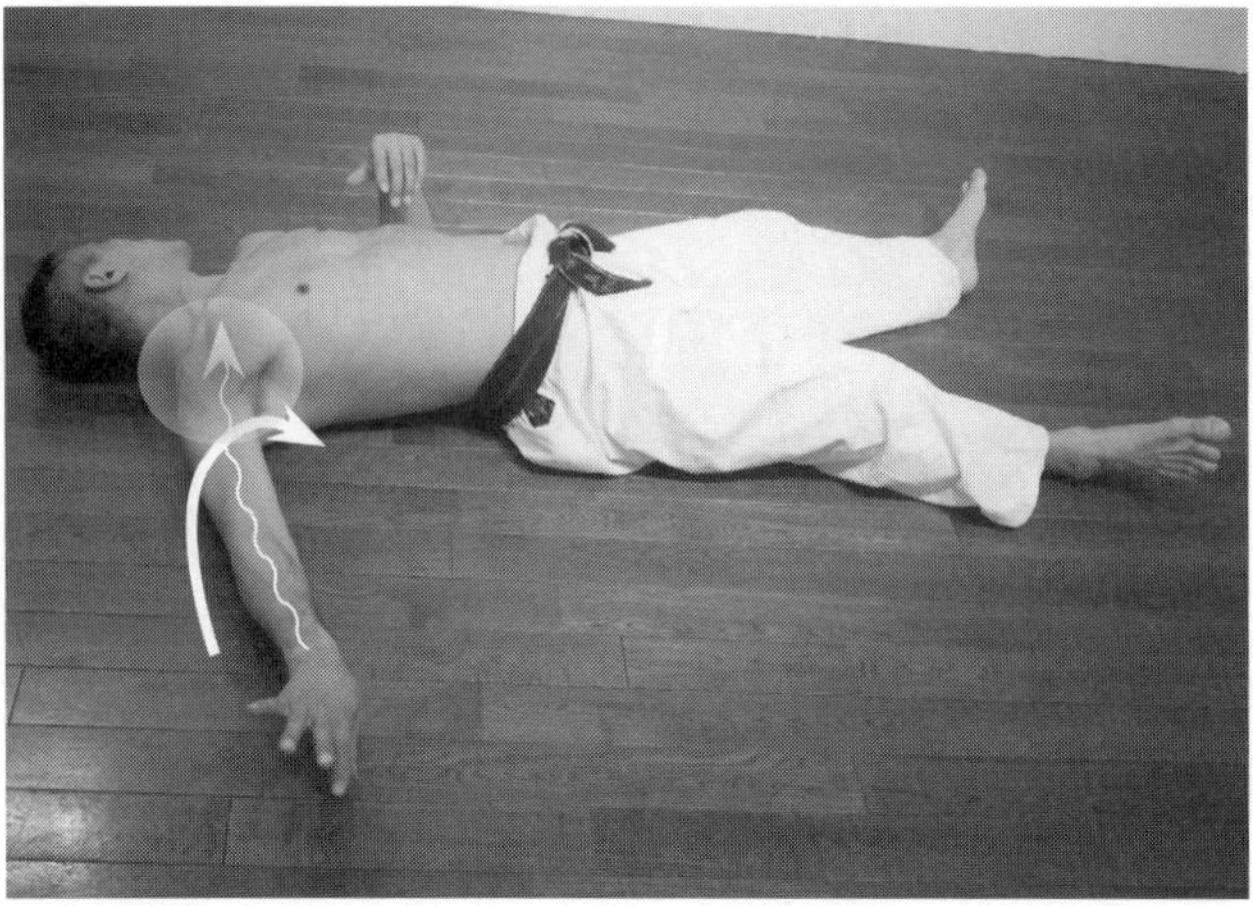

骨絡調整術の一例。寝て腕を捻り、肩関節が嵌まった状態を作る。その状態で腕を動かすと、腕だけでなく肩甲骨も動くようになる。

ーンアップとは車の性能を上げる時などに使う言葉だ。車は単純に馬力を上げただけでは早く走らない。むしろ馬力を上げただけでは、クラッシュしたり故障したりする。車の馬力を上げるには、足回りや他の部品をチューニングする必要がある。車でもそうなのだから、人の体の性能を上げるのは筋肉だけではない。格闘技のプロで壊れた体の馬力が上がったら、さらに細かく体をチューニングする必要があるのだろう。チューニングの必要性を体が違和感で教えてくれていたのだ。

骨絡で肩を嵌《は》める。前著『骨絡調整術』でご紹介したように、日々これを繰り返す。続けると肩の動きが良くなる。そして違和感が出て来る。

肩の関節部分の動きが良くなったら、それに伴って筋肉も良くなっていかなければならない。骨格の動きと筋肉の動きの誤差は、体に変調をきたす原因になる。良くなった肩を動かす筋肉が置いていかれた状態に、私の体はなった。そしてそれを解決するのに筋絡が役に立ち、筋絡の意味と使い方を私は理解した。

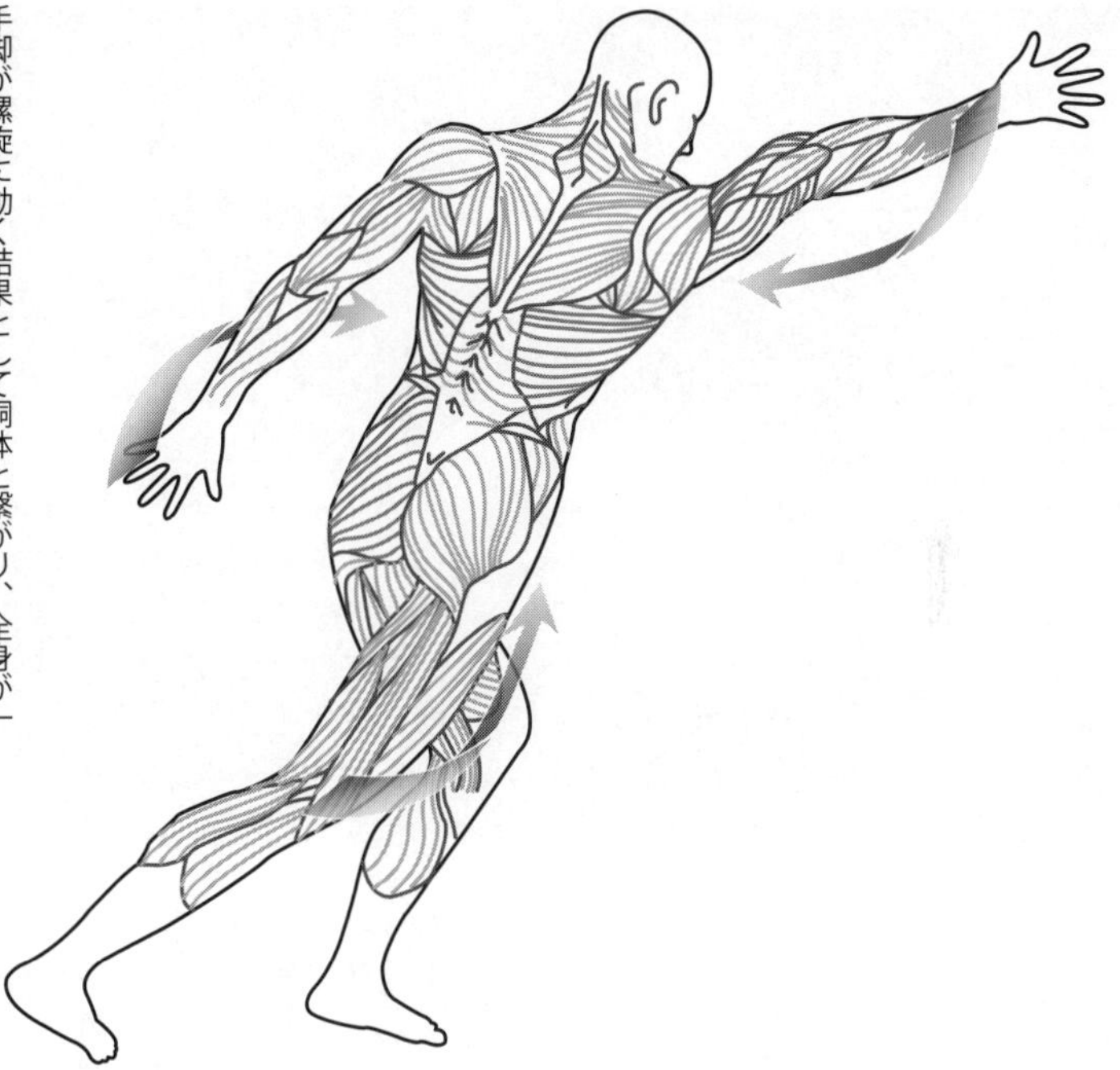

手脚が螺旋に動く結果として胴体と繋がり、全身が一つにまとまった動きとなる。

筋肉はまとまって動く。効果的に体が動く時には体全体で動く。その時には当然筋肉もまとまって動く。筋肉だけではなく骨格も皮膚も調和して動く。筋肉がまとまるとは、手脚が螺旋に動き、胴体（体幹）と繋がって動く事に他ならない。

骨格の動きが正しくなると、筋肉も追いつこうとする。手脚の螺旋を活かすには、捻る動作が欠かせない。手脚は捻る事で体幹と繋がり、体全体が繋がり、効果的に動く。骨格を捻るように動かしたら、体は大分良くなる。良くなったら次の段階に進む必要がある。人の体は骨格だけでできている訳ではないのだ。骨絡を調整すると体が格段に良くなる。しかし、良くなった体はまだ完全な状態ではない。骨絡を調

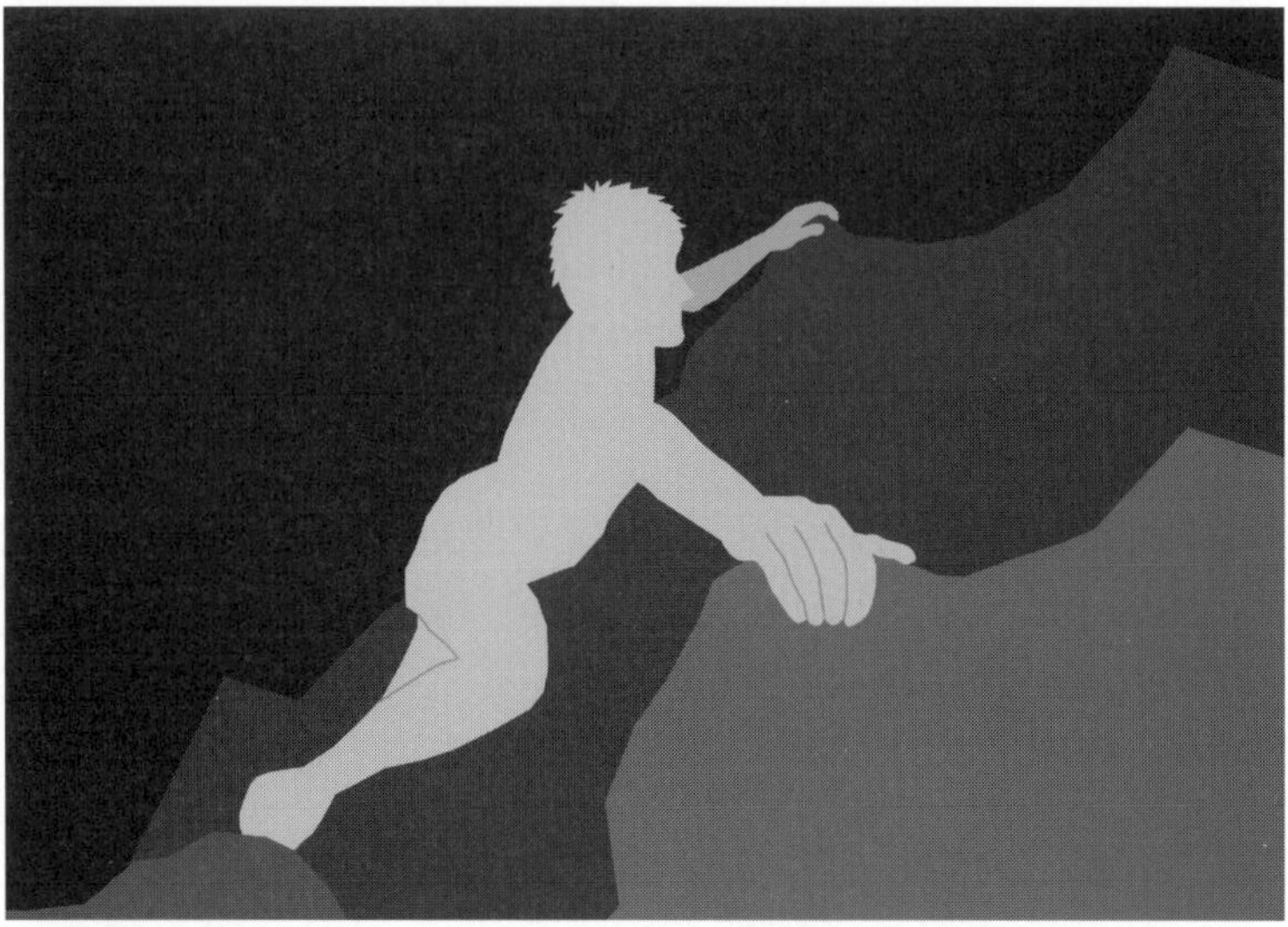

整して良くなったら、今度は骨格を動かす筋肉、筋絡を整える必要が出て来る。

筋絡は筋肉なので自分で動かす事で効果が表れる。良く動くようになって出て来た違和感だから、気が付けた事がある。筋肉を螺旋に動かし捻るという動作がいかに大切で、日常でやらない運動かという事だ。日常で腕を限界まで捻る運動を毎日やる人はあまりいない。脚になればもっと少ない。ところが大自然の暮らしでは手脚を捻らなければバランスは取れない。

自然の中で暮らせば凸凹した場所や急な斜面を移動したり、樹の上にある果実を採ったり、といった動作の中で、手脚と体を捻る動きは必ず自然に行なう。手脚の筋肉は螺旋状になっている。螺旋はそのままでは緩んだ状態になっている。そうでなければ捻る事ができないのだから普段は余裕のある螺旋になっている。捻った時に螺旋は繋がり、手脚の筋肉は螺旋になると体幹と繋がる。大きな力を出すには手脚が螺旋になり、体幹と繋がる必要があるのだ。

ところが日常で動かさないので、手脚の螺旋の動きが劣化してしまっているのだ。正しい螺旋の動きができないままで大きな力は出ないし、出そうとすれば体に負担がかかる。その負担が大きくなれば不具合が生じる。手脚は真直ぐに曲げる時にも螺旋の筋肉の動きの流れで動く。日常で捻る動作をやれば真直ぐ曲げ伸ばしする時にも正しい螺旋で筋肉は動く。使わなければ劣化する、現代は人の体に見えない劣化が起きている。筋肉の螺旋とそれに伴う体幹の筋肉の繋がりは、使わない事で劣化し、正しい動きの道筋（筋絡）が乱れてしまっているのだ。手脚を捻るという事に気が付いて、それを少しずつ日々続けたら体の調子が良くなったのだ。

毎日少しずつやった。痛いのだから少しずつやった。続けていると割と短期間で確実に少しずつ良くなるのが分かる。良くなる毎に体が変わる。手脚が奥につながる感じがしてくる。捻って手脚を動かすと体幹と繋がる。それを毎日続けると体が元の状態に近くなってゆくのだ。人の手脚は元々は全身の中の一部で、全身の動きと調和し協調して動く。便利になったから手脚がバラバラに動くだけで、それが不調の原因にもなっている。骨絡〜筋絡に進むと体の調子がさらに一段上がる。支える骨格が整ったら、手脚の筋肉を螺旋で動かす。整った骨格を動かす筋肉が今度は整ってくる。

調子が良くなると不思議な感じになる。特に練習などしないのに格闘技が上手になっているのだ。引退して指導しながら軽くスパーリングもしたりする。現役の頃のような練習はしない。武術の稽古をして体を調子を良くする、これが私の日々の主な稽古だ。午前中に稽古をして夜は指導しながら一緒に体を動かす。だから、理屈で言えば格闘技が上手くなる訳はない。それ程練習はしていないのだから。

ところが体調と共に格闘技もまた上手くなっていったのだ。肩や腰の調子が良くなる。柔軟性も上がってくる。そうなってくると不思議な感覚がやって来る。あれっ若い頃はこうやって動いていたなと。昔の動きの感覚ってこんな感じだったな、と不思議な感じで思い出すのだ。何もきつい練習をしていないのに体が引退する前の感覚を少しずつ取り戻してきたのだ。多分現役の頃のようなきつい練習をしても体は戻らない。戻らないどころかもっと酷くなっていくだろう。引退試合の前に頑張ってきつい練習をやっても体は戻らなかった。

筋肉は鍛えれば発達してゆく。ところが体調は戻らない。筋肉以外の体の問題だったのだろう。骨格の動き、手脚の筋肉の螺旋の動きと、体幹との繋がり。これはジムで運動しても戻りにくい。戻りにくいどころか、かえって悪くなる。運動しやすいジムで運動しても自然な動きは回復せず、かえって不自然な動きが大きく鍛えられてしまう。

ある程度の年齢になると、どうしても自然な動きが失われるのだろう。四十肩や五十肩なんかが代表ではないだろうか。四十肩や五十肩は運動をしてもなるのだから。自然の中で暮らさないまま齢を重ねると、日常の便利な空間はいわば不自然な空間であり、いくら運動しても不自然な運動の積み重ねになる。運動するほど不自然な体になってゆく。日常が便利過ぎるようになったことによって起きる現象は、齢を重ね練習を重ねるほど大きくなる。運動をしなくてもなるし、スポーツを頑張っても四十肩や五十肩になったりする。スポーツを楽しむために、そして日常を健康で過ごすために自然から離れた日常だからこそその運動が必要になっている。

人が自然からは馴れた日常を送るようになって久しい。でも、心配する事はない。

〝体〟はちゃんと覚えている。取り戻せばいいのだ。

第3章

3次元ムービング

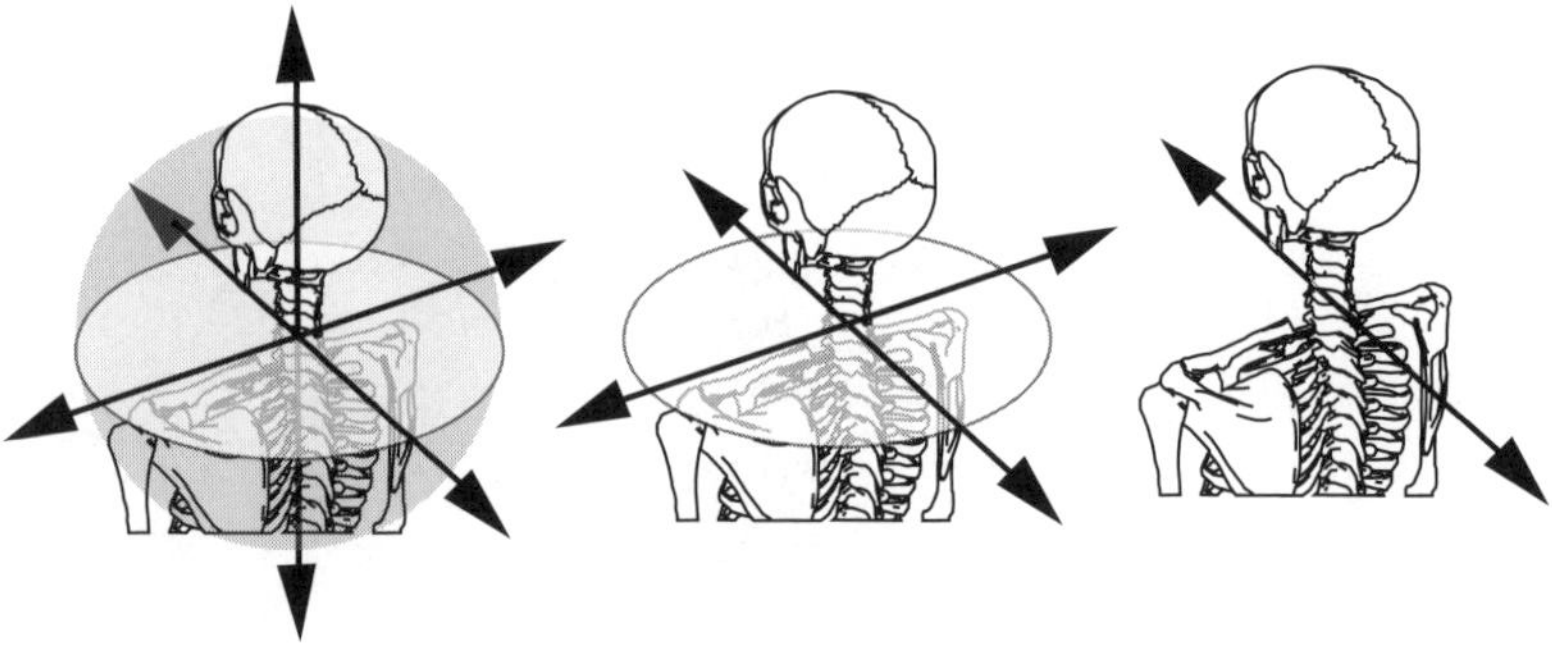

3次元　2次元　1次元

1　あなたは〝3次元〟に動けているか？

人の体は地球に合わせてできている。それぞれが暮らす場所で過不足なく充分に体を動かし、健康を維持できるように人の体はできている。人以外の他のすべての生命も同じ。産まれ育ち暮らす場所で充分に体を動かせるし健康を維持できるような体で産まれて一生を過ごせる。しかし人だけは本来の暮らす環境を変化させながら暮らす。では、本来の環境とは一体どんな環境なんだろう？

地球は本当は凸凹している。地球は3次元の空間。人の体は凸凹した3次元の空間で充分に体を動かせる構造になっている。動かせる体を充分に動かす事で体は本来の機能を維持し健康も維持する。これが生命の体のしくみだ。

首を例にしてみると、頚椎は丸い円筒のような骨が重なり隙間が空いている。丸は前後と左右を同時に行なえる安定した形なのだ。1本の線が一次元、前後や左右の直線の動きが1次元の動き。2次元は平面になる。前後と左右の2本の直線が自由に動くと円になる。

頚椎の隙間は円をさらに上下に動かすのに適している幅なのだ

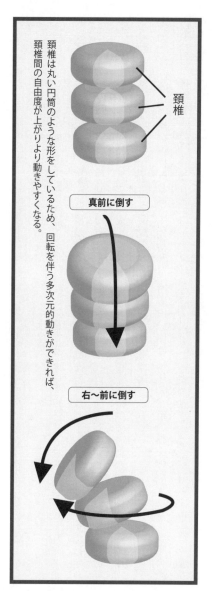

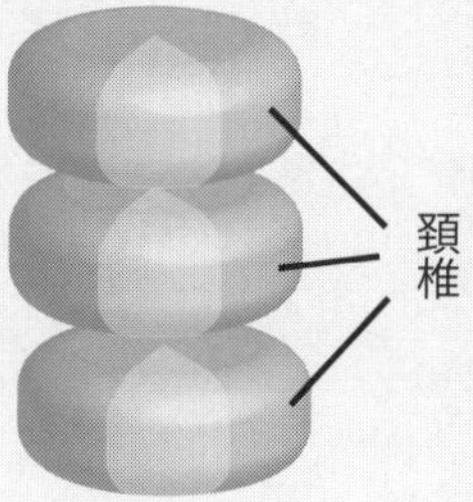

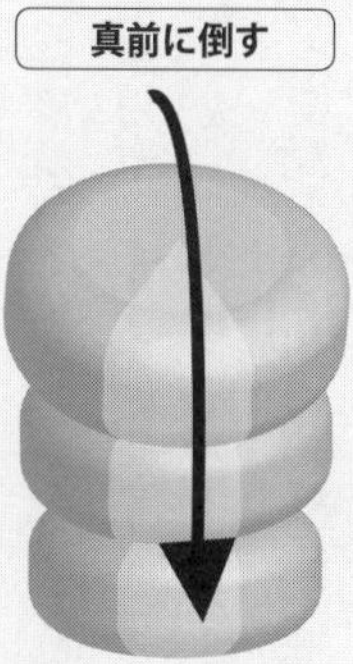

頸椎は丸い円筒のような形をしているため、回転を伴う多次元的動きができれば、頸椎間の自由度が上がりより動きやすくなる。

真前に倒す

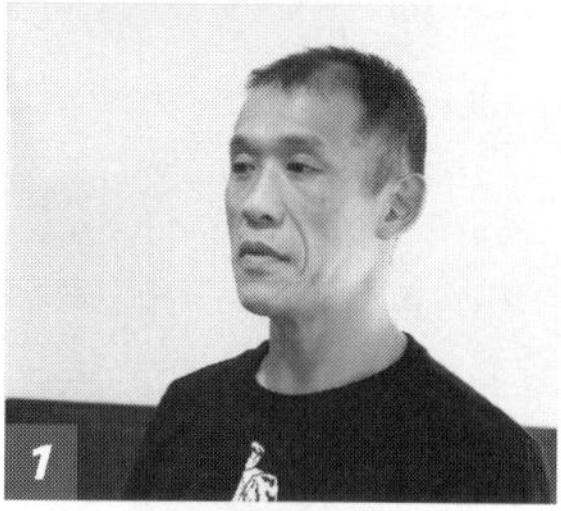

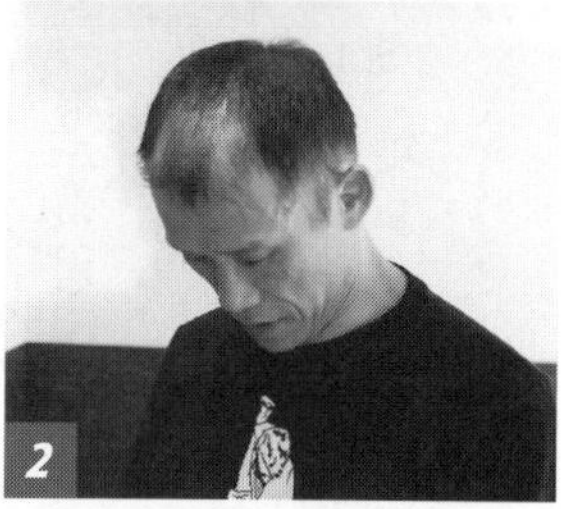

右～前に倒す

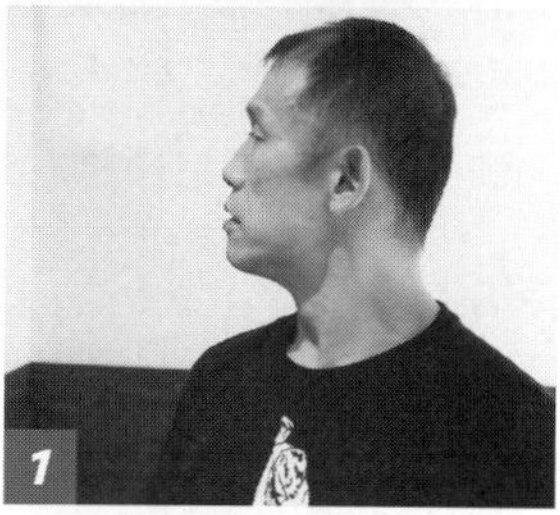

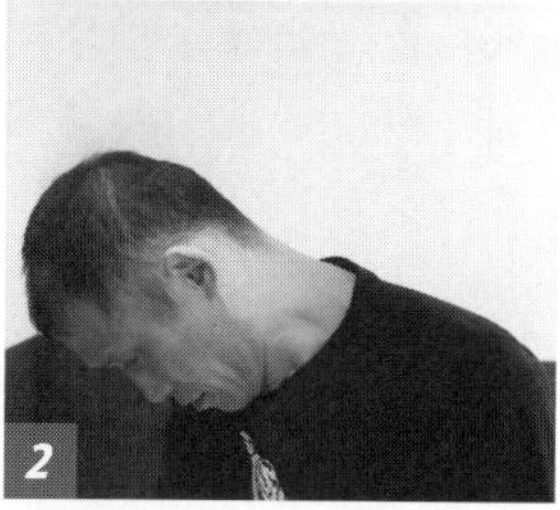

ろう。円になった平面に上下を加えると3次元の動きになる。首を充分に動かす構造に頚椎はなっている。

ストレッチは1方向に曲げる。日常で凸凹した3次元で暮らしていれば、必要な箇所を1方向に曲げれば充分に効果がある。しかし日常の動きが著しく縮小された現代は、1方向のストレッチでは足りない。3次元の動きのストレッチが効率良く体を緩めてくれる。首を前に倒す、これが直線1次元の動き。これにもう1つの直線を加え2次元にする。横を向き次に首を前に倒す。これで直線が重なり1次元の動きになる。この時に頚椎は2次元の動きに合わせて回転する。

次に首の辺りに軽く触れると胸の辺りが動き始める。体は全身が一緒に動くのが正しく、効率の高い動きだ。骨格全部が協調して動くのがテコの力を味方にした本来の動きになる。日常で体全体を動かす機会が激減しているから、テコを使い体全体を骨格単位で動かす感覚が劣化している。テコを使い体全体で動くような操法には、凸凹した動きにくい場所を動く時になる。便利な暮らしでそういった機会がないので、体のテコである骨格を動かす事が上手くできなくなったのが現代人なのだ。

凸凹の刺激で体が勝手に動くのだから、他のわずかな刺激でも体は勝手に動く。頚椎の首の辺りに触れると首を動かした時に胸も動き出す。胸が動くと上下の動きが加わる。背骨はS字なので胸を開いたり閉じたりすれば、丸い形の頚椎に上下の動きが加わって3次元の動きになる。

効率が高い動きとは、骨格が3次元に動き、それを動かす筋肉も3次元に合わせた動きを行なう事だ。はじめは首に触れても動かない人もいる。触れる際には軽めに触った方が良く動くはずだ。何度か続けると必ず動き出す。それでも動かない人は胸の開閉を意識してはじめから行なってみるとよい。これだ普通に自力で首を後ろに倒すとこの位だが…

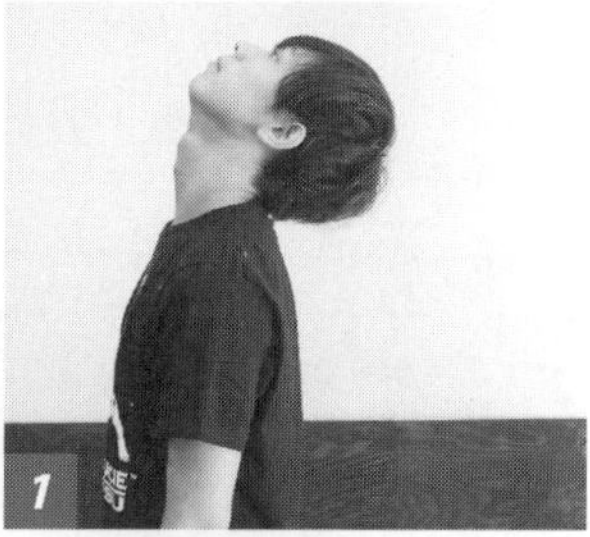

他者に首の辺りを触れてもらうと…

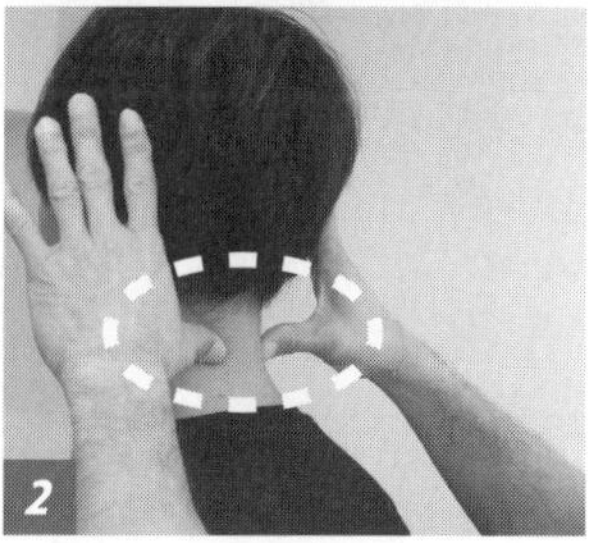

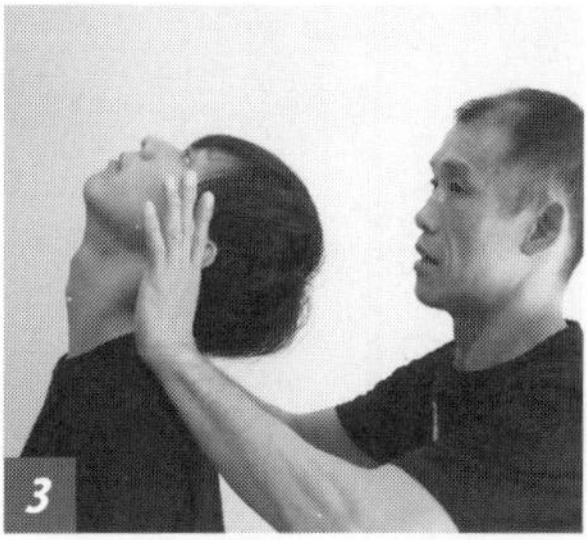

接触刺激によってより動くようになる。

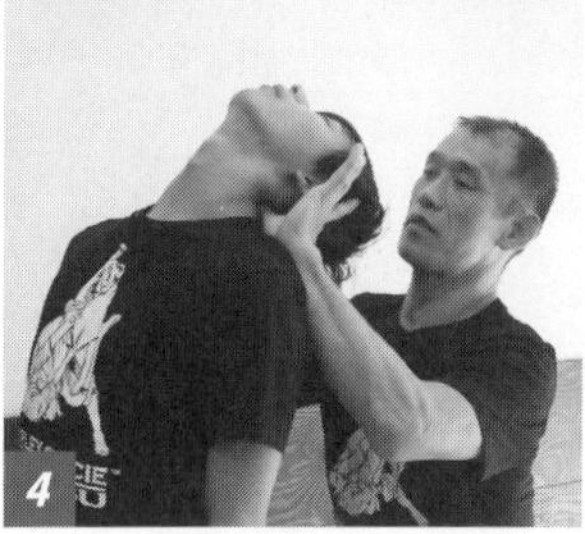

胸も連動して動くようになり、自然に動きが3次元的に大きくなっていく。

腰の辺りを軽く触る事によっても、同様の反応が起こり、全身が連動してよく動くようになる。

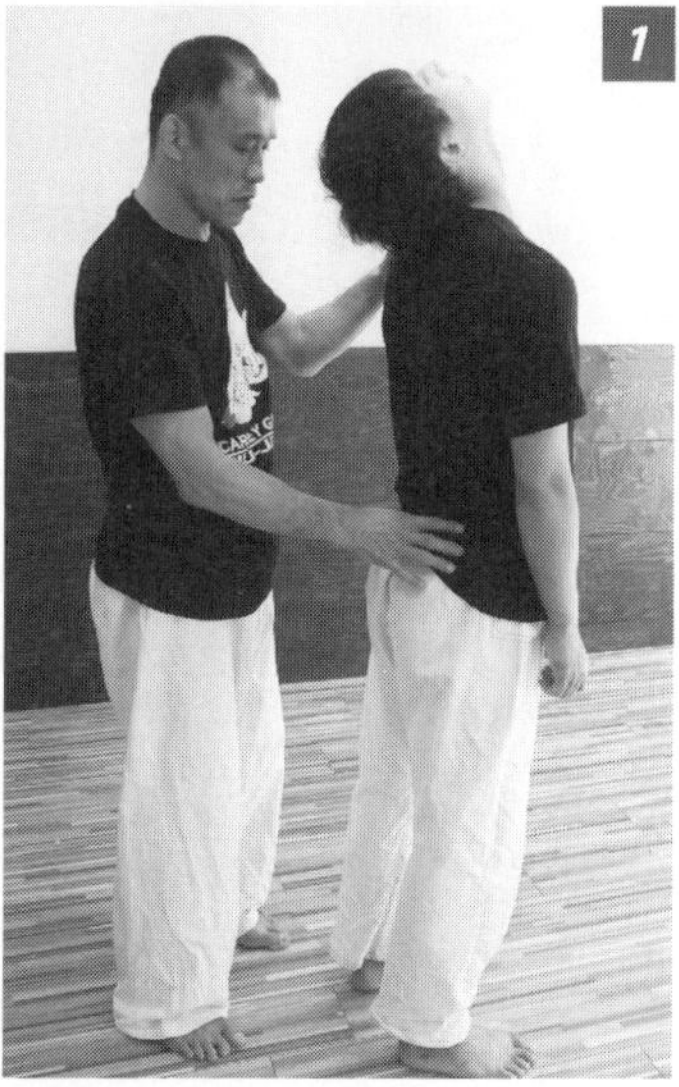

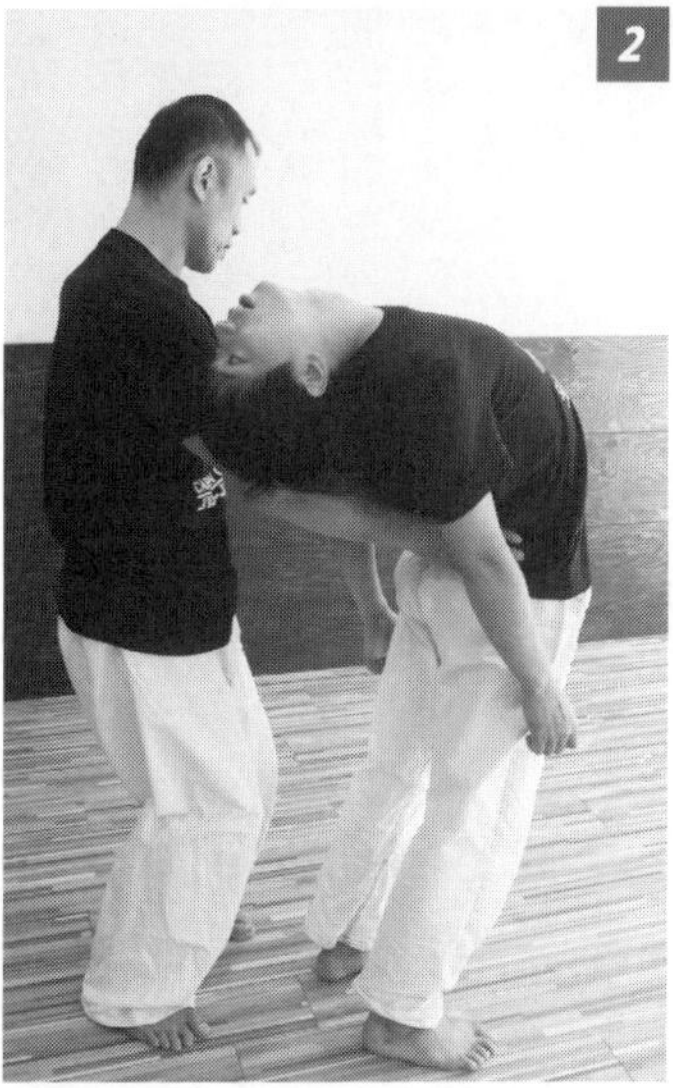

けで首は大分楽になってゆく。本来の動きをすれば体は元気になってゆく。人は本来体全体を繋げて動かすものだ。体が良く動く健康な人は同じ動きで腰の辺りを軽く触っても反応が起き、全身の動きが大きく繋がる。

人の体は地球の凸凹した3次元で動かすようにできている。だから骨格も3次元に動くようになっていて、凸凹していても困らないような余裕が骨格の間の隙間なのだと思える。すべての動きの効率を高めるには3次元の動きの組み合わせを選択すると必ず効果がある。

2 〝3次元〟の威力

格闘技で実際にやってみよう。パンチを打つ動作だ。単純に手を前に出す。

これではパンチも伸びないし威力も出ない。ここに左右の動きを加える。左右の動きが加わると体は回転する。回転するとパンチが伸び威力も増す。1次元から2次元へと動きが変化したために距離が伸び、威力が増えた訳で、筋肉は何も変わっていない。ここに上下の動きを加える。パンチを打つ際に腰を落とし上下の動きを加える2次元から3次元へと動きを拡大すると、筋肉は変わらないのにパンチが伸び（柔軟性が増し）威力（筋力が増す）が大きくなる。この3次元の動きを合わせる軸が綺麗に揃えば、同じ筋肉で柔軟性と威力が変わる。

次に回し蹴りでやってみよう。まず、単純に脚を横から回して蹴ってみる。これでは蹴りが伸びないし威力も出ない。次に横の動きに前後の動きを加える。腰を前に出すようにして蹴る。前後と左右の

パンチの多次元化

パンチは〝次元数〟を上げて行くほどに威力ある打撃になっていく。

3次元
（前後＋左右＋上下）

2次元
（前後＋左右〈回転〉）

1次元
（前後）

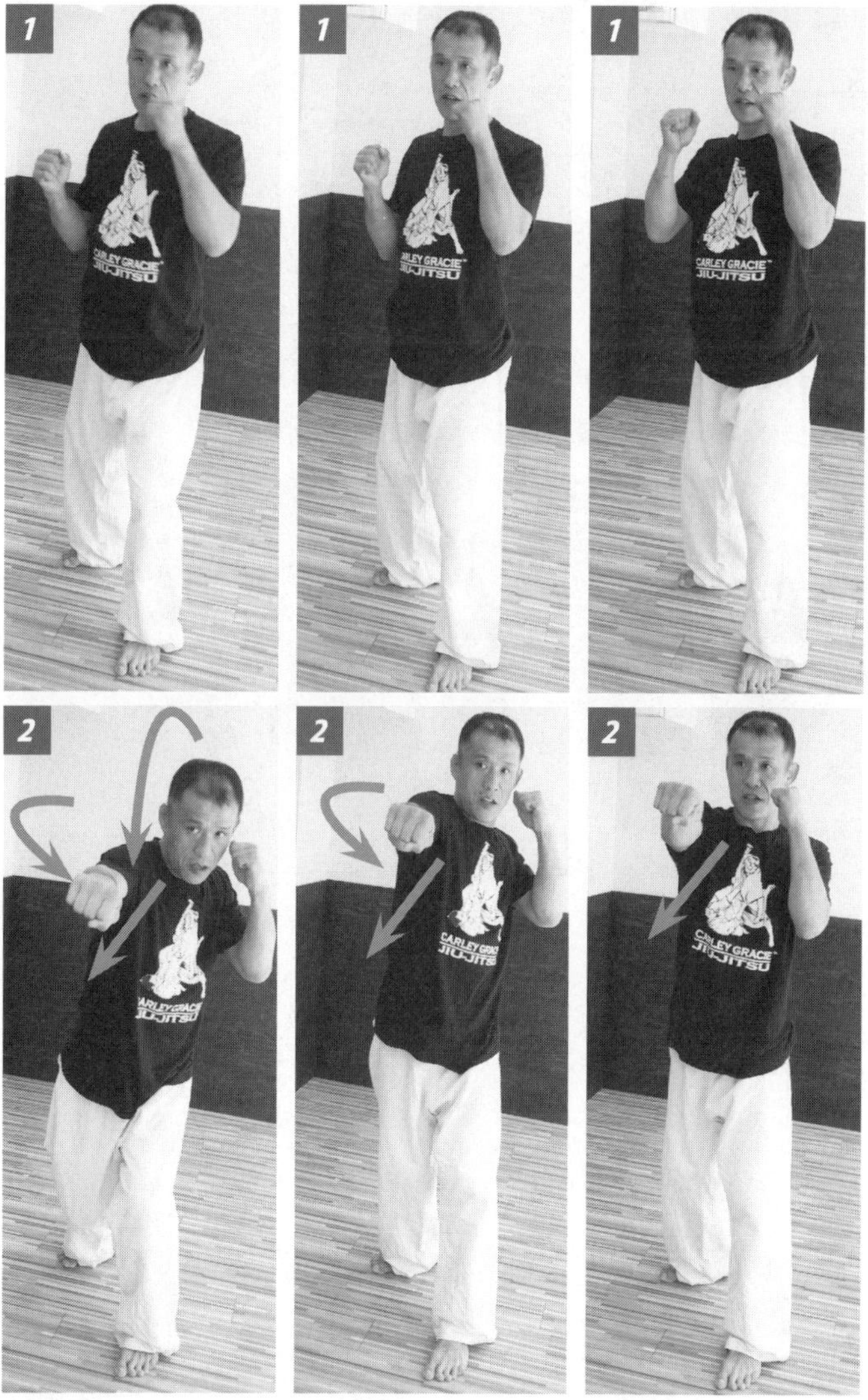

多次元化

2　２次元（回転＋前後）

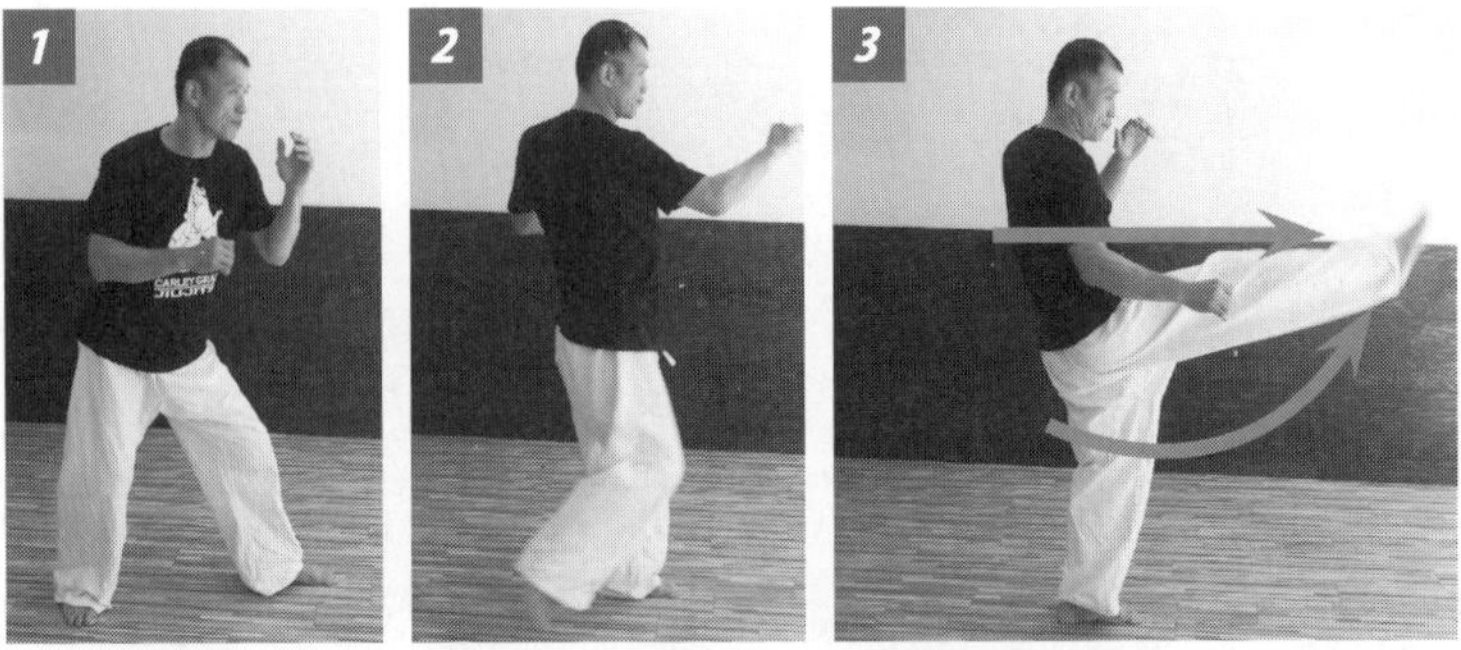

4　３次元（回転＋前後＋上下）＋軸足螺旋 ＝ ムエタイの蹴り

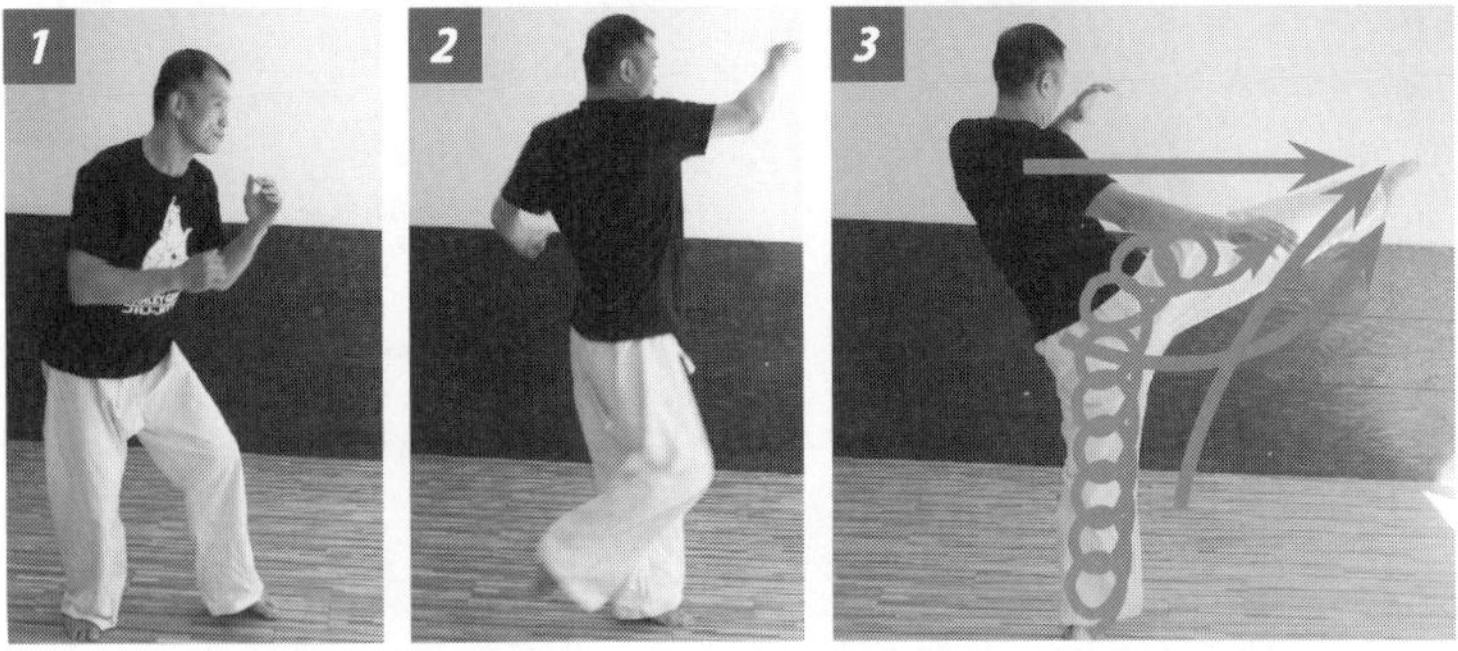

軸が合うと腰に円の動きが生まれ、腰の動きが安定する。これで距離が伸びて威力も増す。

次に上下の力を加える。脚を曲げて伸ばすようにして蹴る。

３次元の動きの合成で距離と威力がさらに増える。この場合も筋肉は変わってはいない。ムエタイの蹴りはここに脚の螺旋を加えていると考えられる。ムエタイの蹴りは蹴る瞬間に返すのではなく、はじめから軸足を捻る。ムエタイでは軸足を上に伸ばすように教えられる。下に降りる時には力は抜く。力を抜いて捻った脚の筋肉の螺旋を上手く調整しているのがムエタイの蹴りだ。ムエタイでは、蹴り

回し蹴りの

1　1次元（回転）

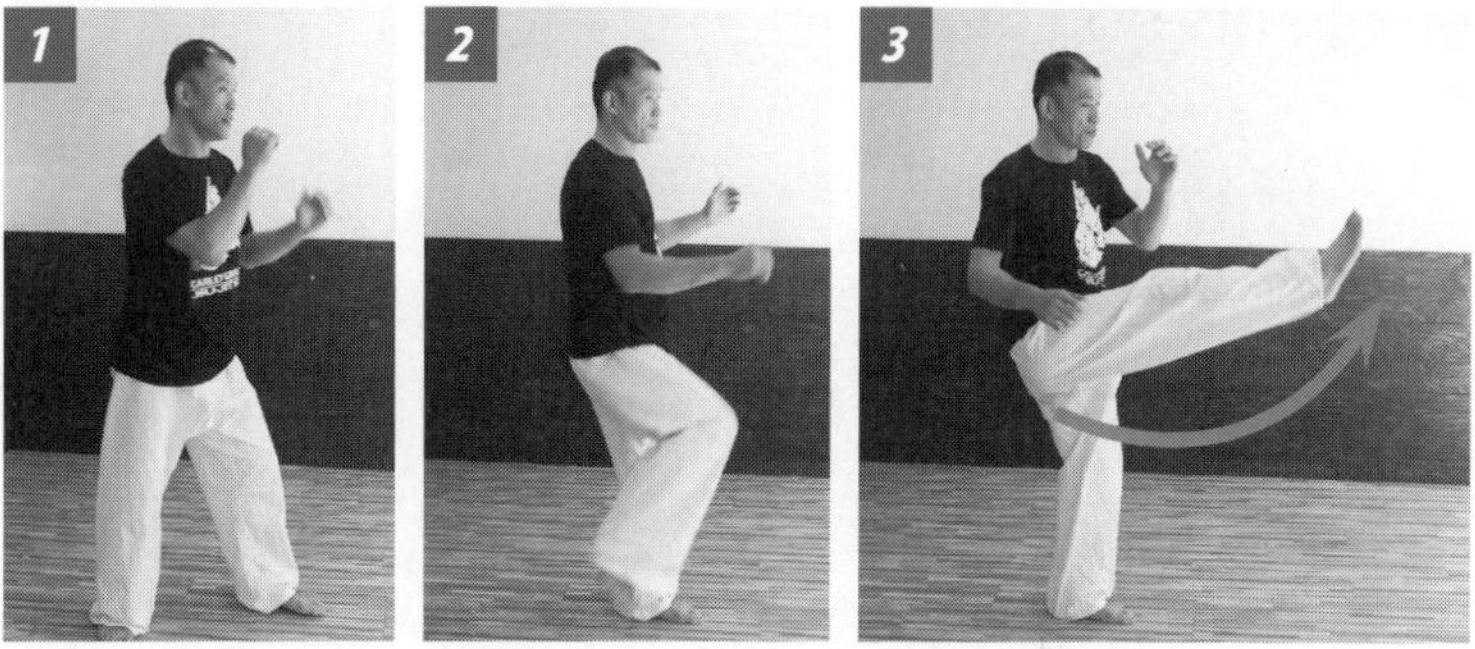

3　3次元（回転＋前後＋上下）

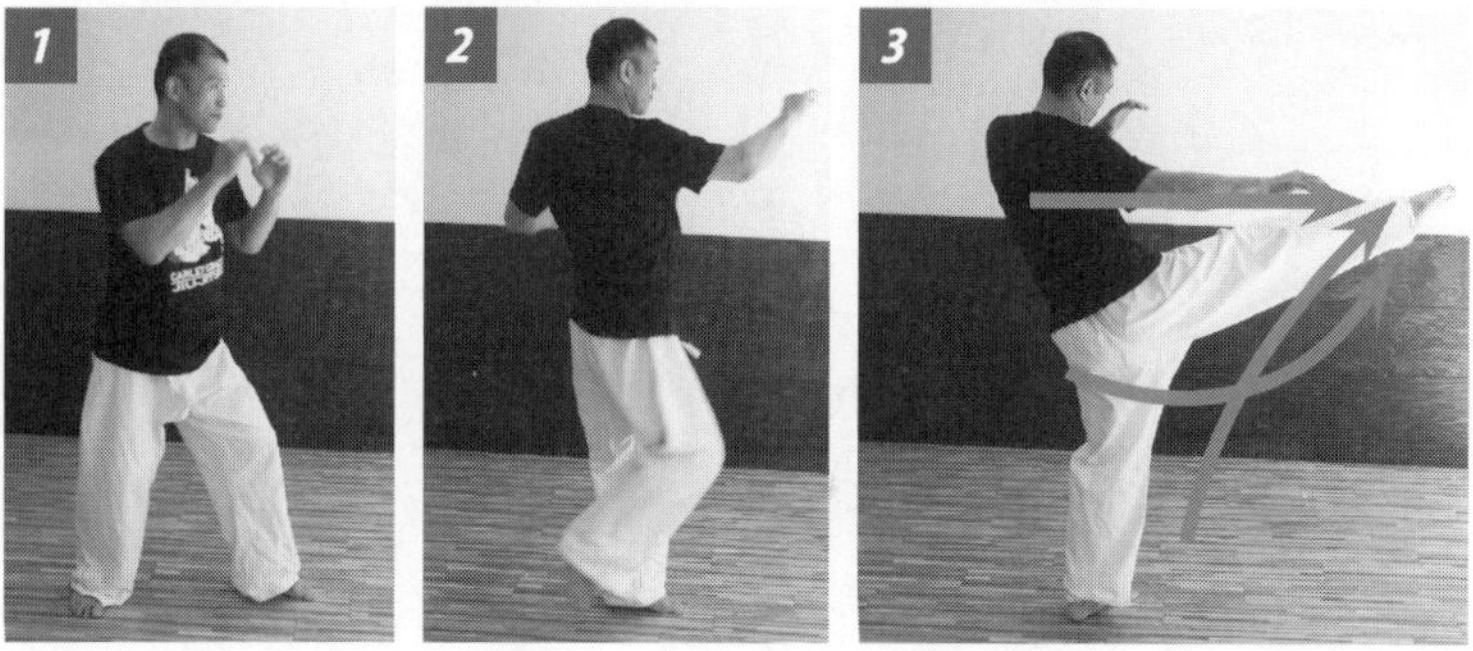

のインパクトの際に腰を前にぶつけるように教える。回転した横の動きをインパクトの瞬間に整え、軸足の上下の動きと合わせて3次元の軸を合わせる動きそのものがムエタイの蹴りの秘密なのだ。

　ムエタイの蹴りの威力は世界屈指で、他の国の格闘技とは違っている。筋肉の量で言えば、欧米のキックの選手に比べ、ムエタイの選手は大した事がない。筋肉以外の強さ、となると、体の使い方だ。その使い方の秘密が手脚の螺旋を上手く使い、体幹と繋がるムエタイ独自の動きに隠れている。

　この立ち方は中国武術や空手

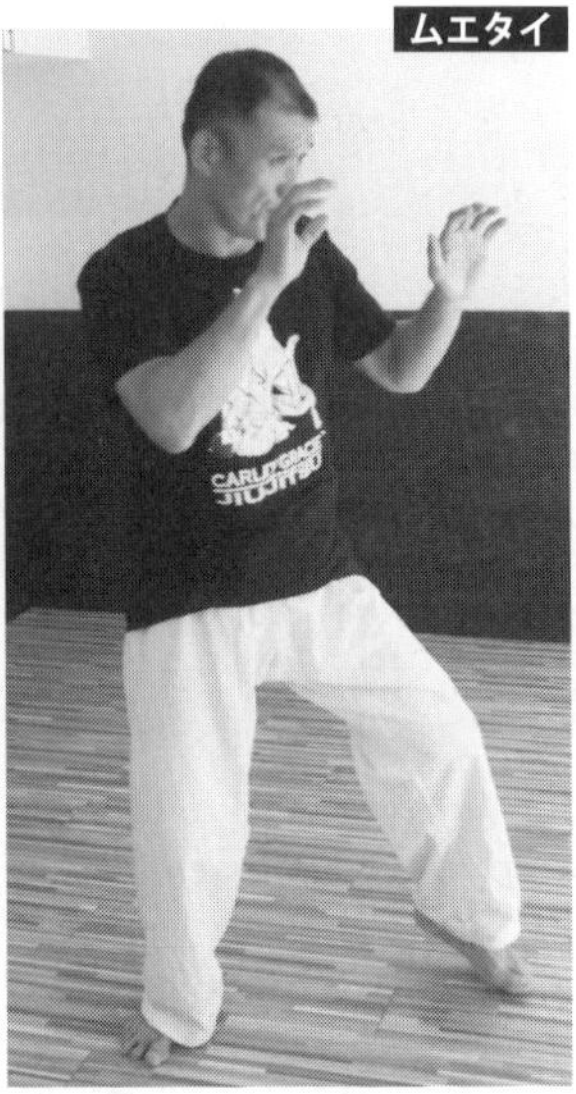

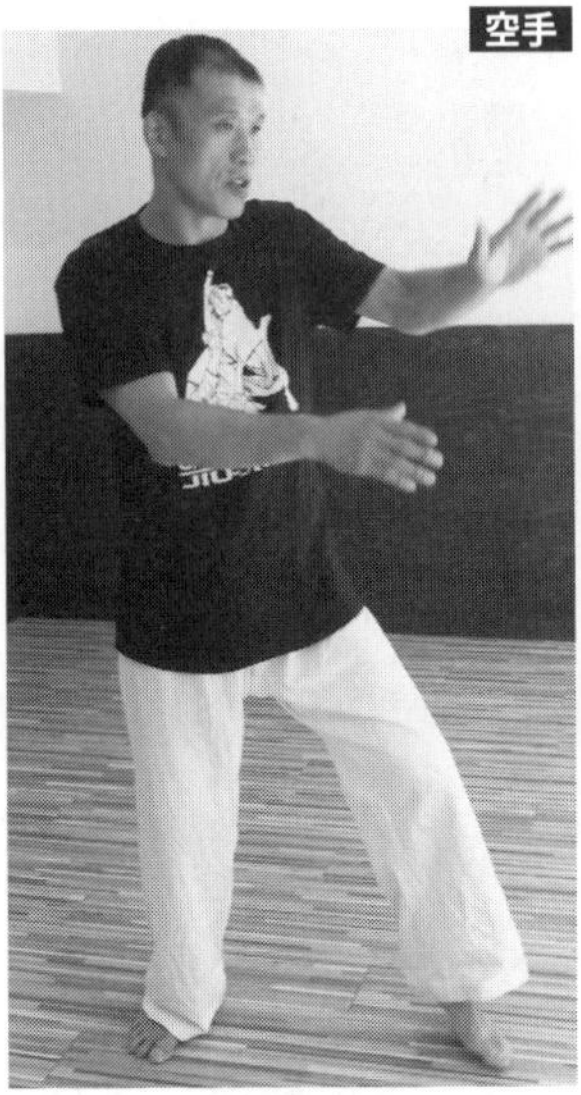

手脚を螺旋に使い、体幹と繋げる操法がムエタイの立ち方に特徴として顕われている。そして同種のものは空手の中にもある。

にも同じ物がある。人の体は国がどこだろうと同じなので、工夫を凝らした身体運動も同じになるのだろう。現代では、脚を捻って動くような凸凹した険しい場所を歩かねばならない機会は日常ではほとんどなくなった。武術が盛んだった頃には当たり前のように歩いていた凸凹した場所は、現代の日常ではほぼなくなったために体のバランスを取りながら、脚の螺旋の筋肉を動かす機会がなくなった。だから、古来から伝えられた脚の動かし方も、螺旋を使えない錆び付いた脚の動きで行なわれてしまっているのだ。そのために単純関節を曲げる、螺旋を使わない動作で行なってしまうと、腰や膝に違和感が出てくる。本来健康で強靭な体を作るための動作が、体の劣化により体を痛める運動になってしまっているのだ。

ムエタイの象徴的な技法〝首相撲〟も、他国の選手と全く違った威力を発揮する。武術を通して筋絡の理論で首相撲を分析してみよう。ムエタイ

ムエタイ〝首相撲〟の技術。全身が繋がった状態にできると、片手でも相手を体ごと引き込み崩す事ができる。

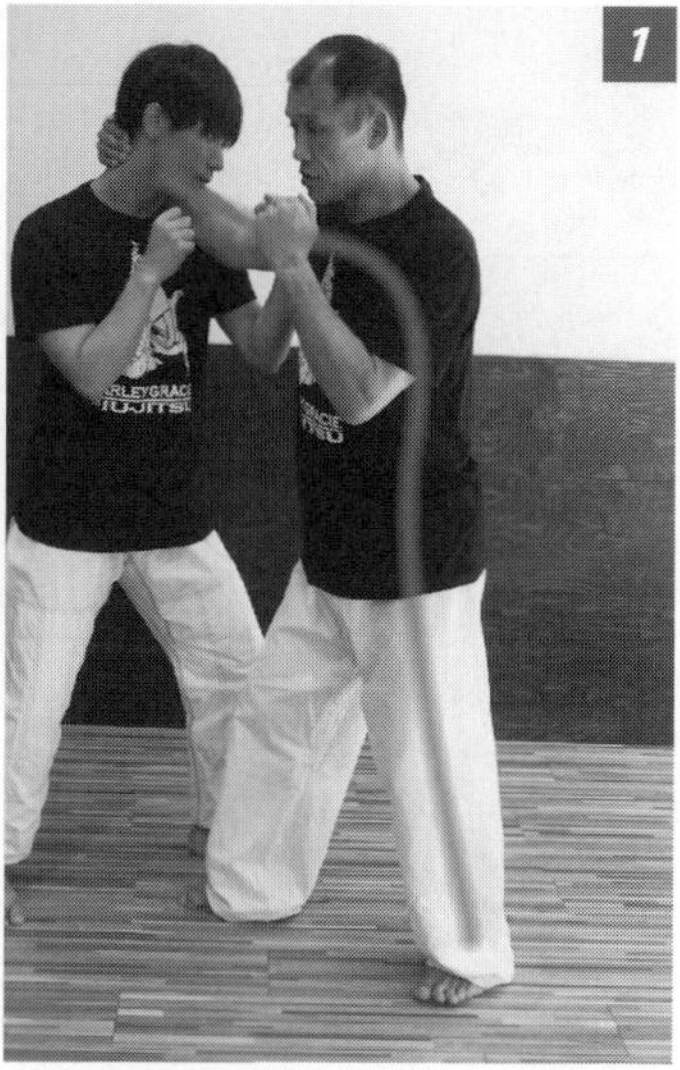

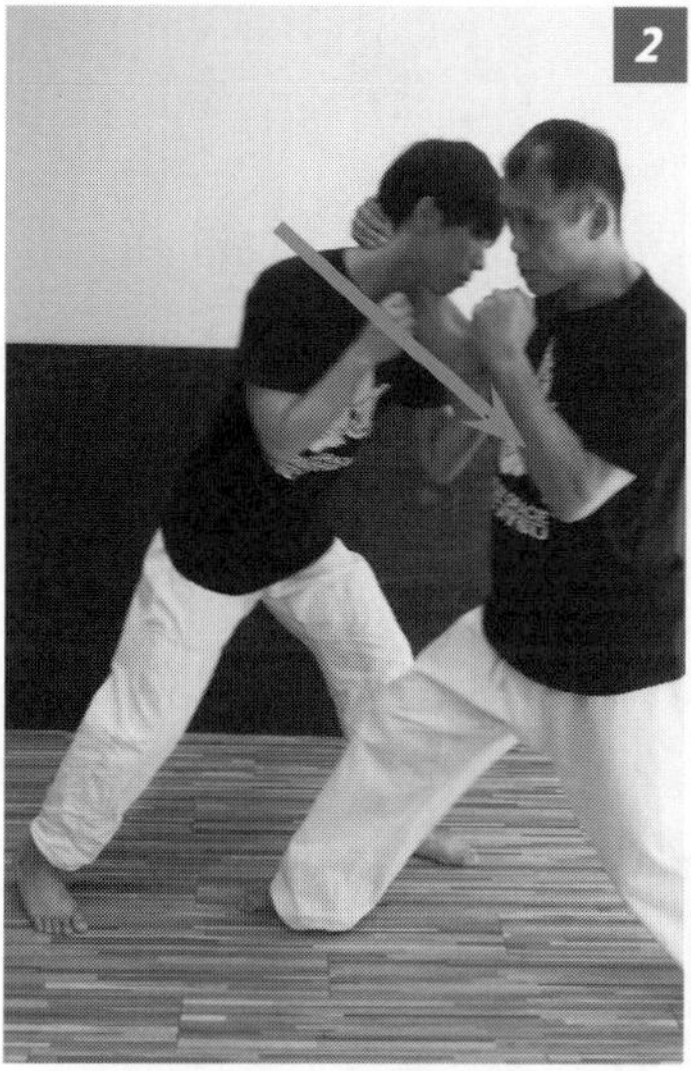

は少し脚を広げるように捻って構える。

捻った脚を力を抜いて曲げる。ムエタイでは力を抜く事も徹底的に教え込まれる。また、硬いコンクリートの上で、重い独特の縄で縄跳びを長い時間、裸足で行なうのもムエタイ独自のトレーニングだ。ボクシングとは違った場所で、違う縄跳びを小さな頃から毎日やるのがムエタイのもう一つの隠れた秘密なんだろうと思う。硬いコンクリートの上で裸足で毎日トレーニングをすると、足指の動きが発達する。足指の動きは全身の動きの始まりだから、ムエタイの選手は知らず知らずのうちに全身を繋げるトレーニングを毎日やっている事になる。独特の立ち方で脚の螺旋を活かし、〝首相撲〟で繋がった体幹も鍛える。

ムエタイの肘打ちは腕の螺旋を効率良く整え磨いてくれる。

ムエタイは不思議な格闘技だ。立ち技世界最強と呼ばれるムエタイ。外国人がムエタイと同じように螺旋を活かしたムエタイの肘打ち。

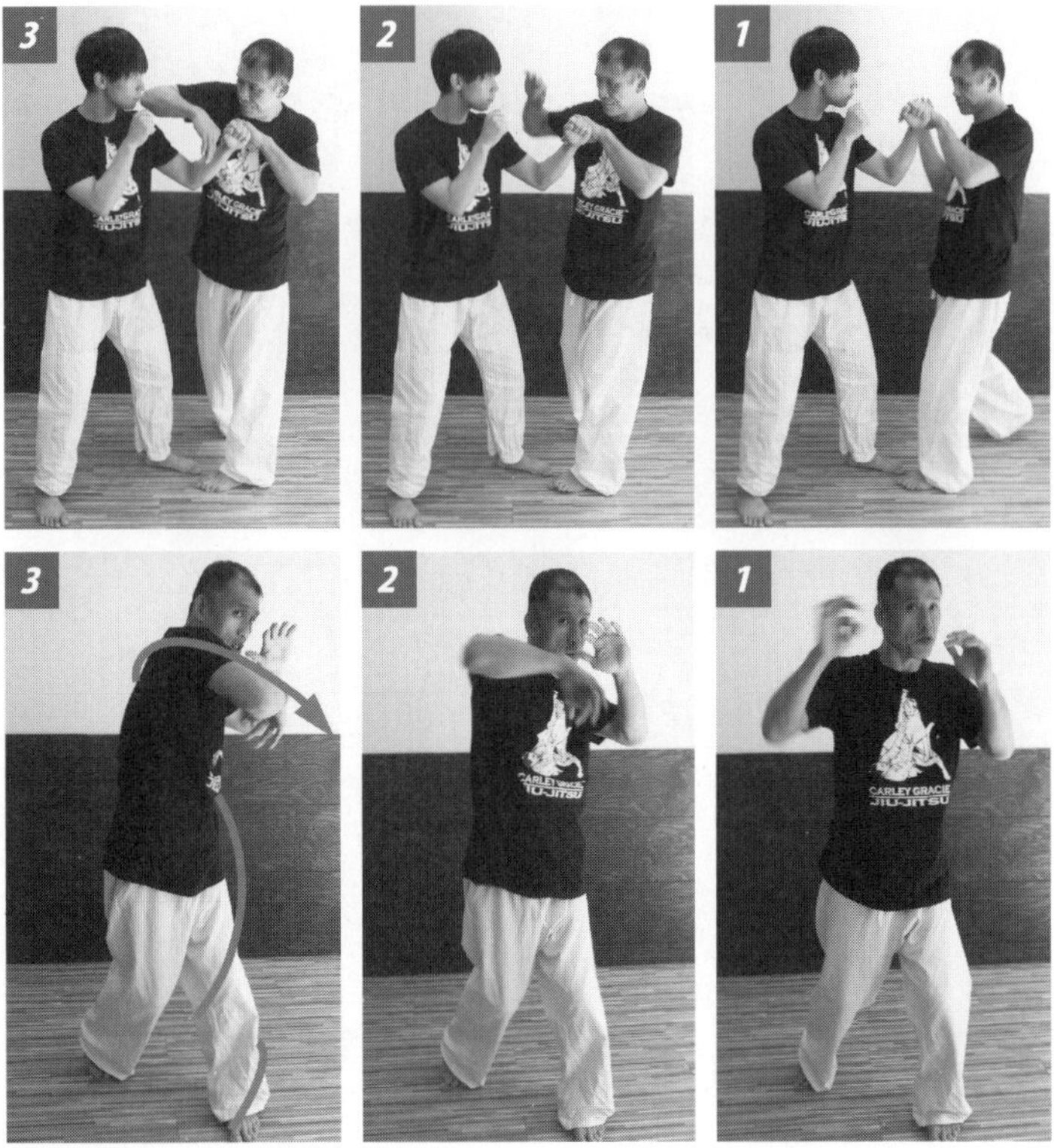

やっても同じにならないのがムエタイでもある。ムエタイはどうして強いのか？その質問にタイ人が答えた回答は、実にムエタイを上手く表現していると思う。

「なぜ強いのか？　それはタイ人だからだよ。」

彼らはそう言うのだ。幼い頃から自然にやっていたムエタイ。ムエタイは６００年の歴史を持つ、その間ずっと試合をやってきた。だから古流武術のような身体操作が残っているんだと思う。ムエタイはプロの格闘技だから、武術のような細かな口伝はないし、おそらく秘伝に相当する言葉もない。でもプロ

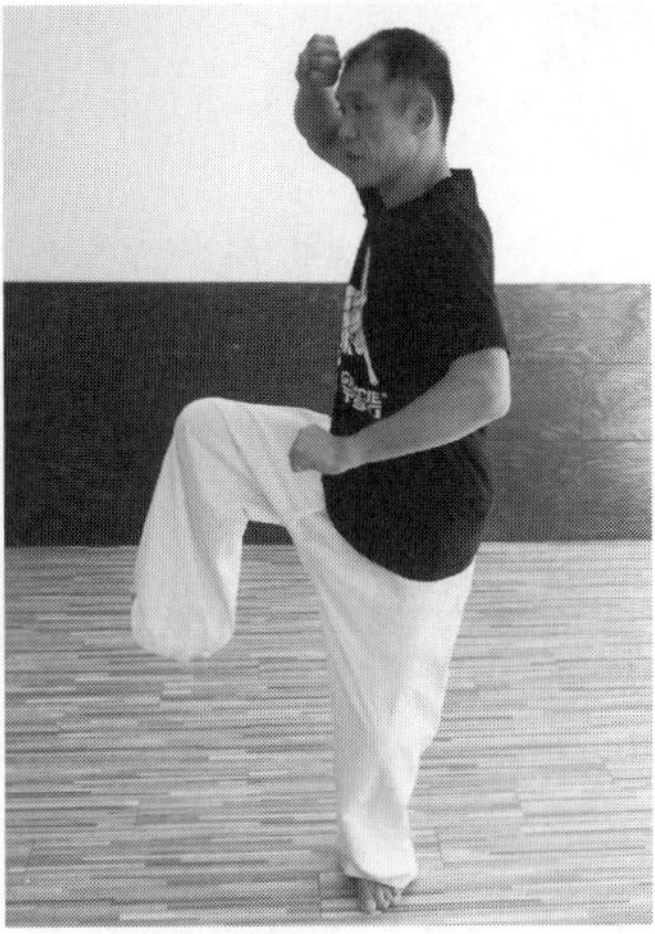

ムエタイで試合前に行なわれる舞い〝ワイクー〟。この動きにも〝螺旋〟が秘められている。

なので、強い選手の真似を必死でして強くなる努力を幼い頃から積み重ねる。600年の伝統を引継ぐ身体操作を手にした選手がチャンピオンになり、それを目指して観察して真似をして手に入れた選手が次のチャンピオンになる。この流れ継承が600年続いているのがムエタイの世界なのだ。

大相撲も同じような独自の世界だ。大相撲も、遥かな昔から日本に存在し、切れ目なく続く格闘技だ。大相撲も口伝や秘伝ではなく強い力士の真似をしながら秘密を盗んで強くなってゆく。相撲にはこんな言葉があると聞いた事がある。稽古で横綱の体になった力士が横綱になる。遥かな昔の相撲にはおそらく武術的な身体操作の教えがあったように思える。タイは地理的にインドと中国に近いので当然何かの影響があっただろう。ムエタイのワイクーも武術を通じて見ると、手脚の捻りを行ないながら体幹を繋げる動きに見えてくる。

人の体は凸凹の3次元の空間である地球で巧みに体を動かせるような構造になっている。歩く時にも3次元

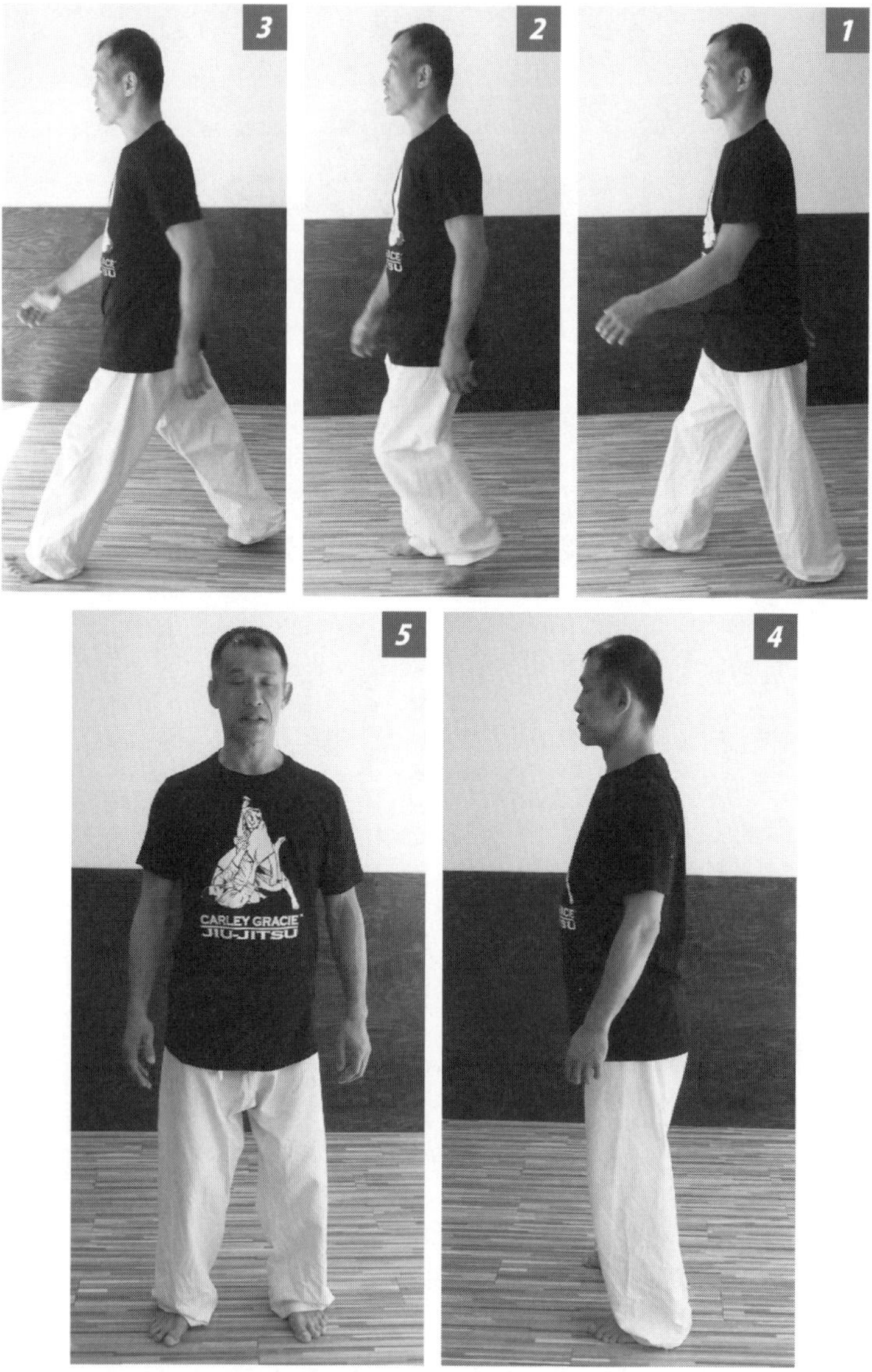

日常のただ歩く、ただ立つ、といった中でも、螺旋を活かした3次元的体使いができれば、自然に効率の良い歩き方、立ち方となる。

が合えば骨格も筋肉も繋がって効率良く動く。立っている時も同じだ。

地球で行なうすべての動作は凸凹した三次元の空間に合わせて行なわれる。それを行なう体もそれに合う構造になっている。人工的に創り出した、楽な空間で動かせば、どうしても動かせない箇所が生まれてくる。そこを知り、動かす事で体は劇的に変わるのだ。

3 見えない捻り

また東洋の武術には、「突きを行なう時には、腰を捻らない」という口伝がある。実は腰を捻っているように見える西洋のスポーツも格闘技も、同じ理論でやっている。ボールを投げる時には体を捻り腰も回転する。ところがボールを投げる瞬間には一瞬腰が止まるのだ。インパクトの瞬間のほんの一瞬だけ止まる。見た目にはほとんどわからないくらいだ。しかしこの瞬間がないと、〝投げる〟というよりは、「回転運動の惰性でボールを逸脱させる」ような動きになる。効率の良い投げ動作というのは、大きな力を自分の動きからボールに伝える瞬間、その一瞬に動作のすべてが集約させている。ボールを投げるとは、ボールを腕から離す瞬間で、その一瞬のため、その前後の動作が存在するのだ。

パンチを打つ動作も同じだ。体を回転させて全身で打ったパンチは相手に当たる一瞬にすべてがある。その一瞬だけ腰の回転、体の動きが止まり、そこから元の構えに戻ってゆく。この〝一瞬止まる〟がない動きでは、実は有効な螺旋は生じていない。全身を繋げるにはこの操作が必要なのだ。

回転が大きくなり、インパクトの瞬間に腰は止まり、その時に骨盤は動き、最大の力を発揮する。そ

瞬間的に全身を繋げる“一瞬止める”操作

外見上は気付けないほどの“一瞬”に、体・腰の回転を止める（反転させる）操作を入れる事によって、全身が繋がった大きなインパクトを生む事ができる。

ボールを投げる

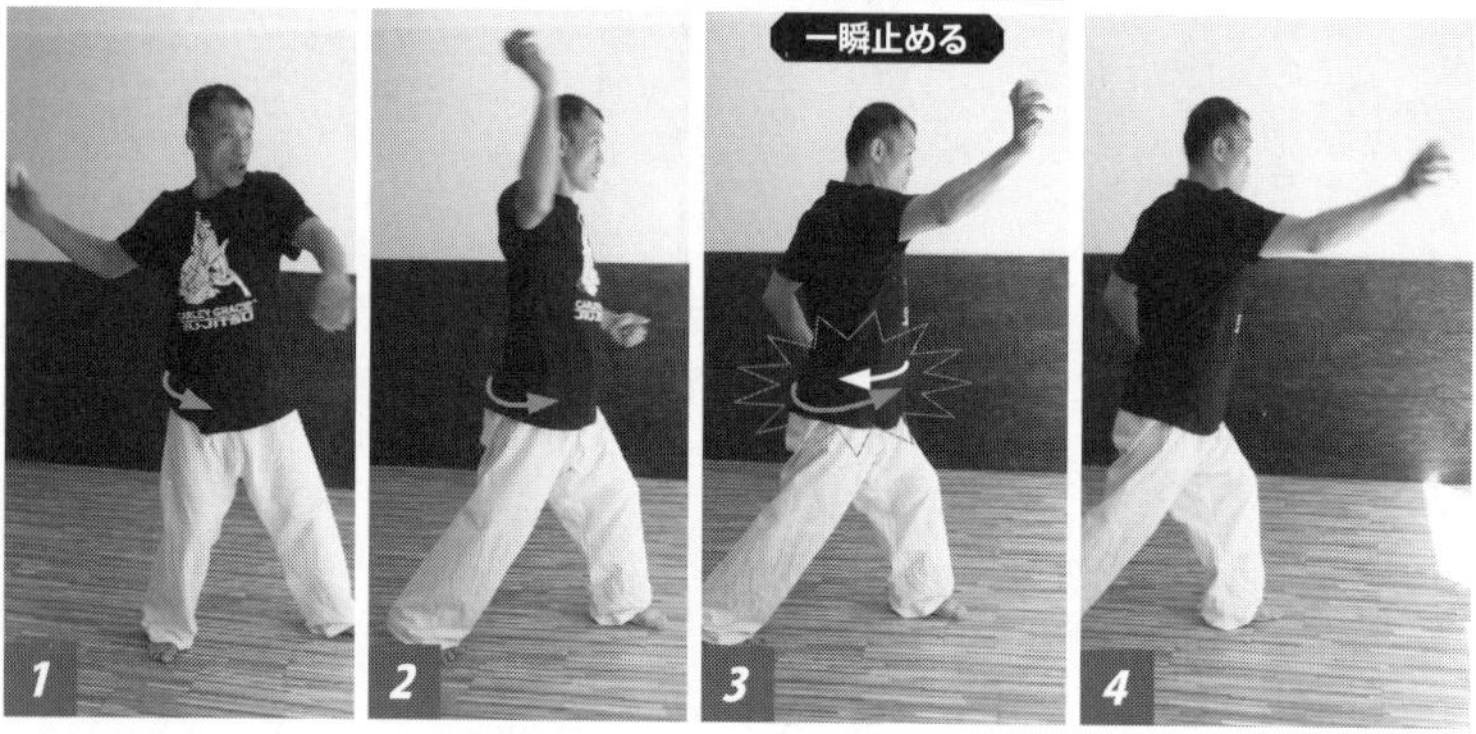

パンチ

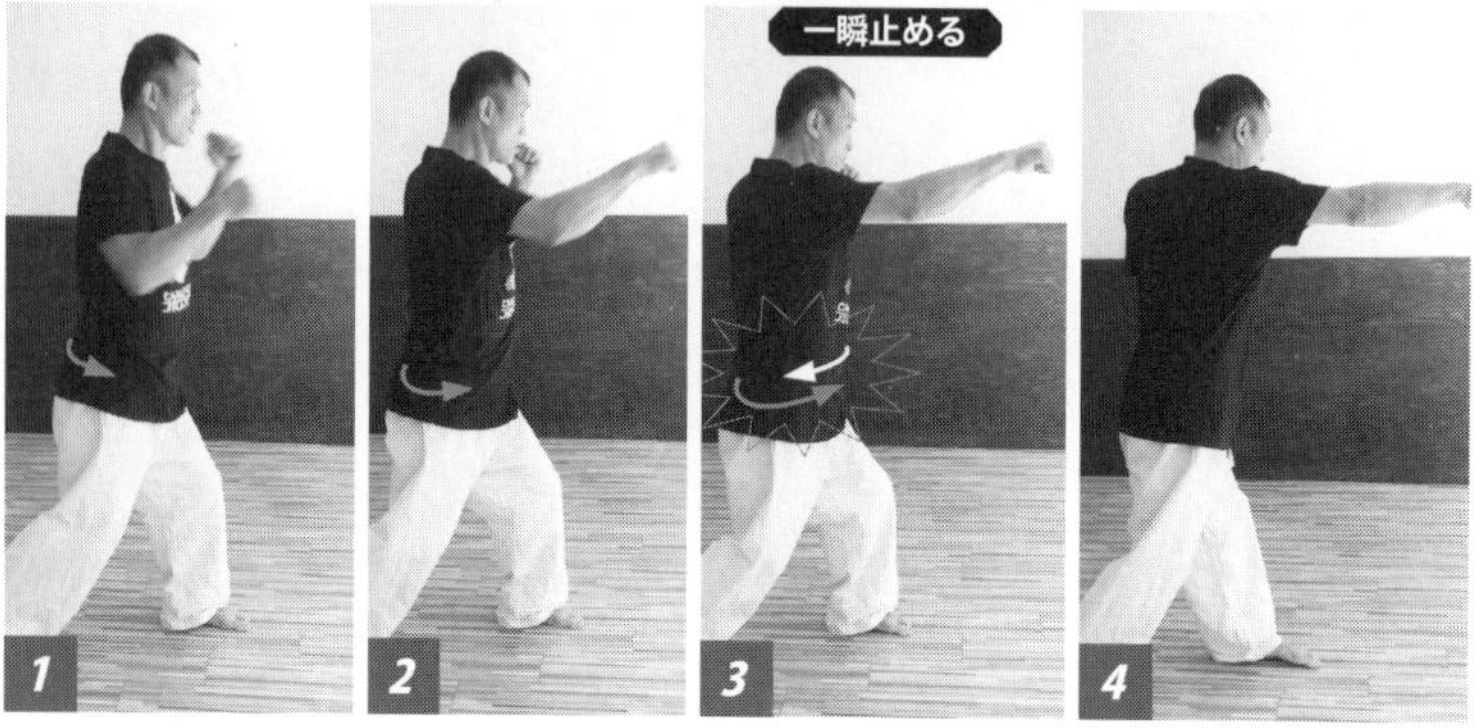

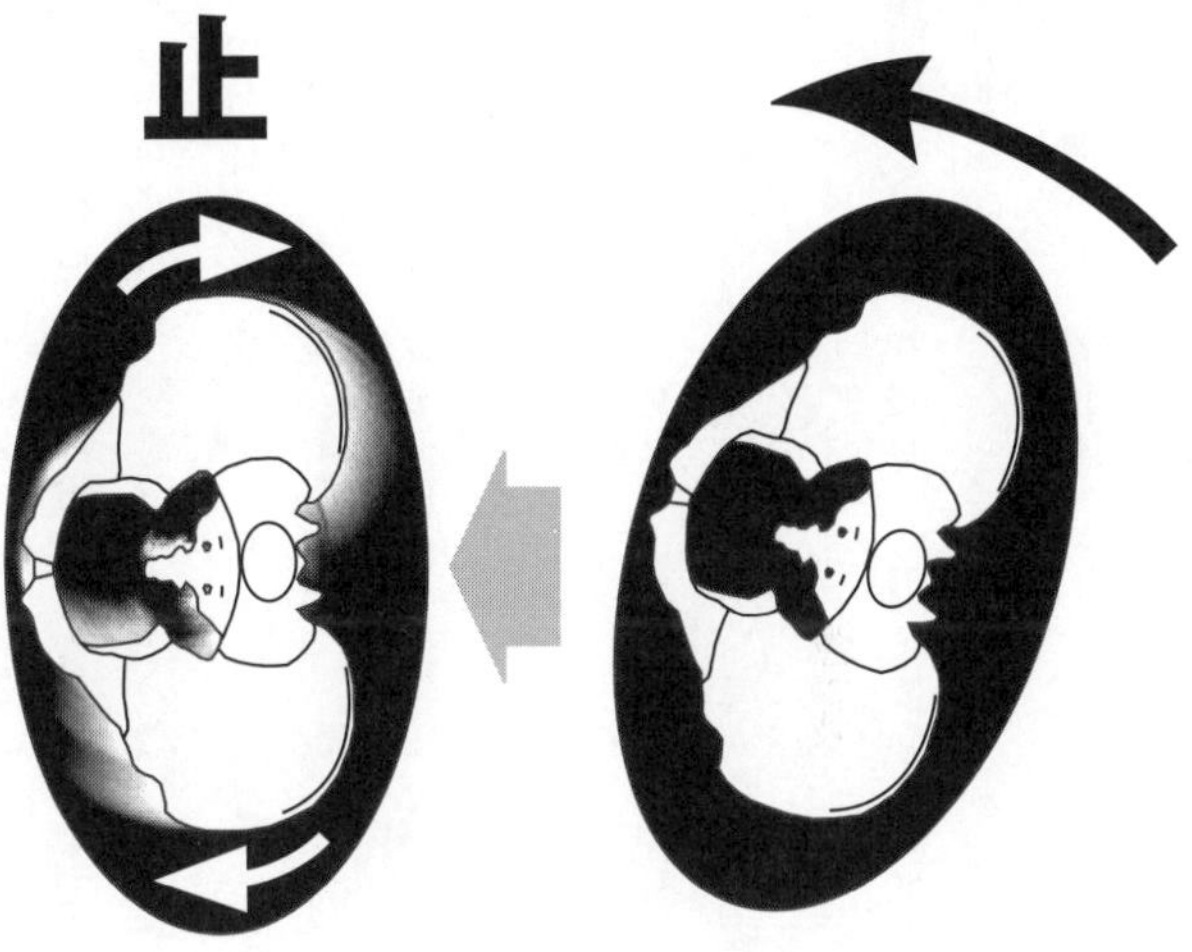

腰を回転させ、一瞬止める。その瞬間に骨盤は動き、体の内部に螺旋が生じて全身が繋がる。

れから骨盤が一緒になり反対方向に回転しながら元の構えに戻ってゆく。

スポーツは細かく伝えないでも簡単に誰でもできるのが利点だ。そのため武術のような口伝は存在しない。同じ動作であるボールを投げる、パンチを打つ、でもそこに筋力以外の何かが威力の差となって出て来る。スポーツはそれをフォームで伝える。武術はこの腰の動きを具体的に鍛えて整えてゆくのだ。腰は、動かない時に骨盤が良く動く。昔の人は骨盤の動きも良かったので、稽古を積めば止まった状態で突きを出す時に、骨盤の動きも鍛えられたんだと思う。〝腰を入れる〟とは、動作の中で腰を止めて骨盤まで動かす事なのだと思う。

靴を履いて舗装道路を歩き、整備された道場で稽古を行なっている現代人には、腰を回さないで骨盤を動かす事は難しいと思う。専門的な指導員はともかく、健康のために道場に通う人にはそこまでの稽古時間は当然望めない。それなら、腰を回転して止めて骨盤を動かす、原理を元に簡単にした運動の方が効果が高いと私は考えている。

人の脚の上には骨盤が2つのパーツとして存在する。2つなのには絶対に理由があるはずだ。脚は骨盤と繋がり、骨盤も脚と一緒に動くのが効率の高い脚の動きになる。楽に歩いていて凸凹が激しくなると腰を入れる、つまり腰を止めて骨盤までの動きを引き出し、脚の動きの効率を高める。「腰が抜ける」というのは、この反対だ。凸凹の激しい箇所で腰を動かせば、力とバランス失い倒れてしまう。

腰は体の要と書く。相撲の〝二枚腰〟(粘り強い腰)も、土俵際で脚だけでなく、骨盤まで動く柔らかな腰で耐える腰のように思う。「腰が抜けた」とは骨盤が動かない状態を指し示すのかもしれない。

実はムエタイの蹴りもインパクトの瞬間に止まる。すべての運動において効率の高い動きとは、インパクトの瞬間、目には見えないほんの一瞬の停止した状態になり、その際の体のバランスがパフォーマンスの良し悪しを決める隠れた要素になっている。ムエタイの蹴りはインパクトの瞬間に骨盤を前に出せと教えられる。回転を止め骨盤を動かし、蹴りが良く伸びる蹴り方だ。蹴り脚は伸びきってはいけないとも教えられる。少し曲がっていた方が脚の筋肉の螺旋の動きが出やすいからだろう。螺旋で蹴るので、ムエタイは蹴った後もバランスを崩さないで綺麗に元の構えに戻る事ができる。蹴る時に螺旋を綺麗に使えば、蹴り終わって力を抜いた時にも螺旋の動きで蹴り脚は余計な力を使わずに元の状態に戻る事ができる。

人の動きで一番使われるのは、もしかしたら〝歩く〟事なのかもしれない。歩けなくなれば人は生命の力が衰えた状態に陥る。健康とは〝どれだけ歩けるか?〟そういった要素もあるのかもしれない。人が歩くのは本来凸凹した3次元の地球の空間だ。体を捻って凸凹した三次元の空間を歩く。舗装された

〝螺旋〟で蹴ると、力を抜いてその〝螺旋〟を戻すだけでバランスを崩さず元に戻れる。

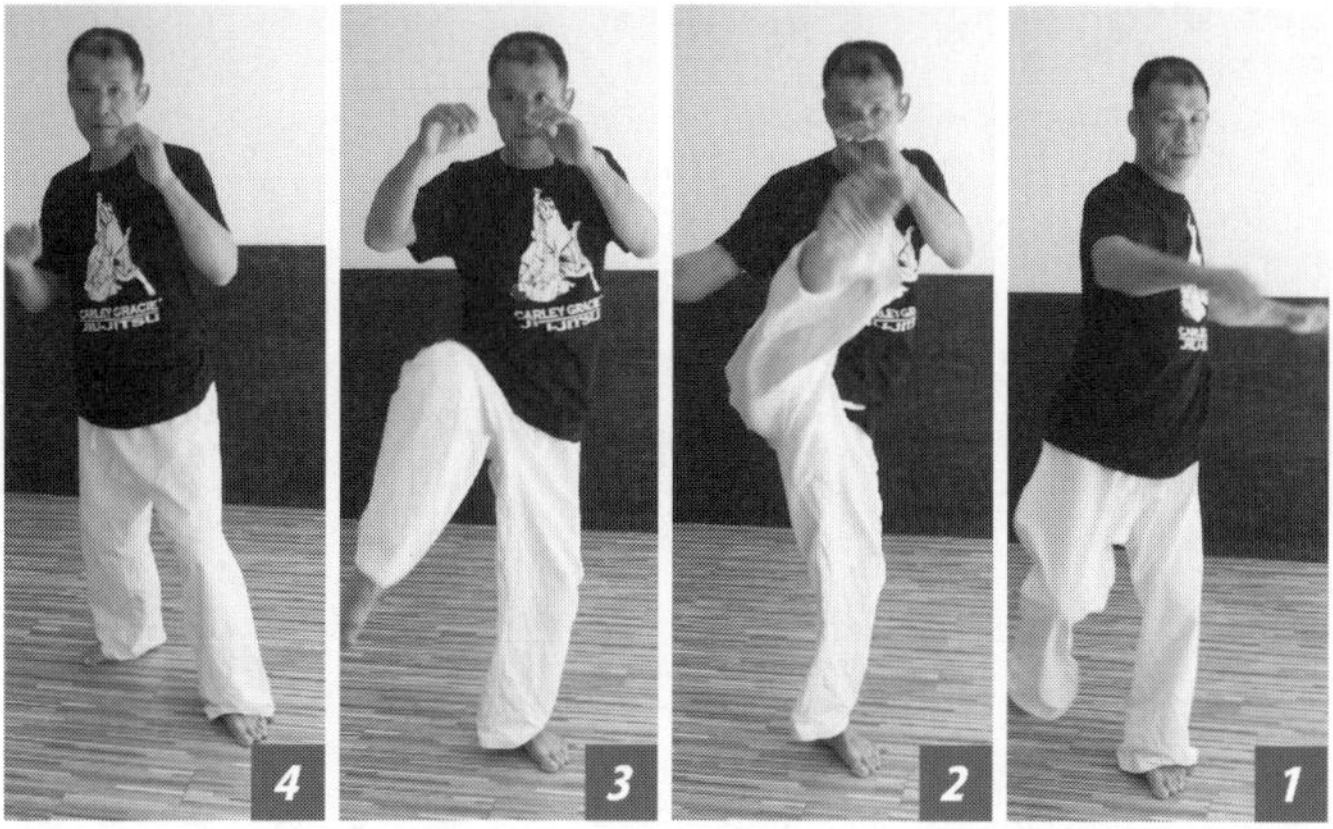

道路では想像もできないのが裸足でむき出しの空間を歩くという事だ。一歩一歩脚を交互に出す。その時にも一瞬動作が止まる。交互に脚を出すのだから、本当は脚の入れ替えの際に一瞬だけ動作が止まる訳だ。

地球本来の環境を裸足で歩けば、体全体を使って歩くので、動かない箇所はほとんどない。一日いろいろな場所を歩けば、環境は変わるので時には厳しい足場も歩く事になる。変化に富んだ大地を毎日歩く事が本来の〝生きる〟という事だ。食物は自分の脚で歩いて手に入れる。変化に富んだ移動ができれば、豊富な食物が手に入る。だから人は本来、毎日変化に富んだ多様な動きを日常で行なっていた。時に、より厳しい場所を求めて歩き、時には走ったりもしていれば、歩く時にかかる負担は大きくなる。脚の入れ替えはインパクトの連続でもあるので、大きなインパクトがあれば止まった時に骨盤が大きく動く。日常の暮らしの中での動きが自然に脚の性能を高め、腰の性能も高めてくれたのだと思う。

歩く環境が極端に楽になり、楽になるどころか歩く機会さえ少なくなった現代では、骨盤の動きは大きく劣化している。

いきなり腰を動かさないで骨盤を動かす事は難しい。しかし骨盤の動く原理が分かれば、割と簡単に動かす事ができるのだ。骨盤が動けば骨盤周辺の筋肉も一緒に動くので、腰痛は楽になる。そこに捻るという、人の本来の、筋肉の螺旋を動かす運動を加えると、さらに大きな効果が出てくる。古流の武術の型に秘められた意味がここで活きてくる。そしてスポーツのセンス、同じ事をやっても別の結果になる見えない差を埋める事も可能になってくる。

人の体は凸凹した3次元の空間で動かすような構造になっていて、動きは交互に変化しながら入れ替わる。入れ替わる時に一番力を発揮する。入れ替えの際に姿勢が乱れれば体も乱れる。長い時間、間違った入れ替えを行なっていれば乱れは進み、体に残るようになる。本来の場所で動かせば簡単なこの原理は、現代の暮らし、環境では難しくなってしまった。環境の変化によって起こった不思議な体の不具合。それは使えるはずの物を使わないから劣化し、錆び付いてくる事が、隠れた大きな原因になっている。錆を落とし劣化したものを磨くには、本来の動作を簡単にして行なうといいのだ。簡単にして効果が出てきたら次の段階に進めばさらに体はよくなってゆく。

人の体は地球に合わせてできている。環境を便利に造り替えたために、動かせなくなった体の箇所を知り、そこを動かせば体は元の状態に近くなってゆく。本来の環境で動くはずなのに動かせない部分は、実はまだある。

第4章

“動かせないトコロ”の動かし方

1　便利になると不便になる！

現代の環境は原始時代に比べると想像もできないほどに便利で快適になったが、人の体はそもそも、本来の環境である原始時代の地球に合わせてできている。世の中のほとんどすべては便利になった分、どこかが不便になっている。携帯電話はとても便利で電話番号は登録されている。携帯電話は電話番号を記憶する必要がない。だから携帯電話が普及すると頭で電話番号を覚える機能は不便になった。携帯電話がなかった頃には誰でもよくかける電話番号位は覚えていた。現在は自分の家の電話番号さえすぐに出て来なかったりする。メールでのやり取りが多いので漢字は読めるが書く能力は大分落ちた。すべての能力は便利だと不便になる。使わないですむのだから便利。使わなければ、錆び付いて能力は退化してゆく。車があれば便利で足は退化し、歩く能力は不便になってゆく。

全く想像もできないほどに不便だったはずの原始時代の日常、そこで暮らす体は現代からは想像もできない位に便利だったのかもしれない。何にも頼らずに自分の体ですべてを行なう日常。それが体を充分に動かす唯一の手段とも思える。産まれた場所で充分に体を動かし生活を営めば、体は成長と共に充分にその環境で動き、健康も維持できる。だから人以外の動物はトレーニングもしないのに人の想像を超える動きができ、人のような体の悩みもない。人のみが生活を営む環境を造り変え、その結果体が不便になり、さまざまな悩みを抱えているのだ。

人は知恵を持ち、工夫を重ね、生活を便利に変えてきた。それが人の特色でもある。しかし知恵と工夫で造りだした物にも欠点はある。欠点を補いさらなる快適な暮らしを手にするのも人の特色。生活を便利にした結果体が不便になった21世紀には、知恵と工夫で体を便利にする方が人らしい気がする。

生活を不便に戻せば体は便利になる。でも、それでは人として味気ないような気もする。そのための解決策は古い時代の知恵と工夫にすでにある。その時代からさらに便利になった21世紀には、その誤差を埋めてゆきさえすれば解決できる。昔は普通に動かしていた箇所で21世紀に動かせなくなってしまっている箇所を探し出し、そこを動かせば問題の多くは解決できるのだ。動きやすい生活しやすい環境では日常の生活では動かせない箇所が生まれている。解決策として運動をしても、運動をする場所も動きやすく安全になっているので、筋肉は増えても体の奥の動きは解決しない。21世紀に新しく生まれた〝動かせない箇所〟を見つけて、そこを動かす工夫を行なえば、体は当たり前のように元の状態、元気な体に戻ってゆく。この発想が私の運動理論になった。

2 意外な盲点

〝力を抜く〟という運動が欠けている。

力を入れたら抜く、この繰り返しが体の基本的なしくみになっている。昔は力を入れる運動をするだけで良かったのかもしれない。あるいは抜く運動がいつの間にか抜けたのかもしれない。

大きな力を出すには、大きな脱力が必要になる。全力を出している時には力はもう動かせない。もう一度動かすには一度力を抜く必要がある。ここに気付いていない人は、意外に多いと思う。〝力〟のためには〝力が入っていない状態〟が必要なのだ。力だけでなく世の中のすべてが繰り返しになっている。

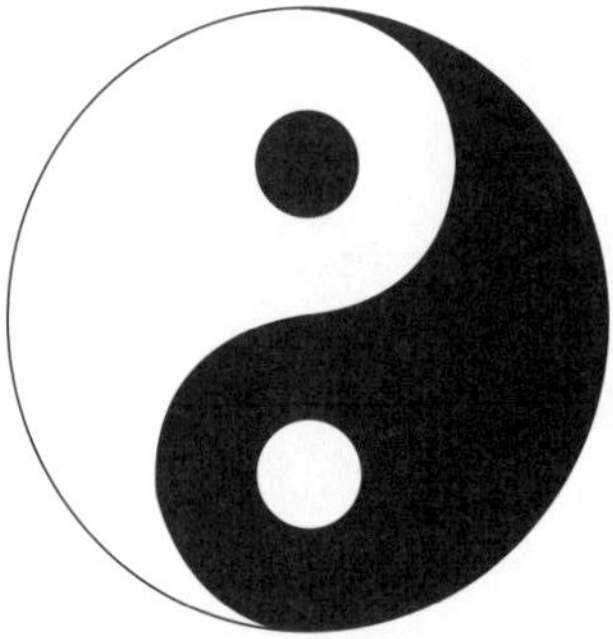

陰陽を示す太極マーク。陰と陽はどちらか片方だけで成立している訳ではない。

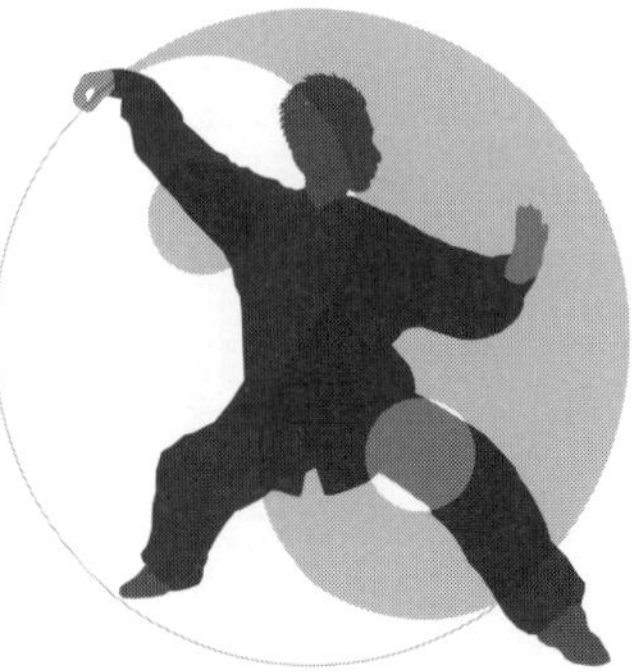

人の体や動きも陰と陽から成っている。

どんなに力が強い人でも、腕立て伏せで腕を伸ばした時にもう一度伸ばす事はできない。全力で重い物を持ち上げて力が全力になった時にはもう物を動かす事はできない。一度力を抜いてもう一度力を入れ直さなければ力は動かないのだ。

すべての事象は陰陽で構成される。東洋にはそういった考え方がある。陰と陽は二つで一つでもある。腕は一つで動作〝伸ばす〟と〝縮める〟。〝右に回転〟と〝左に回転〟。上に上げれば下に下げる。体の動きは複雑でも一方向の動きには必ず反対方向の動きがある。二つが合わさり一つの動作になる。二つの動作が複雑に重なると人の行なう複雑な動作になる。人の体は陰陽の動きが重なり一つの人という形になっている。

すべての動作は陰陽の繰り返し。そして陰陽が重なる時に大きな力が生まれる。突きを打つ時には腰が回転する。腰が回転する時にはそのままでは大きな力が出ない。単純に腰の回転だけだったら腰が抜けた状態になる。動いてはいるが、力とはならない。突きを当てる瞬間に腰は反対方向に一瞬回転する。

突きはいつまでも前には出せない。必ず元に戻す必要がある。人の腕、そして体のしくみは陰陽でできているのだからそうす

第3章で紹介した〝腰を止める〟（一瞬反転させる）骨盤操作もいわば陰陽。陰と陽が重なる一瞬に大きな力が生まれる。

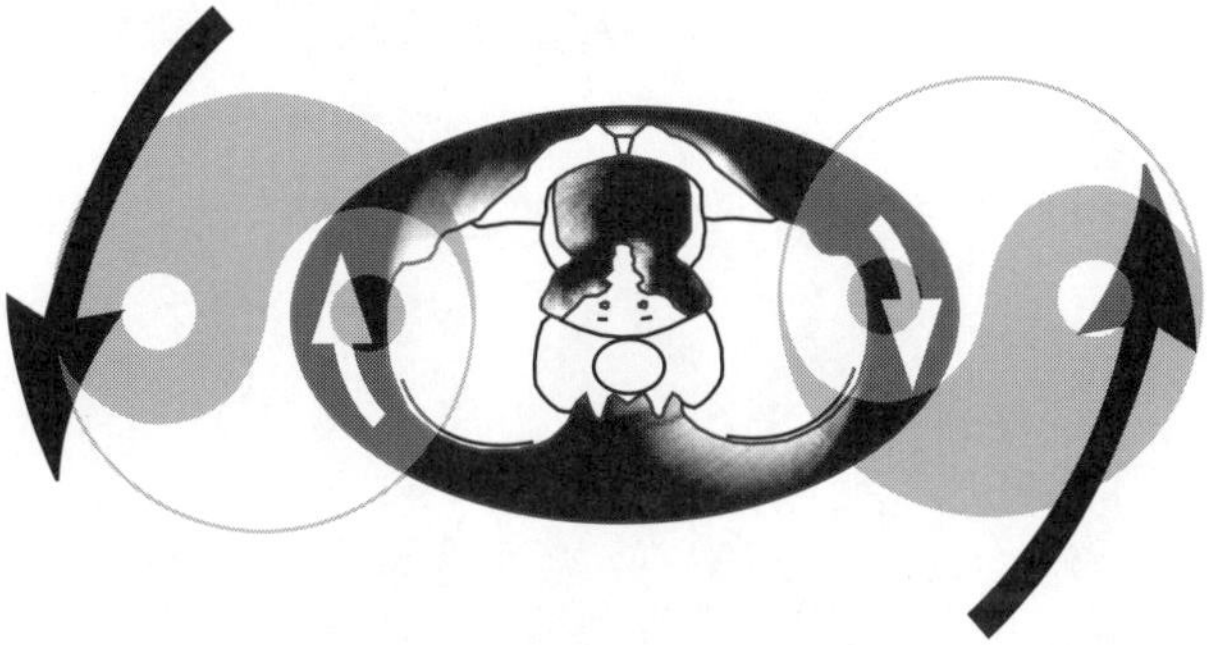

る以外に突きの方法はない。無限に腕は伸びない。当たる瞬間に腰は反対方向に動く、回転が逆になる時に二つの方向の回転が上手に重なると大きな力が生まれる。突きで腰を回さない事の理由の一つがここに隠れている。二つの動きが重なると腰の回転が止まり内部に力が動き、その結果骨盤が動く。骨盤も二つであり陰陽になっている。陰陽が重なり動くと大きな力が出るのだ。

この動作を〝壁を作る〟などと呼び、ゴルフ等でも指導の際に言われている。ボールを投げるのでもバットやラケットを振るのでも実は同じ原理による体の動きが出る。ボールを手から離す際、バットやラケットがボールをとらえる瞬間、インパクトの際には一瞬動きが止まる。ほんの短い一瞬なので目でとらえられないだけで動きは一瞬止まる。この時には上下の動きの入れ替えも行なわれる。腰を落とし、インパクトの瞬間にほんの少し上に伸びる。動きが早くほんの一瞬だけその動きは行なわれる。この動きが短く小さいほどインパクトは大きくなる。陰陽が重なり凝縮されると大きな力が生まれるのだ。

体を回転させ体を沈める、この動きをインパクトの瞬間に

大きなインパクト力を生む、
バットスウィングの陰陽（入脱）操作

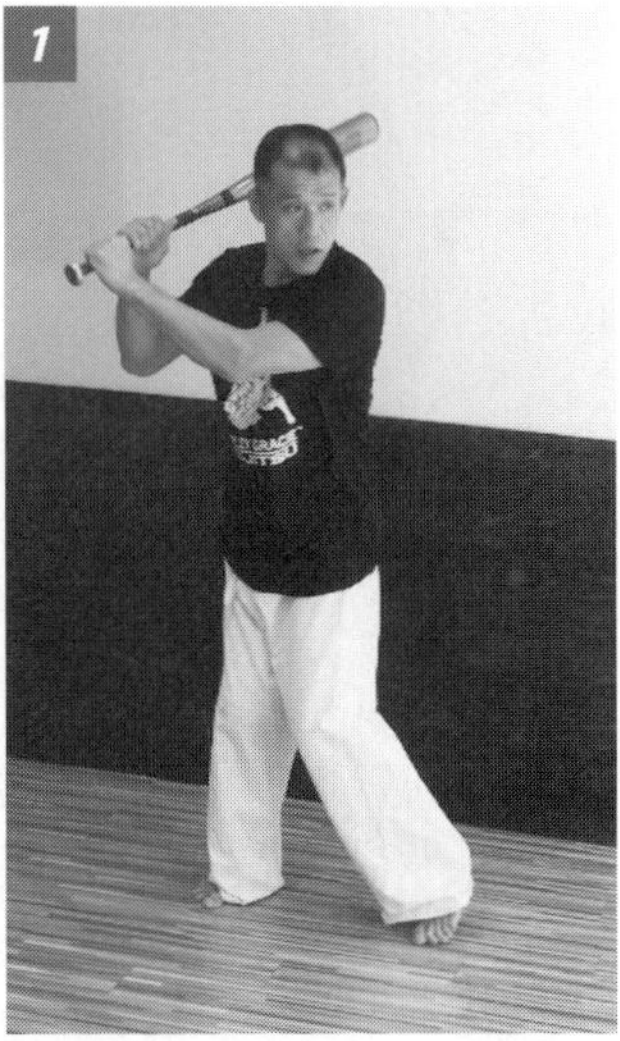

上半身の力を抜いて動きやすいように構える。

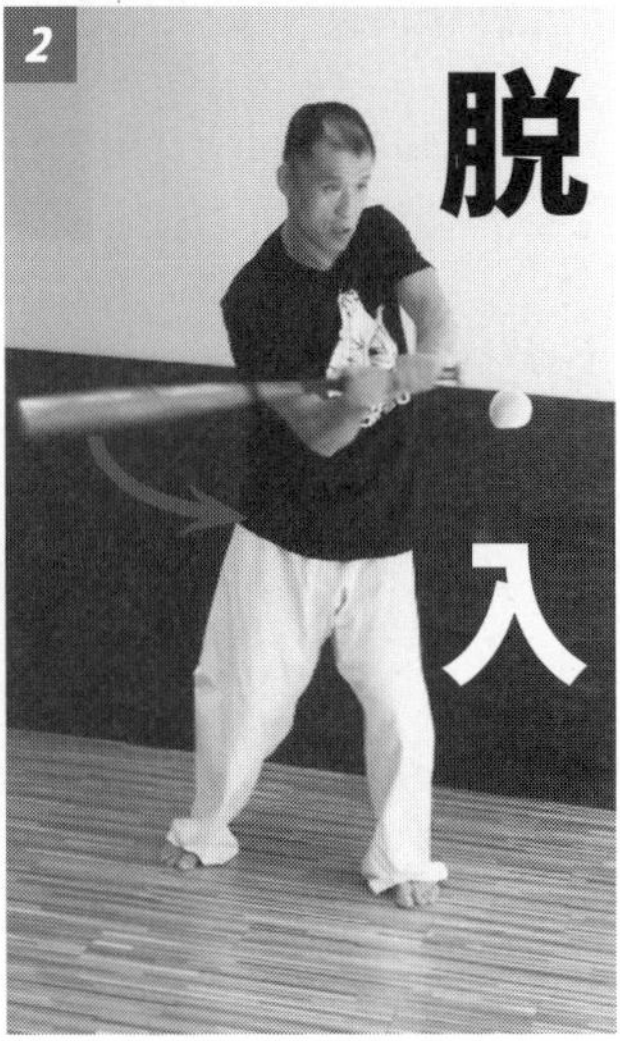

上半身の力を抜いた〝脱〟のまま、体を沈めつつ腰を回転させスウィング開始。下半身は動きの基部となっているので〝入〟。

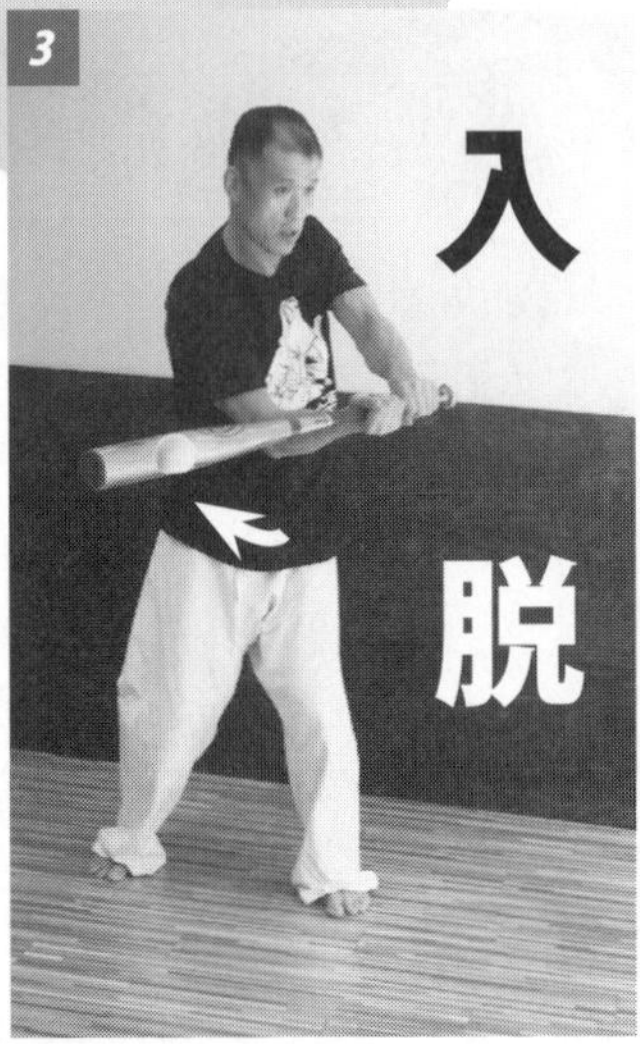

沈んだ体から伸び上がりつつボールをとらえる。腰を止め（反転させ）、上半身は下から上がって来た力を一瞬バットへ伝達させる〝入〟。下半身は〝脱〟。

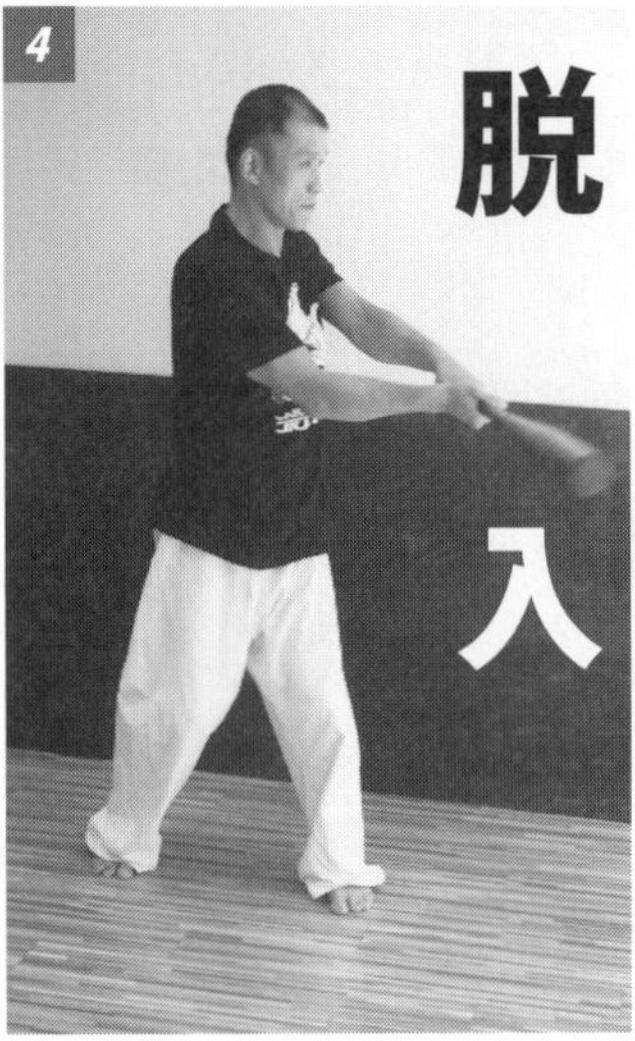

再び上半身を〝脱〟とするフォロースルー。下半身は逆に〝入〟。上半身と下半身が両方〝入〟でも〝脱〟でも動けなくなるため〝陰陽〟の切り替えが大事なのだ。

空手の突き

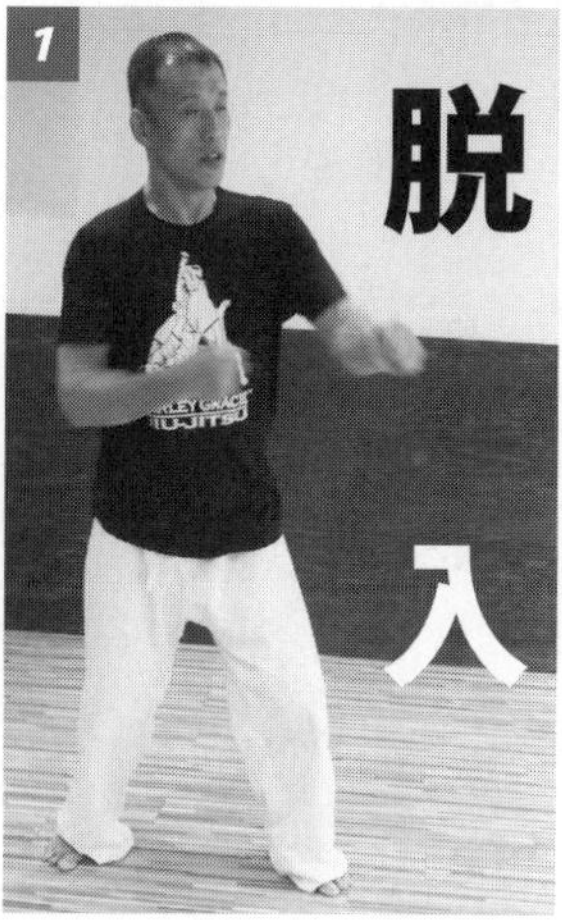

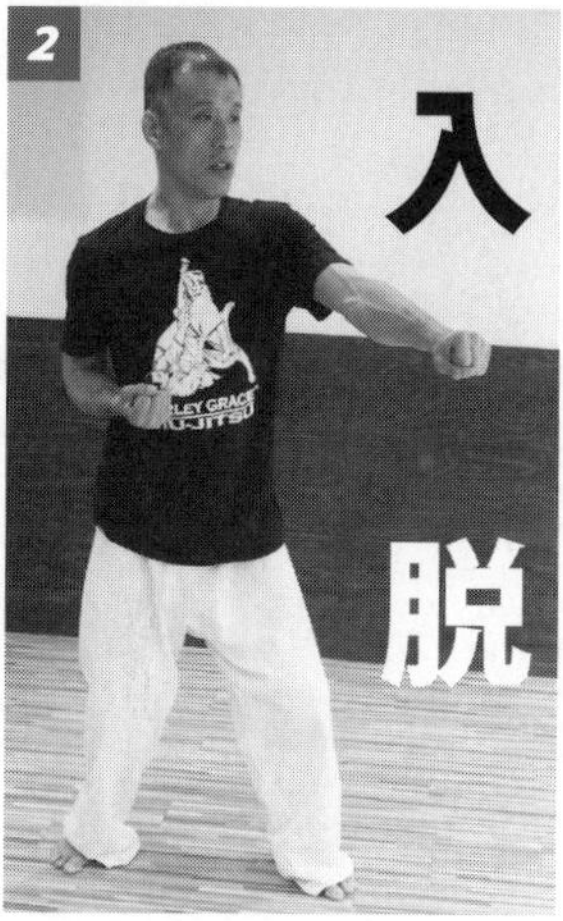

空手の突きは、インパクトの瞬間の反転操作により一見腰を回転させていないように見える。上半身と下半身の入脱の切り替え操作は、前ページのバットスウィングの例と同じ。

体を上に上げる事で、腰の回転も陰陽の変化と重なる。上に上げる時にはさらに沈める動作が必要になる。ジャンプするには沈む必要がある。素早い動作の中で行なうから目ではとらえきれないだけで、この動作が上手ければ何であれ、競技のパフォーマンスが高くなる。

実は突きも同じ身体操作で行なう。わずかな上下運動を行ない、腰を回転させない事で大きな力を導き出している。空手の突きは、一見腰を回転させない。だから手だけで行なっているようにも見えるが、その中にはこんな操作が秘められているのだ。ここに手脚の螺旋と体幹の連動を加えると中国武術の身体図のような格好になる。

この世のすべては陰陽で構成されている。空間は前後と左右と上下。日が昇れば日は沈む。下に流れた川の水は海で天に昇り雲となり雨となって再び地上に降ってくる。男と女（陰陽）が交われば大きな力が産まれる。赤ん坊が産まれてくるのだ。子孫を残すというのは大きな力になる。暑いと寒いがあり、その中間が

左足を出したら、次は右足を出さなければ前に進めない。この、前に進む動きの中で突きを行なうなら、足を入れ替える瞬簡にこそ、最も大きな力が生まれる。

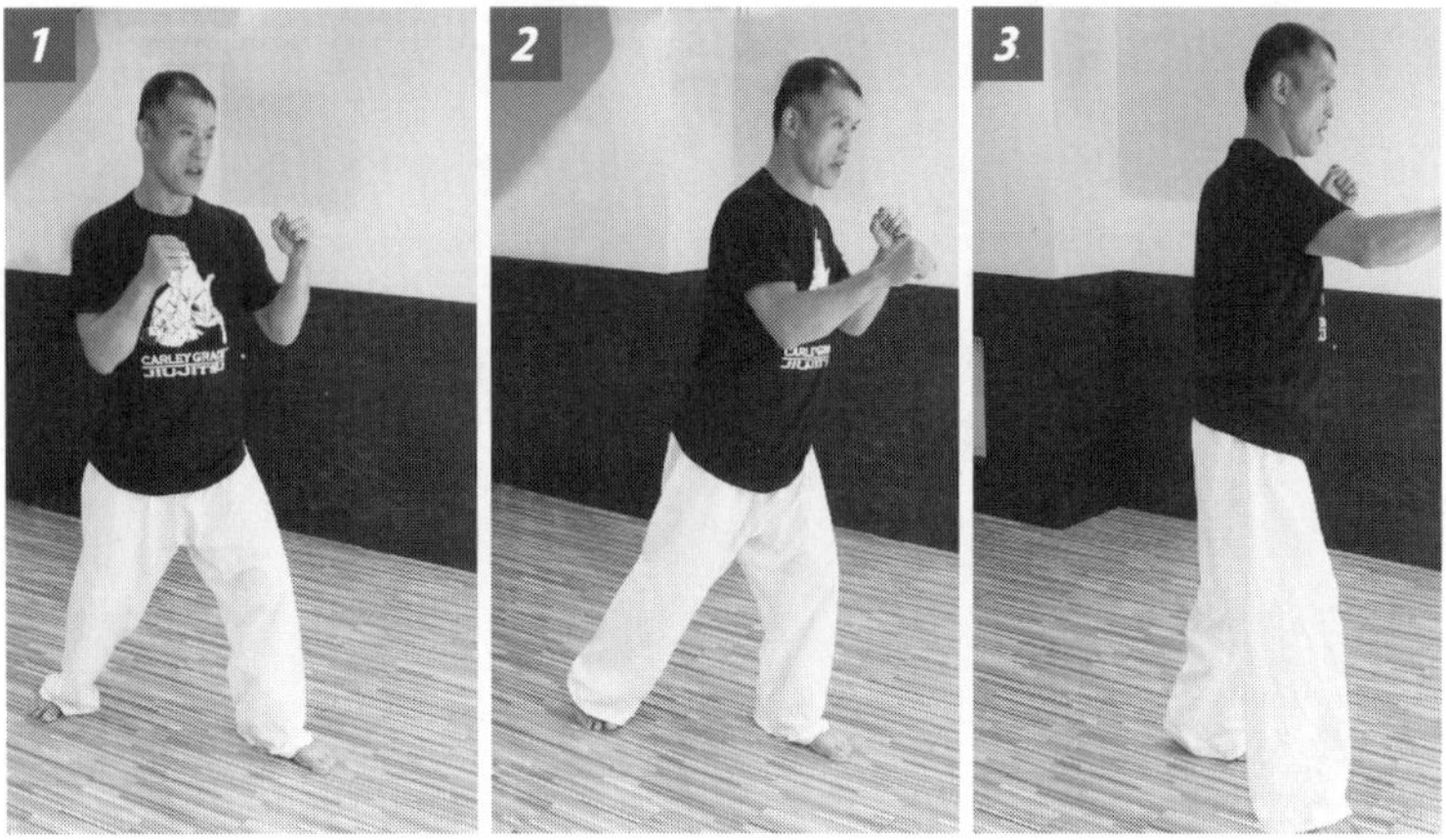

快適な温度になる。これも陰陽の重なりと考える事もできる。暑くなる方向しかなければ地球は燃え尽きるし、寒くなるだけなら凍りつく。甘い味と塩辛い味も重なり、ほどよい場所で最高に美味しい味となる。甘い味と塩辛い味だけが進めば美味しくはならない。すべて陰陽で重なる位置が良ければ大きな力が生まれる。

人の動きのすべては陰陽になっている。右足を出したら左足を出さなければ前に進む事ができない。この動きは原始時代から変わってはいない。一歩前に出したら、反対の足を前に出す。この入れ替えの瞬間に一番大きな力が生まれる。

舗装道路では陰陽の重なりが単純で歩きやすい。単純な構造のロボットでも、きっと問題なく歩けてしまう事だろう。ところが本来の歩く場所はもっと複雑なので、体の動作の陰陽の切り替えは複数の陰陽の重なりでなければ歩けない。本来歩く場所は凸凹ゴツゴツしているから単純な動作では歩く事はできないのだ。

さらに、本来の歩く場所ではもっと大きな力が必要だった。大自然の斜面と坂道は違う。大きな力を出すには陰陽の切り替え、全力と脱力の両方が同じ大きさで必要になる。普段は気が付かないだけで、歩きにくい場所では人は自然にそういった動きを行なう。人の動きは環境に合わせて体が勝手に動作を合わせてくれる。動きやすい場所では動きやすい簡単な動きを自動的に行なうしくみになっている。ゴツゴツした岩場を歩けば、人はバランスを取りながら上手に歩く。勝手に体がスイッチを入れ替えてくれるから自由に歩ける。その際には力を上手に抜きながら入れる。ゴツゴツが大きければ自然に素早い入れ替えを体が行なってくれる。

平均台の上は、力んだら歩けない。バランスを取るとは自然に力の入れ替えを素早く行なう事で、平均台の上に立つには道路の上とは違った体の状態でなければ難しい。その状態は力が抜けているのでもなく、力が必要以上に入っているのでもない。道路に立つのとは違った状態に体は勝手になっている。そうなれない人は平均台には立てない。平均台に立つ時には力を抜いた状態と入れた状態が重なった状態であり、いつでも素早く両方を動かせる状態でもある。体の中で動かない〝抜く力〟と〝出す力〟が静かに出て来ている状態が平均台に立っている時の体の状態だ。この結果として平均台に立つことができる。人は本来平均台の上のような状態で野山を裸足で歩いたり走ったりしていたに違いない。力も陰陽なので、力を入れると抜くとは別なようで実は同じ一つの場所（体の中）にある。

力を入れる運動だけをして間に合った時代は実は大分前なのではないか？　上手に入れるには上手に抜く必要がある。普段の体の状態としては陰陽が整った状態が健康な体で、姿勢も〝入れる〟と〝抜く〟が調和した状態であり、良い姿勢正しい姿勢が健康の元でもある。日常で〝入れる〟と〝抜く〟の調和がどうしても乱れるのは、住みやすい環境で体を動かすからある意味当たり前なのだ。それを修正するために、筋肉を鍛えるだけでは足りないほど暮らしは便利になって人間本来の体から隔たりが生まれてしまった。

力を入れるだけでなく、抜く運動をすると体は元気になってくる。本来の環境で行なう日常の動きは上手に力を抜いて、入れる。バランスを取るためにこの運動を日常で行なうから普段の体の状態も適正な力加減だった。現代は姿勢の悪い人が多い。姿勢は筋肉の量の問題だけではない。普段の筋肉の状態としては、〝入れる〟と〝抜く〟の2つの陰陽の幅が短く、偏っている事も不調の原因になっている。力がなければ立てないし、入れ過ぎても上手には立てない。この二つの力が綺麗に重なると筋肉の状態が正しくなり姿勢が良くなる。力を抜くというのは実は運動になる。入れる反対方向に力を動かすのだから実は運動になるのだ。この運動を行なうと体が良くなり、柔軟性や力が増えてくる。そして姿勢もよくなってくる。2つの力を動かして体を動かすのだから、止まっている時にもその力は関係している。止まっている時には2つがバランス良く正しく重なる必要があり、動く時にはさらに正しいバランスが実は必要になる。

3 〝入脱〟トレーニング

1）上げ伸ばして、下へ伸ばす

では実際にやってみよう。まず腕を上に上げてみよう。どこまでも伸ばす事はできないので、上に上げれば止まる。さらに上に上げて柔軟性を高めるためには、方向を変えた方が効率が上がる。上に上げ

上げ伸ばして、下へ伸ばす

両手を上げて伸ばし（写真1〜2）、下げて伸ばす（写真3〜4）。この繰り返しが腕の柔軟性を高める。

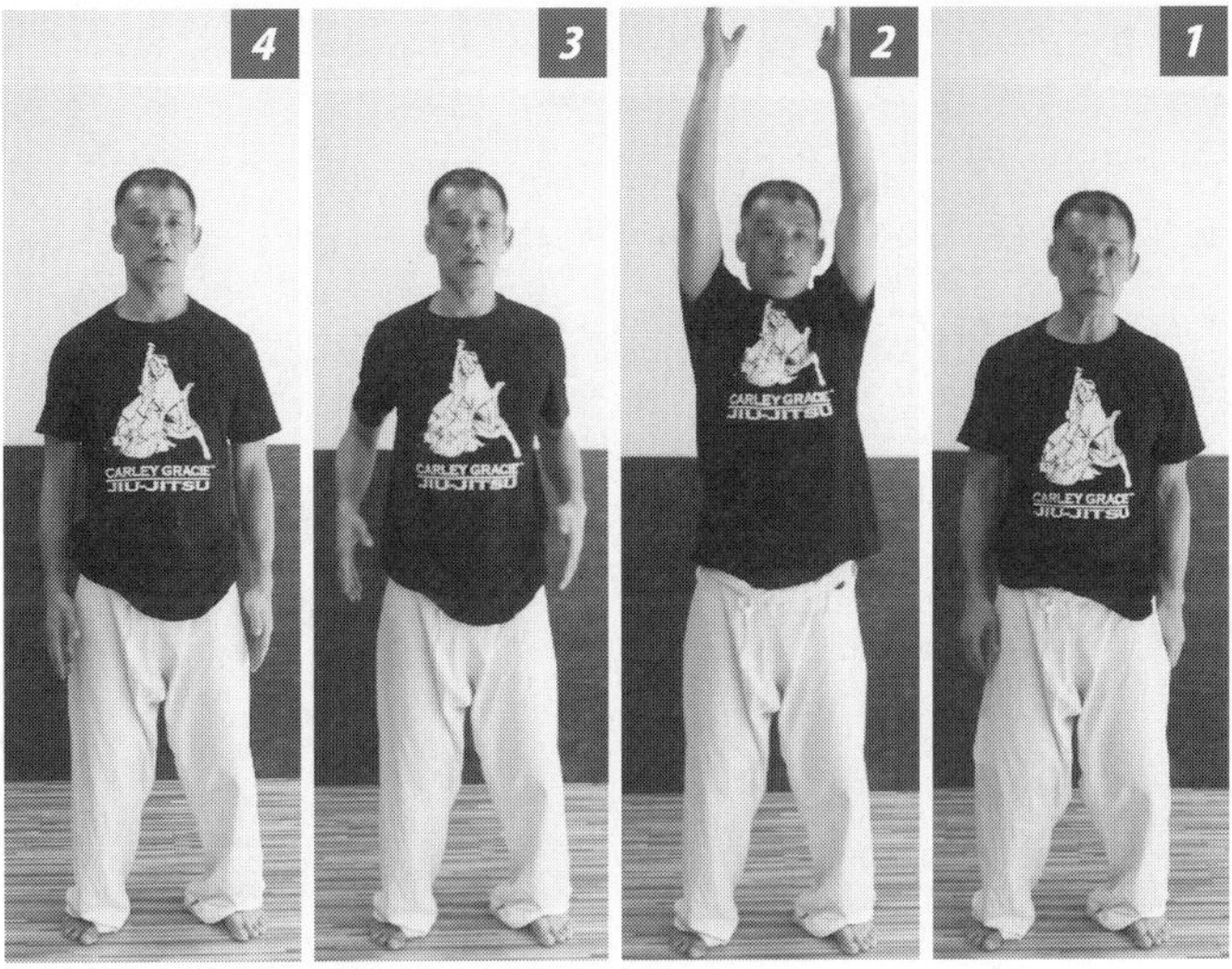

たら今度は下ろす。この繰り返しが人の動きの基本になる。この基本の動作も現代であまりやらなくなった運動だ。上に上げたら下にも伸ばす、この繰り返しを行なった方が腕は効率良く柔軟性を高める。

2）上げ伸ばして、抜いて下ろす

また動きは〝入れる〟と〝抜く〟の繰り返しになるので、その動きを極端に行なう運動も、効率良く柔軟性を高めてくれる。上に腕を伸ばしたらそのまま力を抜く。はじめはゆっくりと。姿勢が歪んでいる人は上に伸ばした腕の力を抜いて下ろす時に体のどこかが揺れたりする。歪んでいる箇所、腰や首がガクンと動いたりする。

そのような人はまずゆっくりと下ろし、体の歪みを整えるとよい。鏡の前で自分を見ながら意識的に行なうと、割合早く効果が出る。力を増やす運動はしても入れ替えの運動はあまりしないので、意識的に行なうと効果が早く出るのだ。

上げ伸ばして、抜いて下ろす

両手を上げて伸ばし（写真1～2）、そのまま力を抜く。本当に抜けていたら腕は勝手に下りる（写真3～4）

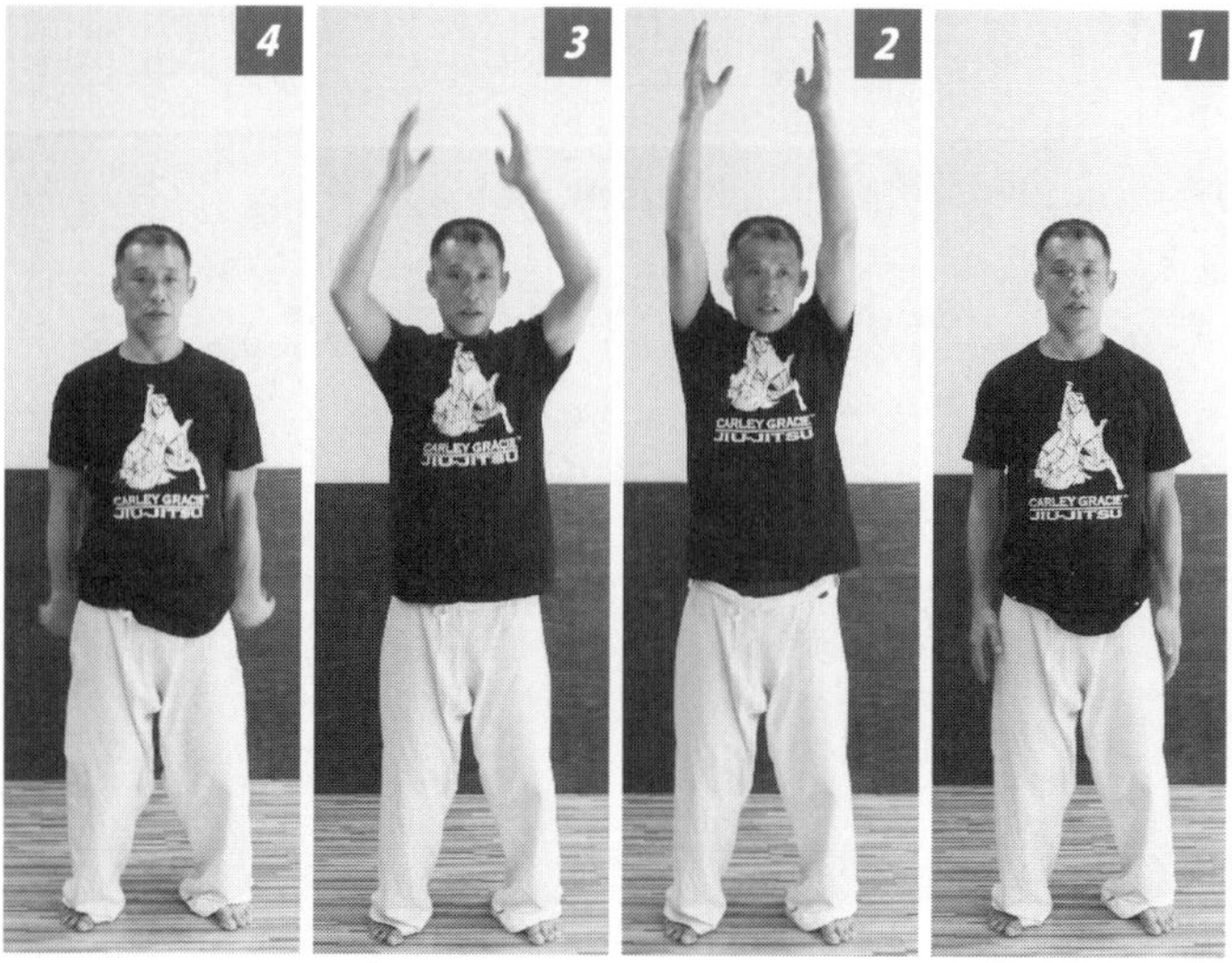

3）上げ伸ばして、抜いてすぐ入れる

ゆっくり下ろして体が揺れなくなったら、今度は力を素早く抜く運動を行なう。

この動作は、運動であり、同時に奥深い筋肉の箇所を鍛えている。素早く力を抜く事を意識的に行なえば、自然に力を素早く入れる運動を同時に行なう事にもなるのだ。実は、意識的に〝入れる〟よりも〝抜く〟方が難しいので、通常の〝入れる〟だけの運動とは違った刺激が入ると思う。だから、この運動の効果は高い。この運動は腕の稼動するすべての角度で効果があり、よく上がらない角度等に合わせて行なうと稼動範囲が変化する。また、陰陽なので、よく上がらない方向の反対方向で行なうとさらに効果が高くなる。

すべての運動は〝入れる〟と〝抜く〟の繰り返しで行なわれ、強いインパクトはこの二つが絶妙に重なった状態から生まれる。早く走るには腕を上手に

上げ伸ばして、抜いてすぐ入れる
両手を上げ伸ばし（写真1）、力を抜く事によって手が下りたら（写真2〜3）、すぐさま上げる（写真4）

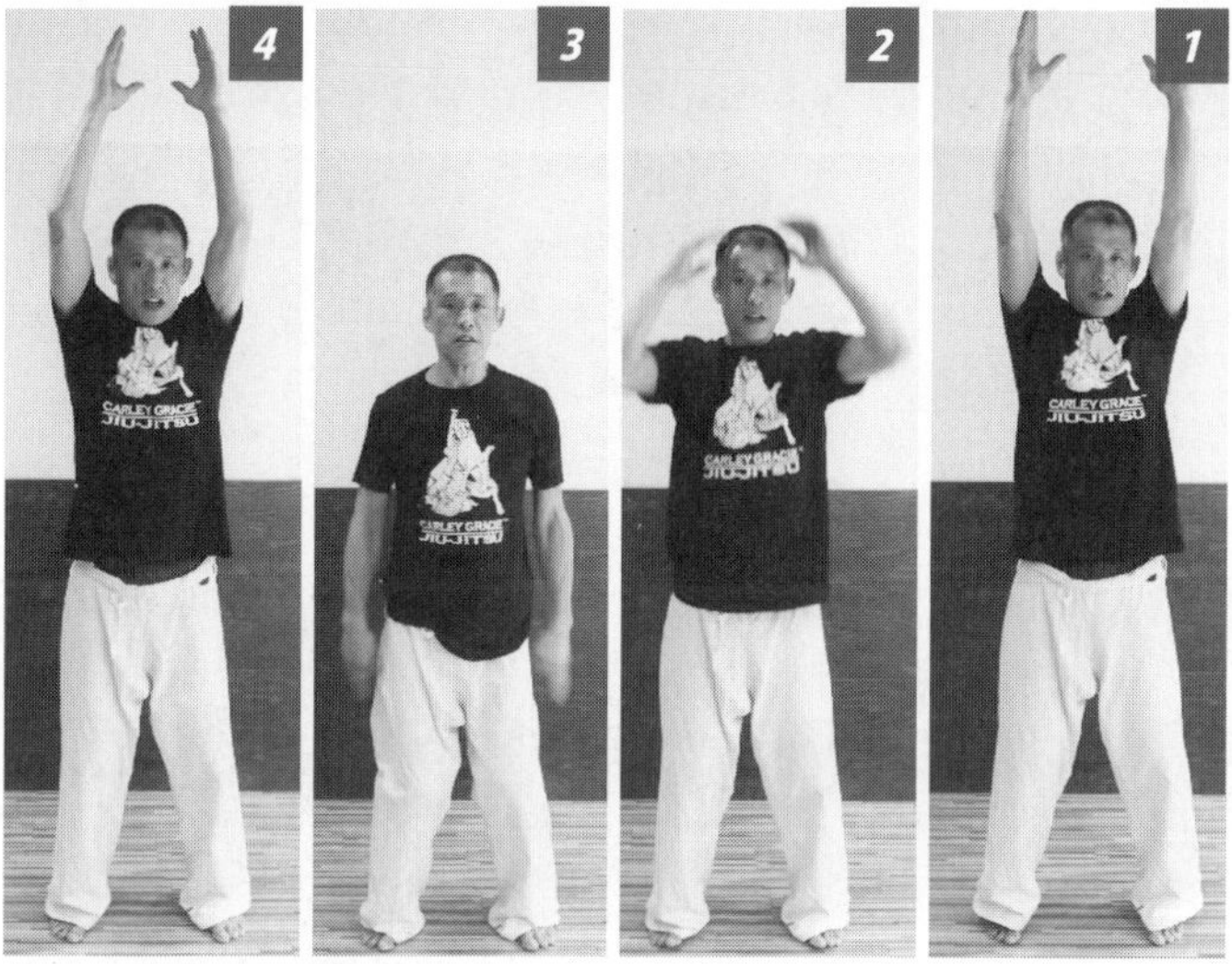

振る必要がある。腕を上手に振るには力を常に入れていてはできない。それでは力んだ走りになり、どうしても遅い走りになる。手が振れなければ当然脚も上手に入れ替える事ができないので、力んだ走りでは早さは期待できない。疲労も大きくなる。格闘技のパンチの連打も、力をいかに上手に〝抜いて〟〝入れる〟を繰り返せるのかが重要になる。常に力

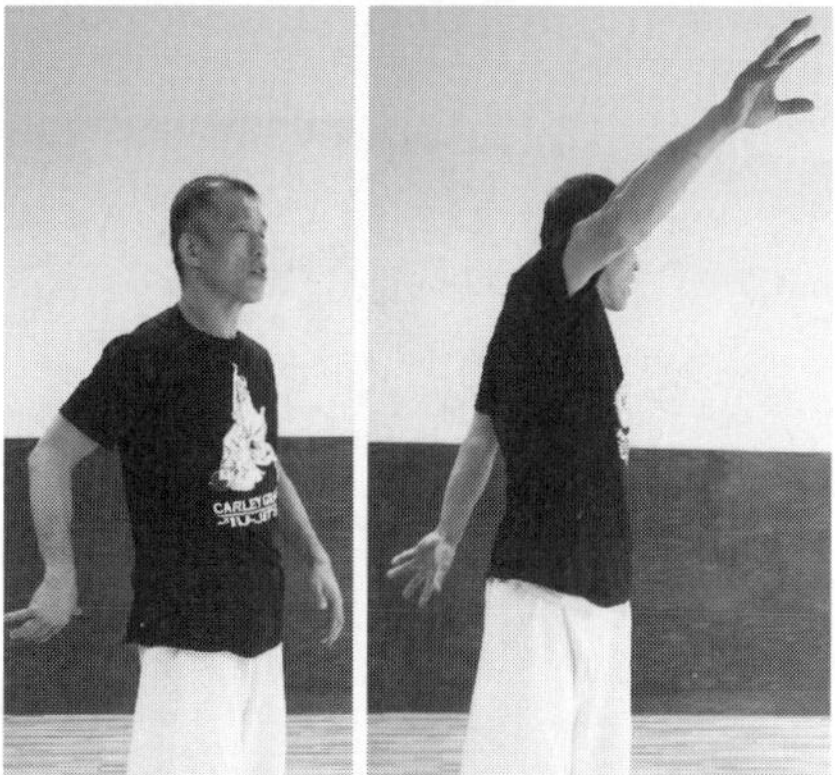

さまざまな角度に行なう。とくに不自由さを感じる方向と反対方向を行なうと、改善される。

入脱の上手いパンチ

スムースに連打が可能。疲労も小さい。

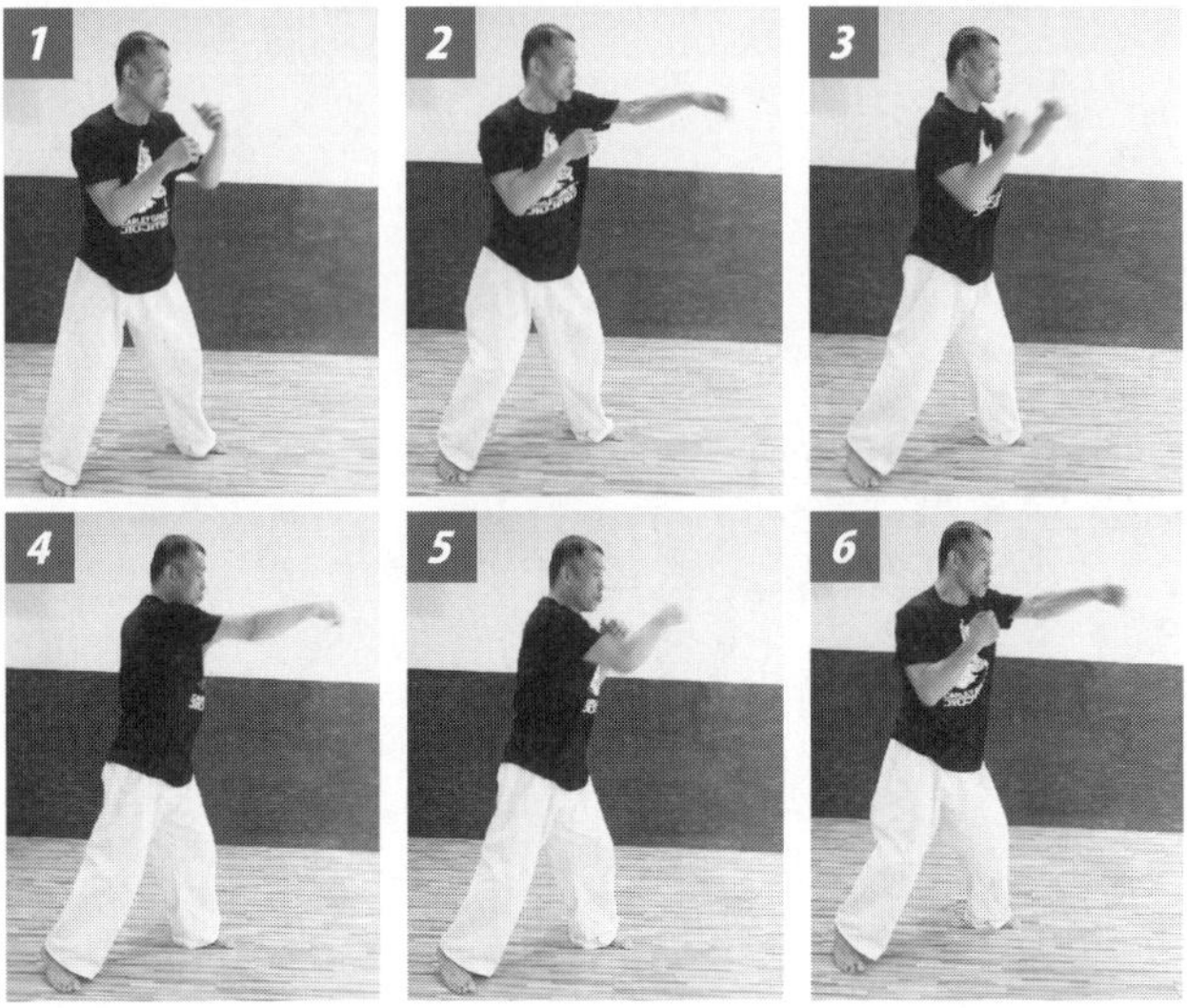

入脱の下手なパンチ

連打が遅く、疲労が大きい。威力も見た目ほどはないものになりがち。

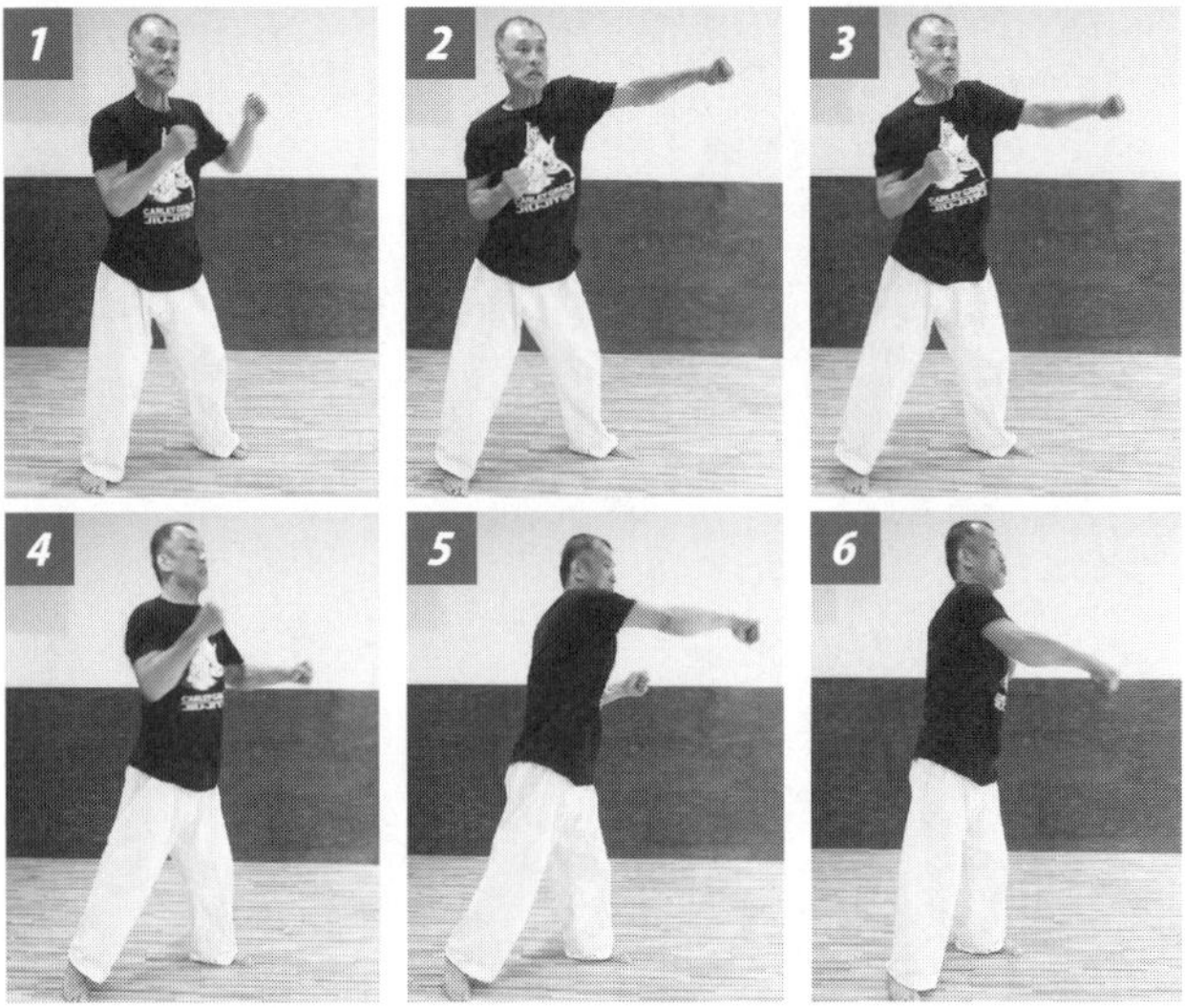

抜けた姿勢

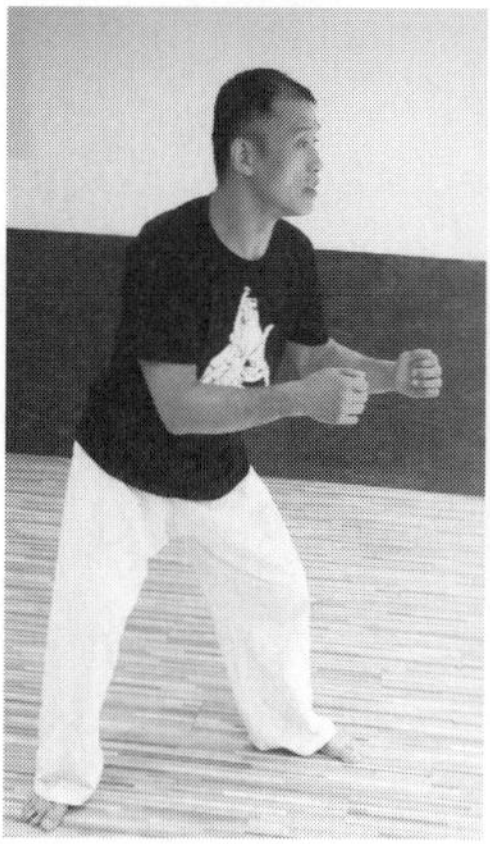

適度な姿勢

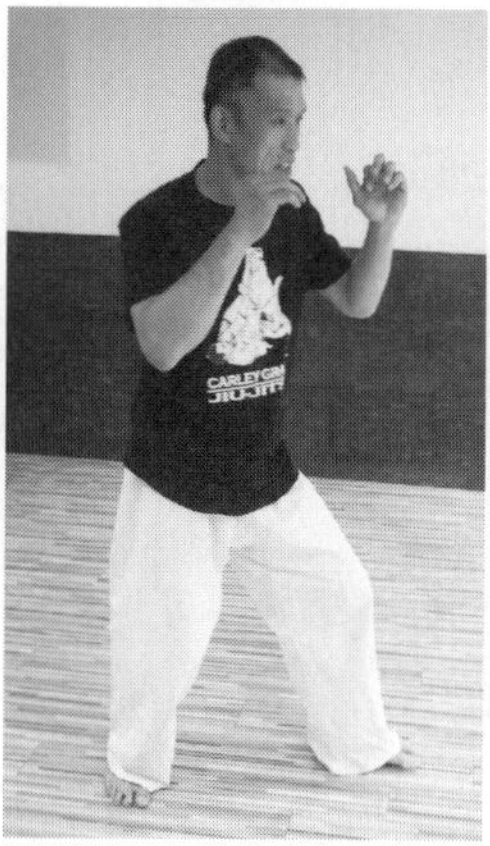

力んだ姿勢

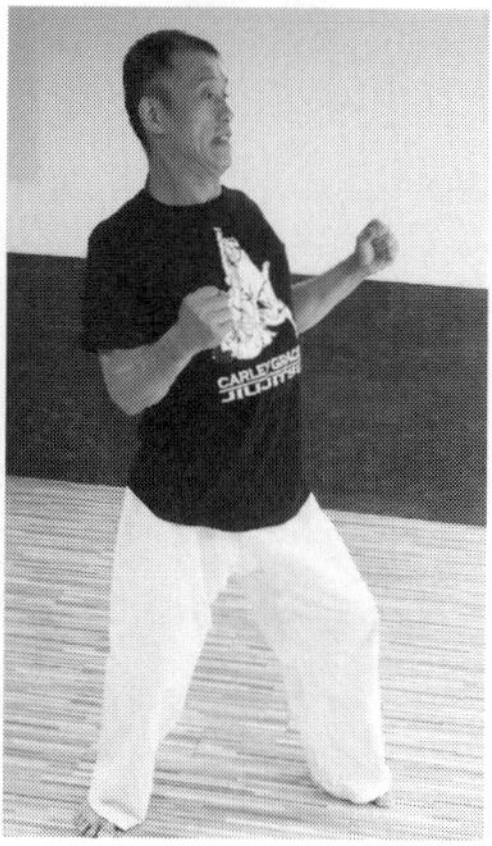

が抜けないのでは、力んだ、遅い、力のないパンチになる。力の入脱が巧みだとインパクトは力強く、素早い連打も可能になる。マラソンで疲れてフラフラの状態は疲れて力の入れ替えができなくなった状態の走りだ。必死になって体を動かしても体は前に進まない。疲れて力みが取れないので、力の入脱が上手くできず、いくら頑張っても体は上手く前に出ない。だから走る事が上手くできないのだ。すべての運動は力を〝抜く〟と〝入れる〟を上手に重ねる事でパフォーマンスが上がる。どちらかだけでは陰陽による力は満ちないので、偏った力になり、パフォーマンスは上がらない。入れたら抜く、これをいかに素早く入れ替えるのかが大事だ。この運動は効率良く体を変えてくれる。姿勢は、動きが止まっている時の入脱（陰陽）が正しい関係の時に、結果として正しい姿勢になる。陰陽が狂い、力んだ状態が勝れば、悪い姿勢になり、力が抜け過ぎてもまた悪い姿勢になってしまう。

　二つの力が調和した状態が健康な状態であり、それが姿勢に現れる。動く基本は姿勢だから、姿勢が乱れれば当然体の動きも乱れ、健康にも影響を及ぼす。ただ鍛えるだけでは、自然の中で行なう運動とは違った動きになる。自然の中では、力の入脱を自然に繰り返す動きになる。だから自然な動きで、自然体なのだ。自然に近い環境で暮らした昔は、部位を鍛えたり伸ばしたりすれば足りたのだが、現代は日常での多様な動きが喪失しているので、意識的に〝抜く〟という運動が必要になっているのだ。鍛えたり伸ばしたりしても引退前後の私の体は回復しなかった。そんな状態から、力を抜く運動をしたら体が変化していったのだ。

4　全身で呼吸してみよう！

現代は呼吸を深くできない時間が結構ある。呼吸も「呼吸法」が生まれた時代に比べ、今は日常が随分劣化してしまっている。満員電車の中で深呼吸をしている人を見た事があるだろうか？　満員電車では誰もが自然に息を潜めるようにしている。パソコンに向かう時にも大きく呼吸はしていない。

人の動きは本来実に多様だ。それなのに一定の窮屈な状態が日常の大部分を占めるのが現代の生活だ。体を練ったり、そのままジャンプしたりする運動を一日の中でどの位やるのか？　おそらくほとんどやる機会はない。本当は人は体を捻ったり、高い場所に上ったり、ジャンプしたりも原始の時代には行なっていただろうと思う。食料を採るためには、動きにくい動きができて、移動しにくい場所、手の届きにくい場所に届く能力があった方が、確率が高くなるのだ。

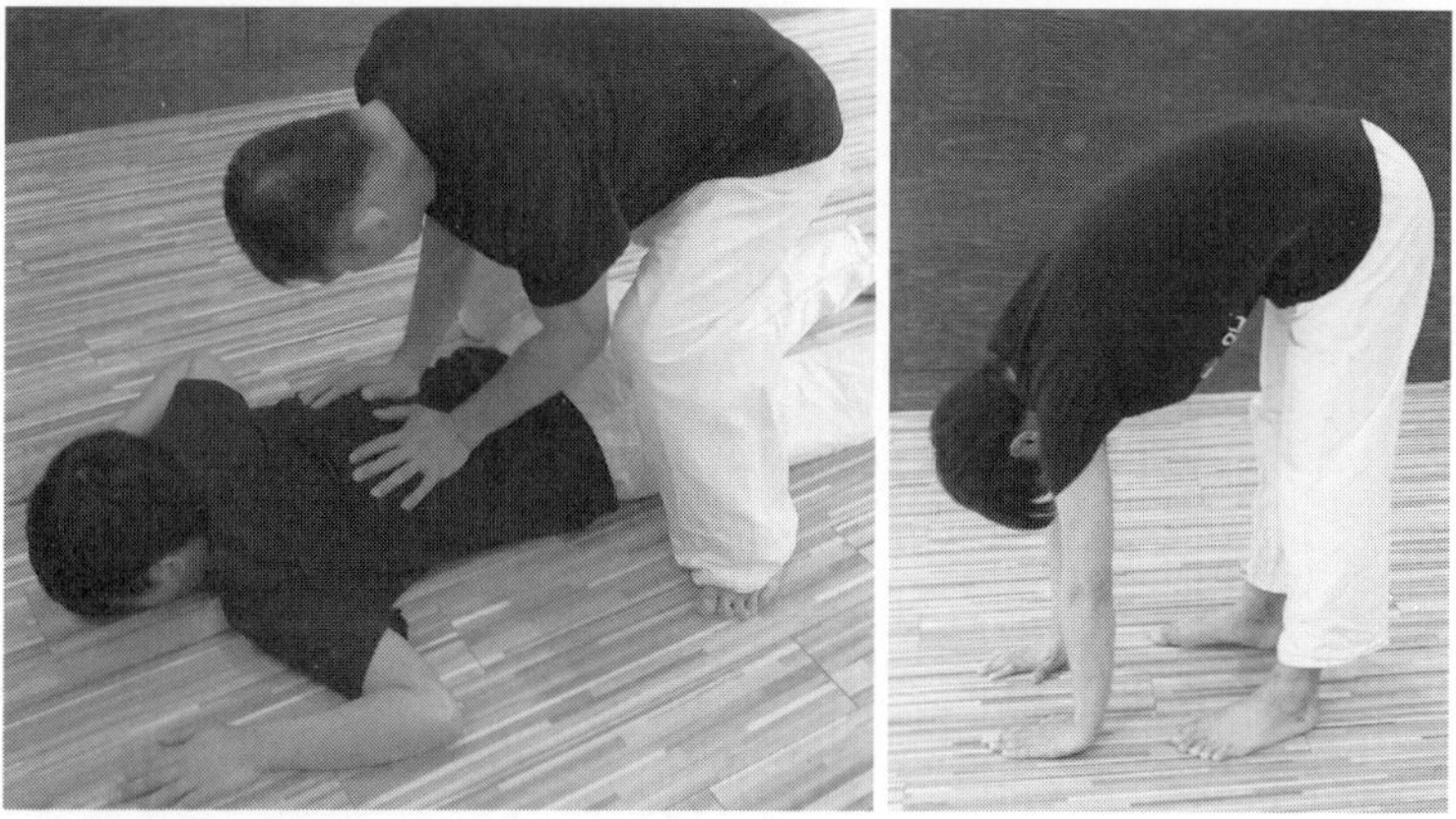

呼吸に働きかける活法（写真左）。横隔膜が改善されるため、その結果として前屈性能が向上する効果が現れる。

だから人は昔は体を捻って、体を伸ばして（腕だけではなく全身を伸ばしながら腕を伸ばした方が効率が良い。）、日常の暮らしの営みの中で多様に体を動かしていたはずなのだ。

人が体を動かす際には、必ず呼吸を行なう。生きる事は息をする事なのだ。だから各種の呼吸法が世界中にある。呼吸法が生まれたのも遥か昔になってしまった。その頃とは日常の呼吸も大分変わっている事に私は気が付いた。

古流武術には活法というものがあり、溺れた人を蘇生させる術もある。ある日閃いてこんな事をやってみた。まず生徒に前屈をしてもらう。前屈があまりできない人は腰や肩が硬いので、肩凝りや腰痛があると前屈があまりいかなくなったりする。それが、活法を三回位やっただけで前屈が大分できるようになった。

閃きは正しかったのだ。その閃きから呼吸に関しての新しい運動が必要だと感じさせられたのだ。

活法を行なうと、顔に赤みがさしてくる。別に元々体調が悪かった訳ではない。普通に稽古に来た生徒に活法をやっただけだ。数人に試してみるとみんなが気分が良く体が軽いと言い出した。それを見た生徒が言った。「普段溺れてるみたいな感じなんですね」

みんな気が付かないだけで、生命を司る大切な呼吸も劣化しているのかもしれない。だから、本来溺れた人を蘇生する目的の活法を施すと、体が元気になるのだ。現代は楽な体の動かし方だけで日常の暮らしを充分に送る事ができる。だから充分に体を動かさない。その結果体を充分に動かすのに必要な呼吸も充分に行なっていないのだろう。これはあまり良くない体の状態だと思う。腰痛の生徒などは活法を行なうと腰の辺りの骨が音を立てながら動く。呼吸が充分に行なえていないので、呼吸の結果動く体(筋肉)も充分に動かない。音がなる生徒は、呼吸が充分でない結果が腰の辺りに来ていて、腰が硬くなり、腰痛になるのかもしれない。前屈では他にもいろいろな閃きを試してみた。

人の体は繋がって本当は全体が一緒に動く。人が勝手に解剖をして別々に分けているだけで、本当は全部繋がって、命は一つの体で営まれている。それが筋肉図と筋絡図の一番の違いだったりする。

前屈とは関係なさそうな、足首を調整する。これですぐに前屈が改善する。

足首から一番遠い首を調整しても、同じようにすぐに改善する。

古流の身体理論では人の体を建物に例えたりする。足首は土台だ。土台が傾けば建物全体が傾く。そこでいくら建物の壁を直しても全体の歪みは直しきれない。肩や腰は建物の壁に相当する。頭は建物の一番上だ。全体の結果は一番上の屋根に出る。屋根の傾きを直さなければ、壁を直しても、また上からの重みが歪んでかかるのだから建物は歪んで来るに決まっている。古流では、腰や肩を改善するための調整でも、足と首を調整する。そうしなければ長持ちしないからだ。

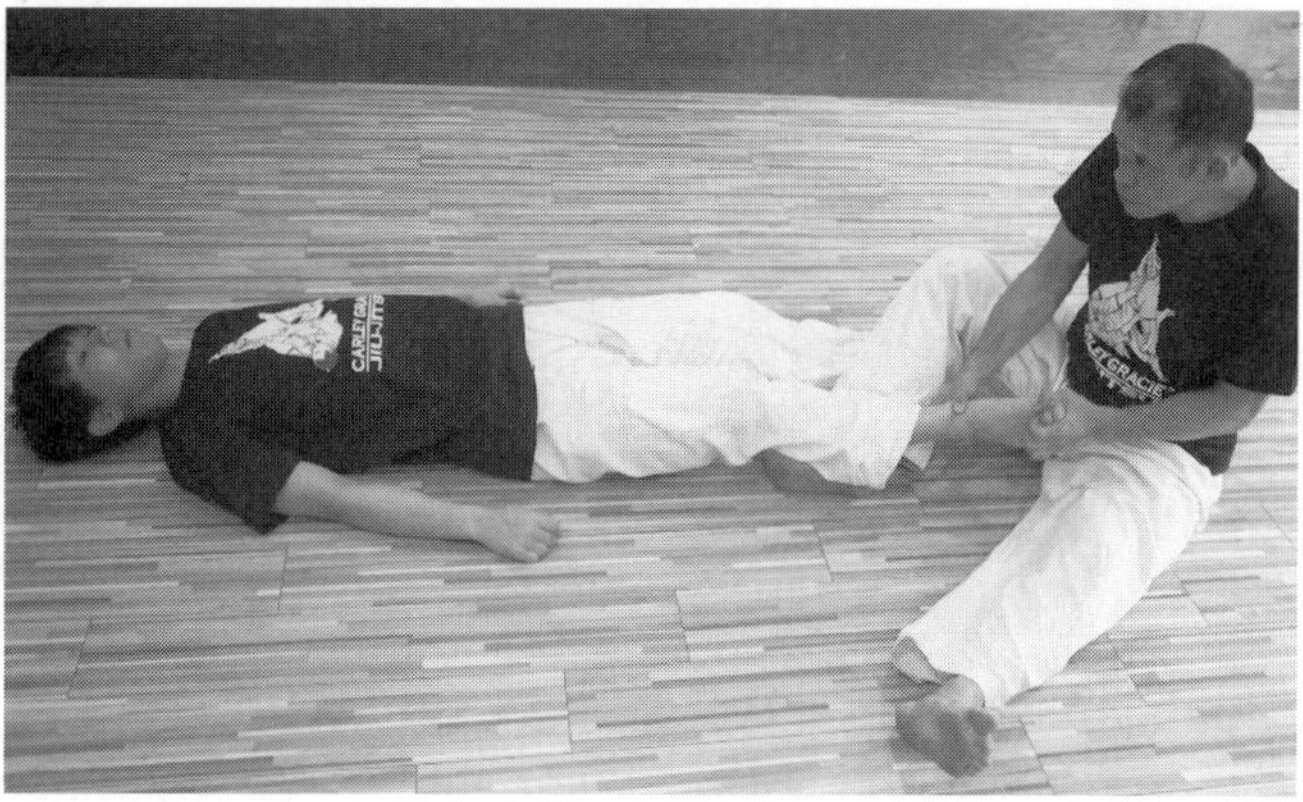

一見関係なさそうな足首への施術でも、前屈能力が改善される。これも人間の体が全身"繋がっている"からこそ。

首に関しては面白い運動も閃いた。よく「必死になってやる」と言う。必死になってただ前屈をしてもそれほど簡単には改善しない。

まず首を横に向ける。（これは危険なので殺法の心得がない人はやらないでいただきたい）首を横に向けると稼動範囲が狭くなる。そのまま前に倒せば首は危険な状態になる。この形である格闘技のフェイスロックは首を損傷させる非常に危険な技だ。簡単に人を殺せる技と教えて頂いた事がある。

私は格闘技で試合やスパーリングを長くやり、プロの経験もたくさんあるからできる事なので、素人の方は真似しないでほしい。壊す加減が分かるので、ギリギリの線が分かる。だからこんな事もできるのだ。

首を横にしたまま前屈を行なう。前屈する際に相手の首を危険ギリギリのところまで動かして押さえる。そのまま前屈をすると首が危険な状態なので、普段は動けない体の箇所が危険を回避するために全力で覚醒して動きだす。その結果前屈はあっという間に劇的に変化する。

必死になって練習や稽古をする、という意味を考えさせら

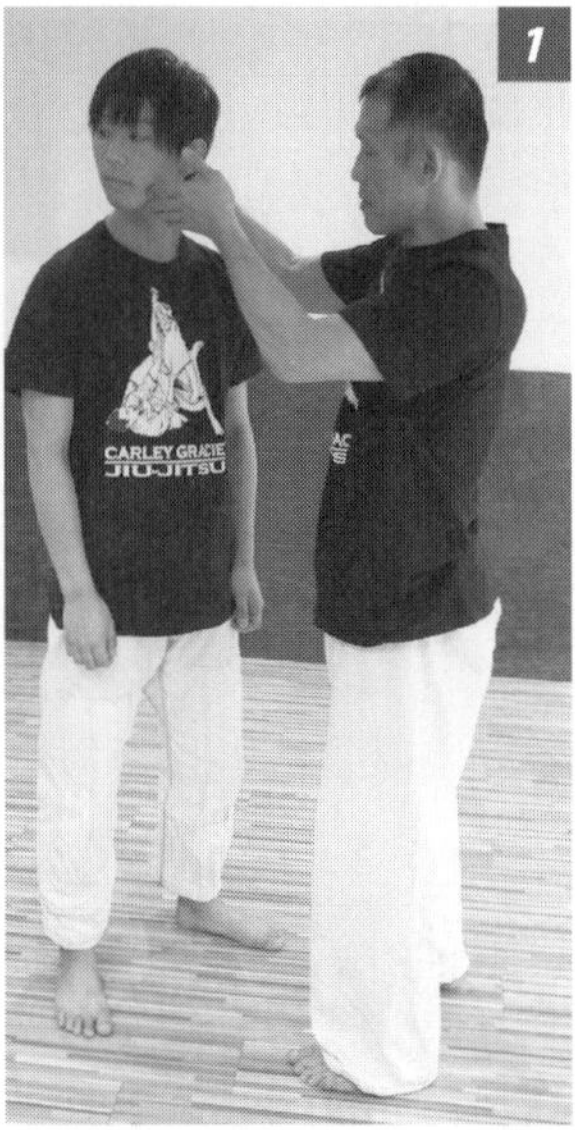

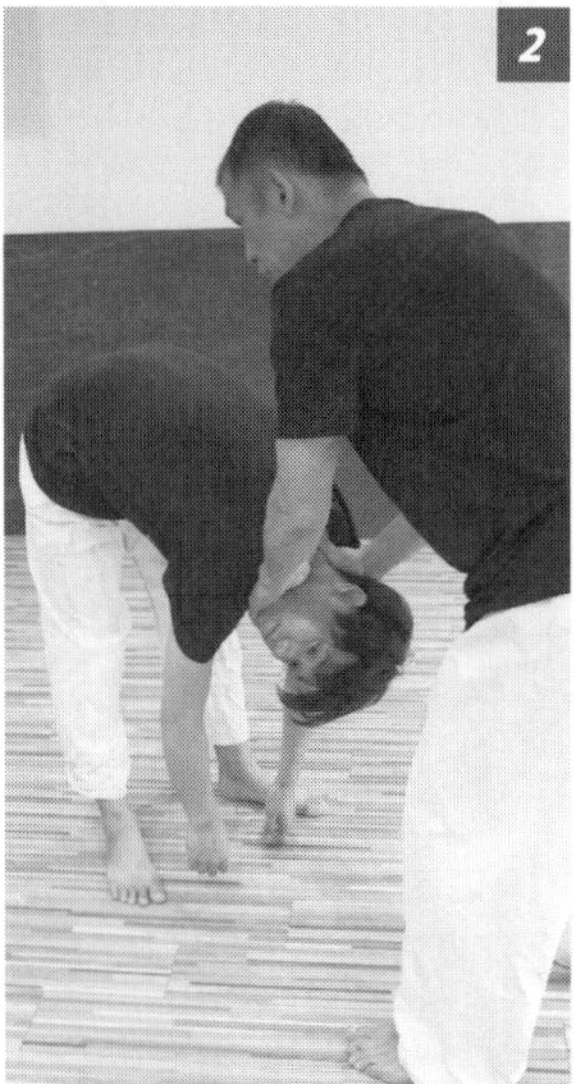

首を横に向けて自由度を下げた状態で前屈させる。首が危険な状態ゆえに、危険回避のため、普段は動いていない体の部分が稼働し始め、結果として前屈能力も向上する。　※注　首を損傷する危険があるため、心得のない方は行なわないで下さい。

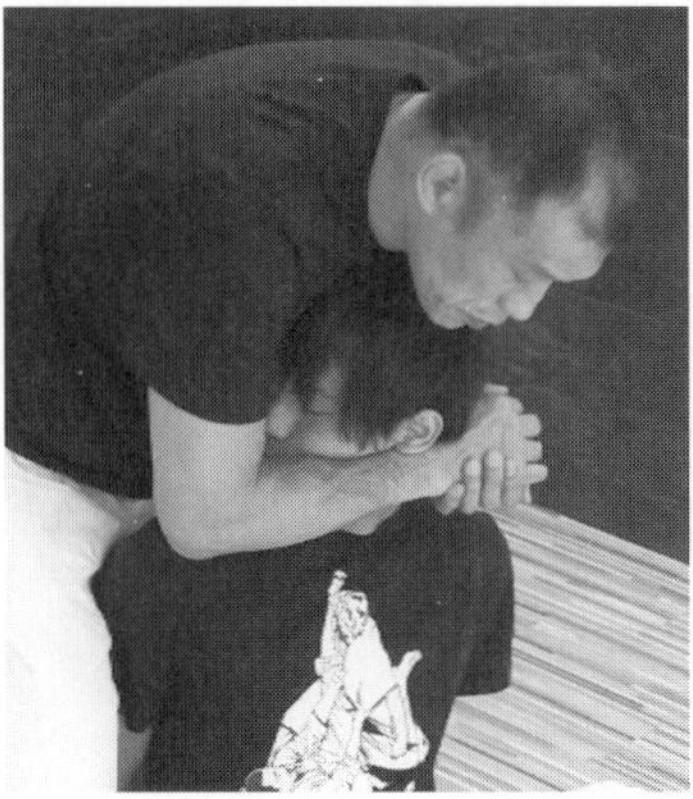

格闘技の技「フェイス・ロック」。首を破壊しかねない危険技。

れた出来事だった。

人の体は繋がっていて一部だけで存在している訳では決してない。その事を熟知して、そこから発見した知恵が武術の知恵なのだろう。

呼吸も横隔膜が動いて行なうが、横隔膜の動きには体全体の影響が当然ある。体全体を使い動きにくい場所で動かす機会をほぼ喪失した現代では、呼吸を行なう体勢にも工夫を凝らすと効果が高まる。それほど、現代人の体においては、呼吸に必要な筋肉も錆び付いてしまっている。

従来の呼吸法では足りなくなったのが現代の呼吸であり、武術の身体操作や稽古や鍛練と同じ事が呼吸に関しても起こっている。考えてみれば当たり前の事で、体が退化したなら呼吸も退化していても別に何の不思議な事はない。

人が本来暮らす場所は動きにくい。体を捻らねばならない動作がたくさんある。その時には普段よりもより強い力が必要になる。だから捻った方が力が出る構造に、人の体はできている。呼吸も同じなのかもしれない。普段全くやらないから退化した呼吸では気が付けないだけで、捻った方が呼吸も大きくできるようになる。体を捻って深呼吸を行なうと凄くやりにくい。それでも続けているとだんだん呼吸ができるようになってくる。その頃に気が付く。普段の捻らない呼吸がとても楽になっている事に。

それでは呼吸を鍛える運動を一つやってみよう。体を横にして腰を中心に捻る。いわば腰のストレッチのような感じになる。このまま肋骨を広げてゆく。普段こういった姿勢で運動はしないので、肋骨の横の動きが硬くなっている。ここからゆっくりと動かすと肋骨が動いて広がってくる。広がってきたらそのまま大きく息を吸い込む。吸い込んだらそのまま息を止める。大きく動かして止めれば筋肉が鍛えられる。つまり横隔膜を直接鍛えるのだ。

こうやって横隔膜を鍛えたら、いろいろな体勢（普段やらない、捻って窮屈な体勢）で大きく息を吸いそのまま止める運動を行なう。真直ぐな状態で走ったりするのとは違った呼吸をするための筋肉が発達し、体が変わってゆく。

呼吸強化法

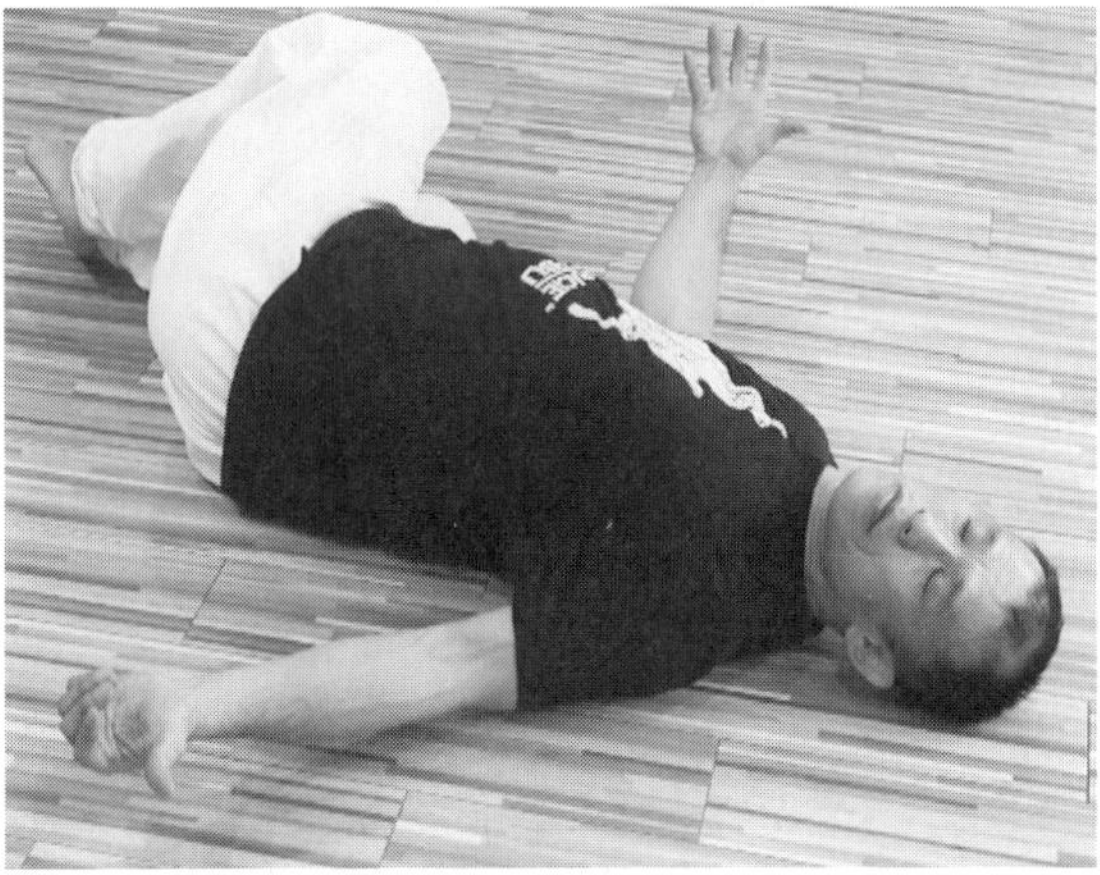

寝た状態で腰を中心に体を捻る。このまま肋骨を広げてゆく。広がったらそのまま大きく息を吸い込み、止める。これによって横隔膜が直接鍛えられる。捻る事によって普段使っている体の前部に入らないため、脇〜後部が覚醒する。結果として呼吸能力が向上する。

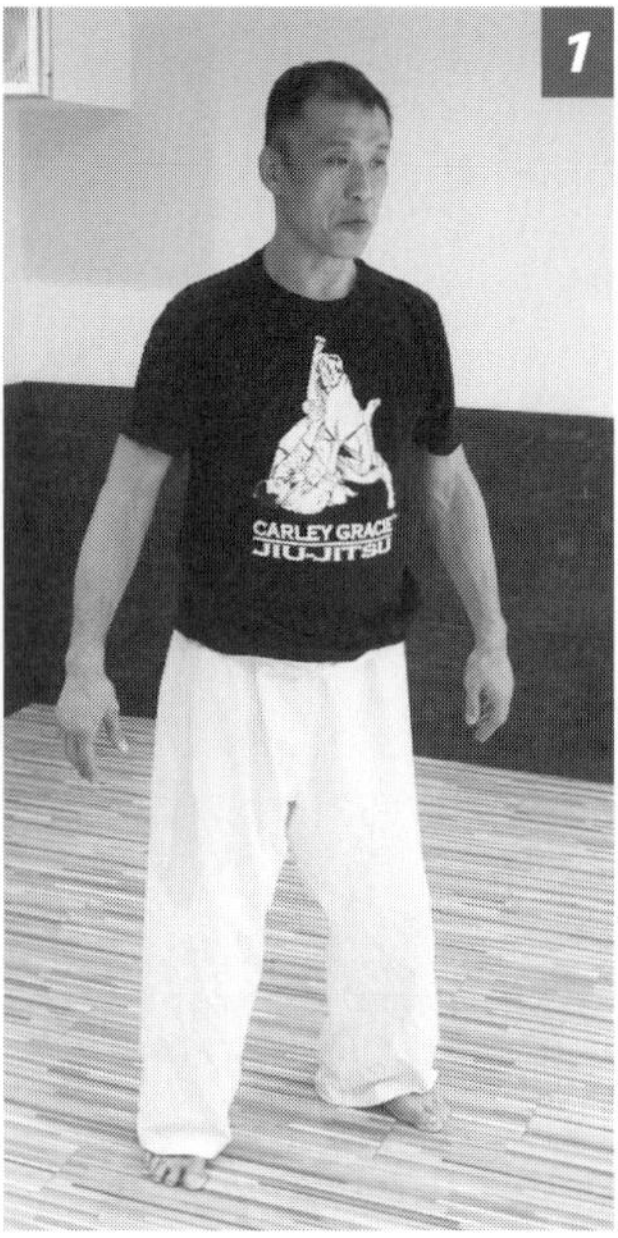

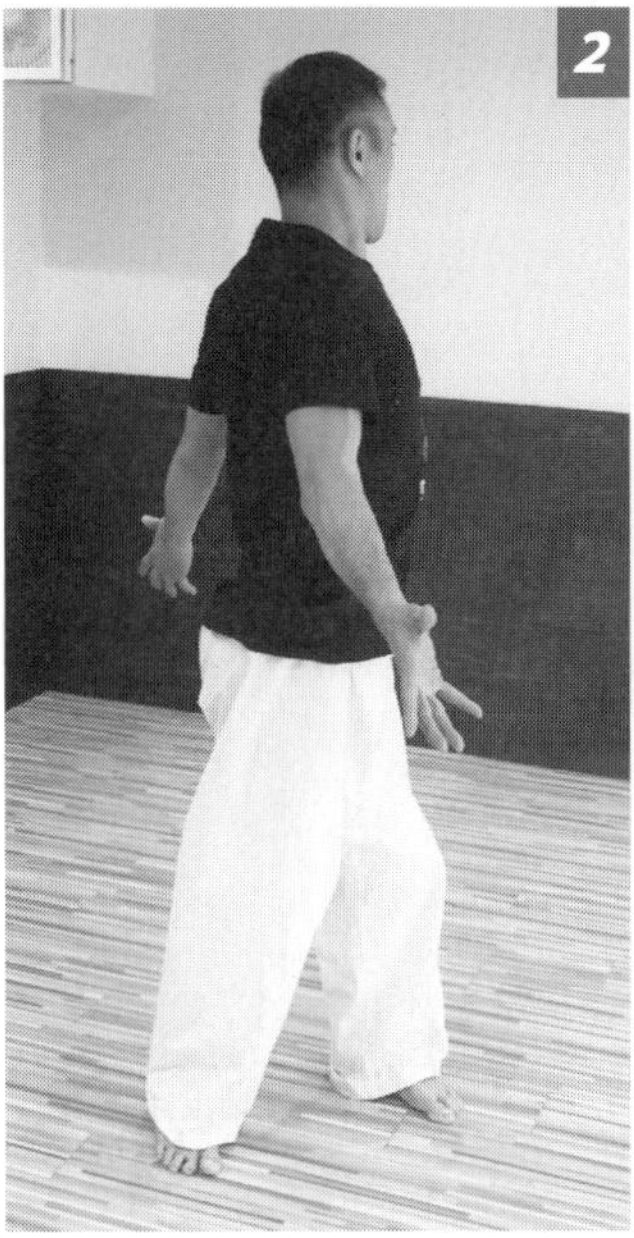

寝た状態で方法になれてきたら、さまざまな姿勢で普段やらない窮屈な状態を作って行なう。普段使っていない部分が覚醒してゆくプロセスが感じられるはず。

こうやって日常で動かせない箇所を覚醒させたらいよいよ全身を繋げる筋絡運動術を始めよう。

第5章 立つだけ歩くだけで全身が繋がる法

1　人はいったいどうやって立つのだろう？

人は段階を踏んで成長をする。寝返り～ハイハイ～そして、しっかりと立てるようになり自由自在に動けるようになって日常を暮らす。やがて老いると自由に動く事ができなくなってくる。動けなくなれば背筋が曲がってきたりもする。自由に歩く事ができなくなったら命が薄まってゆくのだろう。

人の命とは、きちんと立ってきちんと体を動かす事と大きく関係している。普段何気なくやっている〝立つ〟という事が実は不自然な立ち方だとしたら？　この問題はもう一つの運動不足が関係している。運動量ではないもう一つの運動不足とは、運動を行なう前の日常の環境の発達が関係している。産まれてから過ごす環境の変化は知らず知らずに体の劣化を引き起こしている。

すべての動きは〝立つ〟という事が基本になっている。歩くも走るもそれ以外のほとんどの運動も、立つ事が動きの始まりと基本になっている。我々が普段立って動きを行なう場所は実は不自然な空間だ。不自然に平坦で不自然になめらかな、作られた〝楽〟な場所だ。不自然な空間での運動は必ず不自然な運動になる。そうであれば当然、動きの基本である立つ事も不自然な立ち方と歩き方になっている。

日常的に楽な場所に楽な体勢でいるので、体の奥の動きが眠り、劣化してしまっているのが現代の体の問題の見えない原因になっている。舗装道路を靴を履いて移動するばかりの動物史上、極めて独自の生活。立つと歩くは足腰の基本動作になるので、それが不自然になればどうしても体は不自然な状態になる。腰痛や膝痛の隠れた原因の多くは不自然な場所での不自然な姿勢と動きにある。

足腰が歪めば当然上半身にも影響が出る。体は正しく使い動かす事で正常な状態を維持できる。しかし動かす場所が不自然であれば当然動きは不自然になり、体も不自然に歪んでゆく。現代は100年ほど前に比べても想像を絶するほどに便利になり、体を動かす機会、そして環境自体が変化した。楽に体を動かせる場所で生きるという事は、実は表面だけの体の動きしかしなくてすむという事になってしまう。楽な場所では全身を使って動かなくてすむので、体の奥の動きはしなくてもすむ。しなくてもすむというよりは動かしたくとも動かせなくなっているのが現代の我々の暮らす住環境だったりする。いくら舗装道路を靴を履いて走っても動かせない体の箇所がある。だからジョギングで膝や腰を痛めたりする。不自然な運動を頑張って行なえば体が不自然な状態になり、痛んだりもするのが実は当たり前なのだ。

しかも移動は自動車や電車を使う機会が多くなり、買い物さえもネットですます事ができる。自然の中で自然な動きをする機会はほぼ喪失し、体自体を動かす機会も激減した現代の都会の暮らし。それを補うためにジムに通ったり、ジョギングをしたりしてもそこは不自然な環境。足りない運動箇所が出てきた。それよりもそもそも普段一番行なう運動である〝立つ〟と〝歩く〟を改善する必要がある。それだけで体は変わる。スポーツをやってどこか不調になるのは、スポーツに原因がある訳ではない。スポーツをやる体に変化が起こっているからだ。

時代による環境の変化に対応する運動のヒントは、武術の型にある。武術の型によって、環境の変化により劣化した体で同じようにやっても動かなくなっていた箇所の動かし方を知れば、体にとても良い運動になる。〝立つ〟と〝歩く〟という日常で必ず、たくさん行なう運動で動かせていない箇所の動き方を知り、行なうとそれだけで体は機能を回復してスポーツをより健康的に楽しむ事ができるようになるのだ。

人は一体どうやって立つのか？　人工的でない本来の大自然では一体どうやって立つのか。そこに健康とスポーツを楽しみ向上させる鍵がある。古流武術には〝足裏三点〟という口伝がある。立ち方三年などと武術では言われるように、遠い昔から立つ事の大切さを知っていたのだ。武術が盛んだった時代は、今よりもずっと環境が自然に近かった。体の違和感は、本来の動きを取り戻す工夫である武術の動きを行なえば、今よりも簡単に解消できたのだろう。舗装道路もなく、もちろん自動車や電車もない、体を自然に近い状態で動かしていた時代〜その時代でさえ感じていた違和感〜その時代に発見した、ここをこうやって動かせばより体が効率よく動くようになるという知恵。その時代に武術の知恵をそのままやれば、現代の我々が行なう何倍も効果があった事は間違いない。

現代のスポーツ等の工夫は靴を履いていかに舗装された道路や運動場を上手く歩いたり、走ったりできるのかを考えている。ところが舗装道路も靴も人が作りだした不自然な物だ。そこで行なう運動はすべてが不自然になってしまうのだとしたら、不自然な運動をいかに効率良く行なうのかが現代に必要な運動理論になる。古流武術は、不自然な空間で、いかにして本来自然の中で動かしていた箇所を動かすのか？そこに工夫が集まっている。舗装道路を靴を履いた状態でいかに上手に歩くのか、とは全く正反対の発想が古流の型だ。舗装道路を靴を履いて上手に歩いた時に、環境の誤差でどうやっても動かせない箇所をどうやって動かすのか？…この追究が古流武術にはある。舗装道路で上手に歩く事は実は不自然な歩き方を上達させる事になり、より体を不自然にしていく。

昔の人はこの事を知っていたのだと考えられる。楽でいいのだが、これでは使ってない箇所がどん

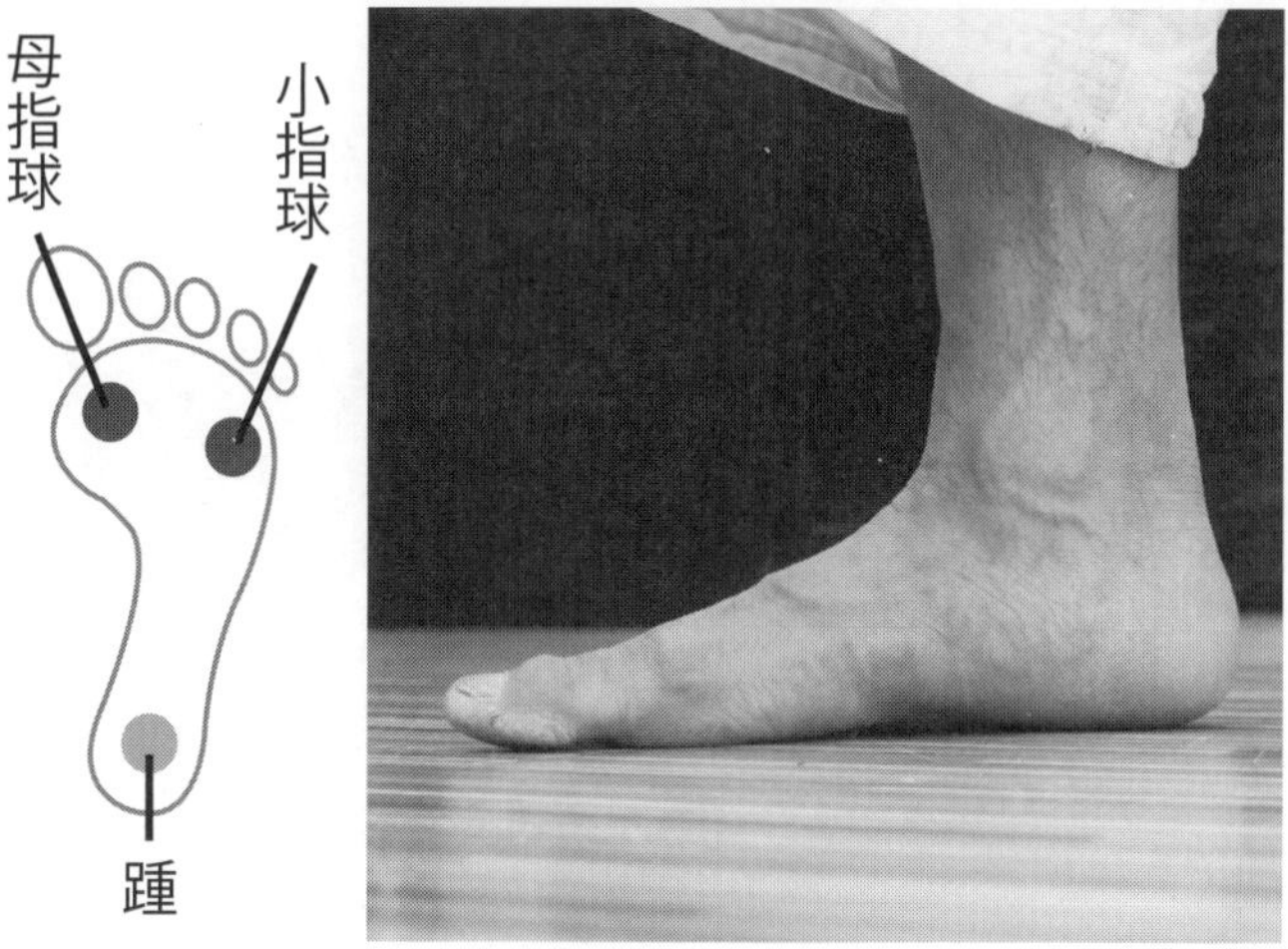

古流武術に伝わる立ち方の極意〝足裏三点〟。踵、母指球、小指球の三点で支える。踵は〝薄紙一枚〟はさむ感覚でベタッとは着けず、親指も浮かせ、体重は小指側にかける。

どん衰えてしまう。衰えが現代よりも遥かに少なかった時代にはそこを見つけ、どうやったらそこが動くのかを見つける事ができたのだろう。遥かな昔でさえ、日常で衰えた立ち方を変えるには三年かかったのだ。もっとも、武術家としての体になるのに三年、という事なので、健康を取り戻す程度であれば意外なほど簡単だったりする。

2 〝足裏三点〟の極意

日常的に裸足でむき出しの大地を歩くと、足の形が変化する。本当はこの足の形が本来の形で、現代の靴を履く事に慣れた足の形の方が変形した結果なのだ。そこに気が付くと古流の〝足裏三点〟の意味が見えてきて、武術の立ち方と歩法の意味が分かってくる。そして現代の動かせていない体の箇所と動かし方が見えて来るのだ。

〝足裏三点〟とは、踵は触れるようで地面に触れず、親指は浮かせ、体重は小指側にかける、と学んだ。流派

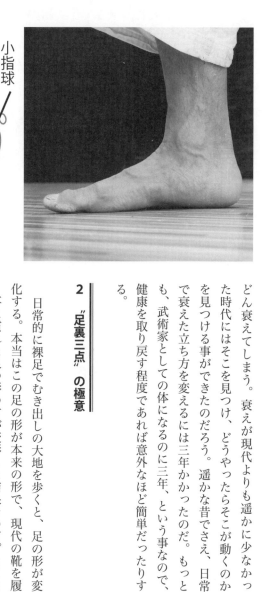

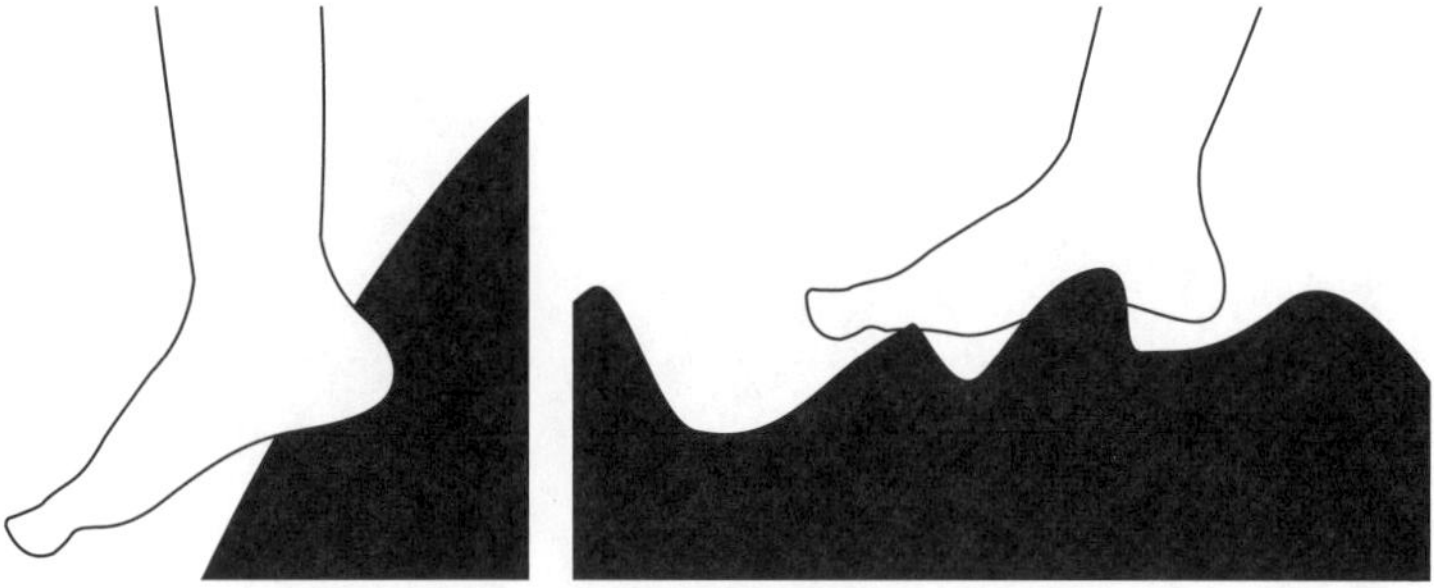

によって表現の違いはあるが、おおむね似た内容になっている。現代の歩き方は踵から地面に着くというのが主流になっているのに昔は違っていたのだ。一体なぜ変わったのだろう？

不自然な環境は体の動きを不自然にし、体の形も変えてしまった。変わるのは姿勢だけでなく足の形もなのだ。

以前山を裸足で歩いてみた事がある。はじめは足の裏が痛いし、歩きにくくてしようがないのだが、30分もすると割と普通に歩けるようになる。普通に歩けると姿勢が良くなっていく。足指からきちんと歩く事が体全体を自然に動かすという事だから、本来の環境で普通に歩くと、体は本来の姿に戻ってゆくのだろう。

慣れたので、少し冒険をしてみた。山道の下に川が流れていた。川までは少しの距離で10数メートルの崖になっている。崖は落ち葉が腐葉土になっていて、足を取られそうな柔らかい土だ。何となく下に降りてみた。そうすると〝足裏三点〟の意味が実感できたのだ。

足が沈み込むような腐葉土の急な斜面では、下に降りようとするとすぐに転びそうになる。傾斜がきつく体を支えるのも大変なので、あまり考える暇はなく、体が勝手に動くのに任せなければ転んでしまう。勝手に動いた足は踵から地面に着地していた。

〝おやっおかしいな〟、すぐに私はそう感じた。踵から降りる歩き方は武術的にあまり正しくないんだけどな、と。でも足指から降ろすとどうにも体を支えきれないのだ。踵から地面に足を着き、次に足指が着くとバランスを崩さないで下まで降りることができた。

不思議だなと思い今度は斜面を登る事にした。踵から着こうとすると今度は全く力が出なくなった。着いた足を踏み込んで上に登る事ができないのだ。登る時には親指を地面に突き刺すようになる。上手く登れないので苦労したら勝手に親指が地面をとらえてくれたのだ。結果、今度は割と楽に登れた。

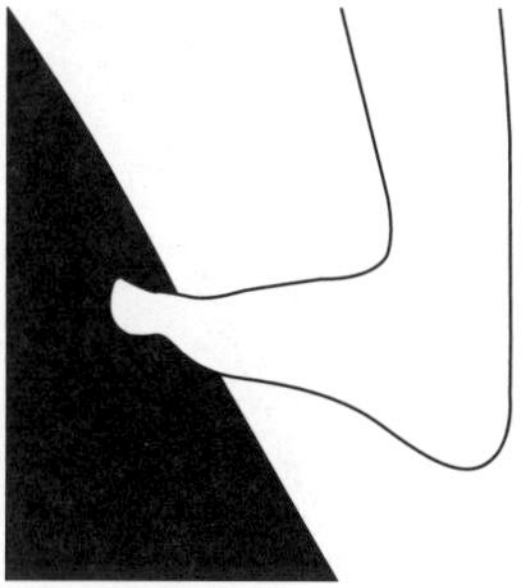

不思議な事が続いたので何度も繰り返してみた。山には2日間いたので、ずっと実験を繰り返した。実験を繰り返し、体が慣れてきたのだろう。足裏はあまり痛くなくなった。たったの2日でも人の体は案外適応してくれるのだ。少し適応した体で急な斜面を登ったり降りたりを繰り返すと、適応した体の動きがはじめと違ってきたのだ。特に斜面ではない、平坦な山道を歩く時に顕著に出てきた。平坦とはいえ舗装されていない山道だからいつもよりは大変だが、それまでの急な斜面に比べれば天国のように楽に歩けた。足の感覚が変わってきた。実際にはほんの少し変わっただけなのだろうが、大きなヒントをもらった。足の感覚が変わると足の形が変わったような感じになる。本当に変わったのではないと思うが、とにかく感覚が変わり、本当はこんな形で足は人を支えているんだろうな、そう感じさせる感覚が出て来たのだ。

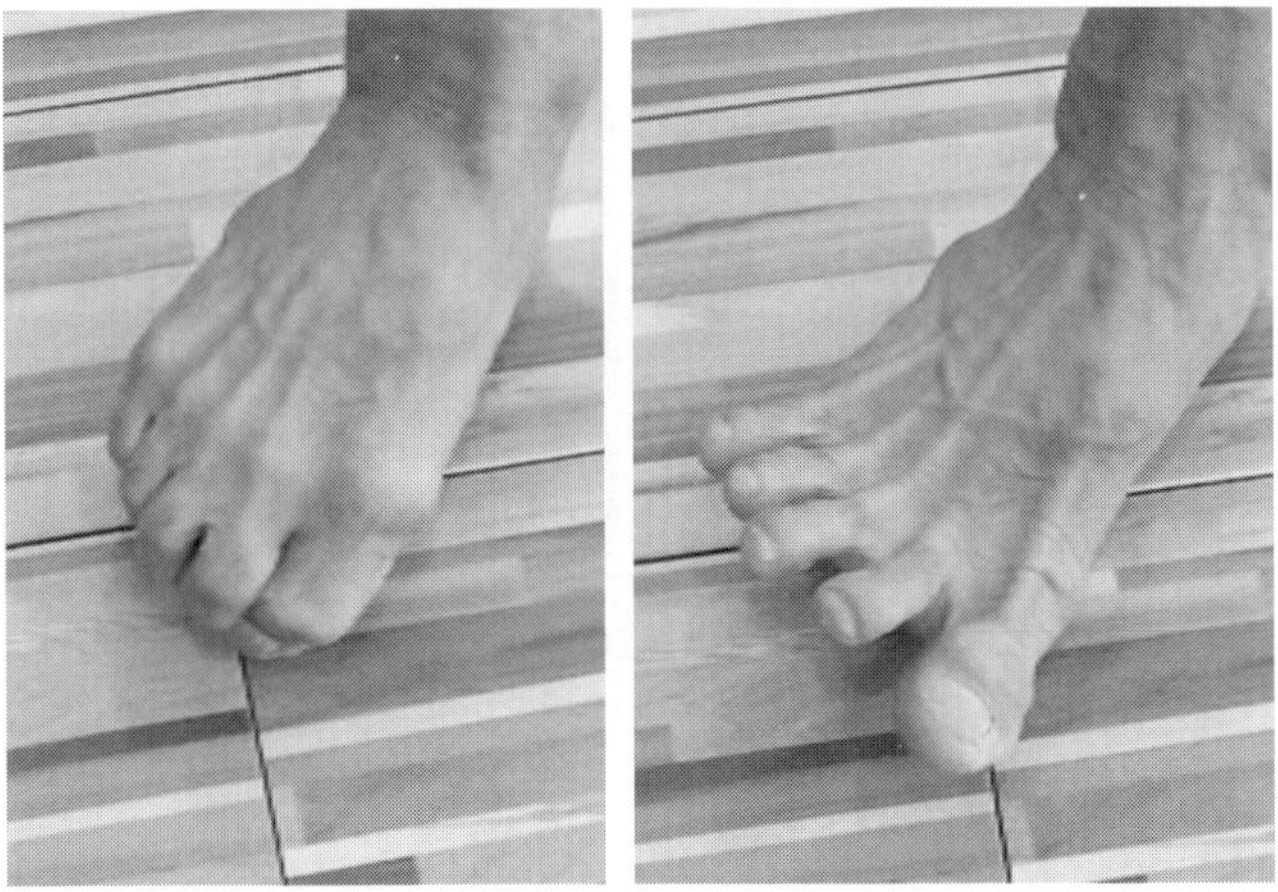

すっかり動かさなくなっている足も、手のような開閉運動ができるようになると本来の状態を取り戻して来る。

〝足裏三点〟とは踵を浮かし、親指は上げて、体重は小指側にある。裸足でむき出しの大地を日常的に歩けば足は骨格から自然に動き、発達する。足は元々手のように動いたのかもしれない。たったの2日でも変化があるのだから、足がそのくらい変化するのもけっこう現実味を帯びている。手は足の何倍も自由に開いたり閉じたりする。日常的に裸足で歩けば足も手ほどではないにしろ、今の何倍も自由に開いたり閉じたりできた可能性は大きい。舗装道路を靴を履いて歩く日常からは想像もできない体になっていたのが本来の人の足だと思えるのだ。自由に足を開いたり閉じたりできると足の形が変わってくる。

　手に力を入れる場合には少し丸みを帯びた感じで握ると平坦な状態よりも力が出る。腕立て伏せをする時に足のように動かない状態でやるよりも少し丸くなる感じで閉じた方が回数をこなせる。だらっとしたような手では力が入らないのだ。

　おそらく日常での歩き方を自然の中で行なうと足の形がこの手のような形になってゆくのだと思われる。

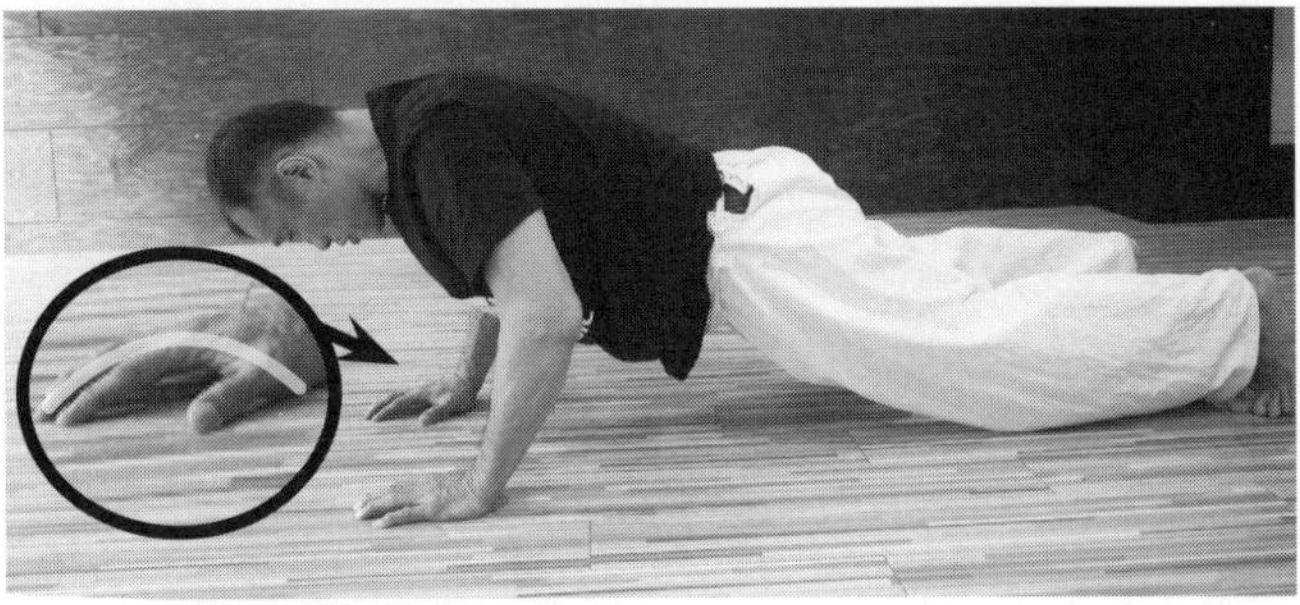

腕立て伏せは丸くした手で行なった方が力が入るため回数をこなせる。

足の骨格を見てみると踵は独立した骨であり、その上に足を支える2本の骨が乗っている。足首には3つ、さらに指の基部として4つの骨があり、そこから5本の指の骨格が伸びるように付いている。

足の裏から足と脛の骨格を見てみると、踵に体重を乗せて歩けるような構造には見えない。足の指で体を支えるような感じに見えてくる。

足の骨格が自然な環境で動いていた時代には足の形が違っていて、踵は自然に浮き、足の指でしっかりと地面を踏みしめていたのかもしれない。踵は体の下にあるので、浮いてテコの役割のように踵の骨が動いて

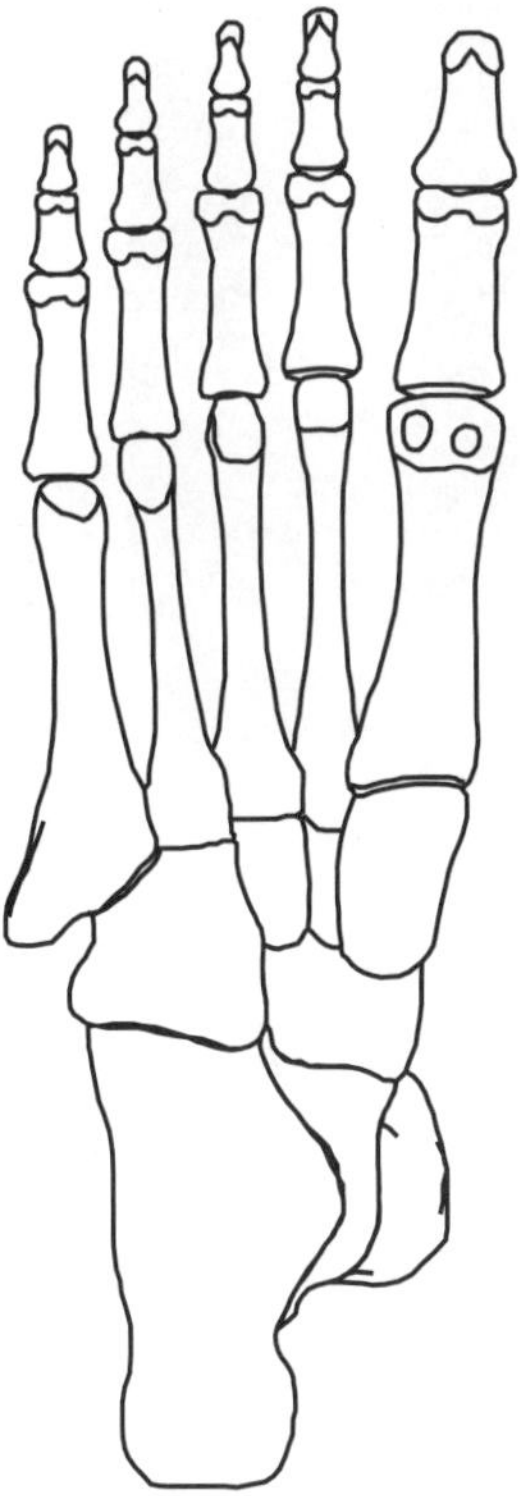

右足の骨格を足裏側からみたところ。

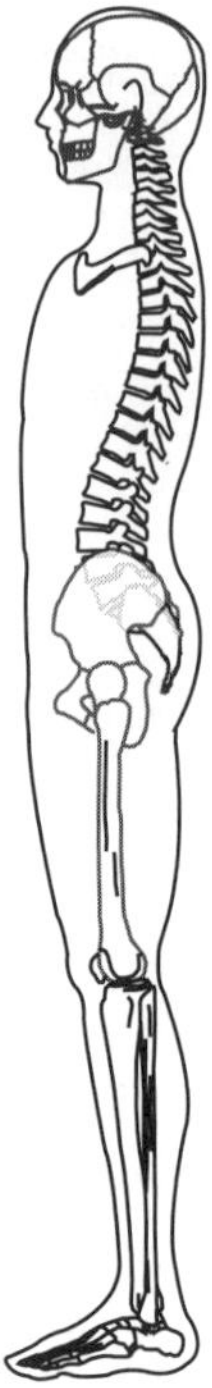

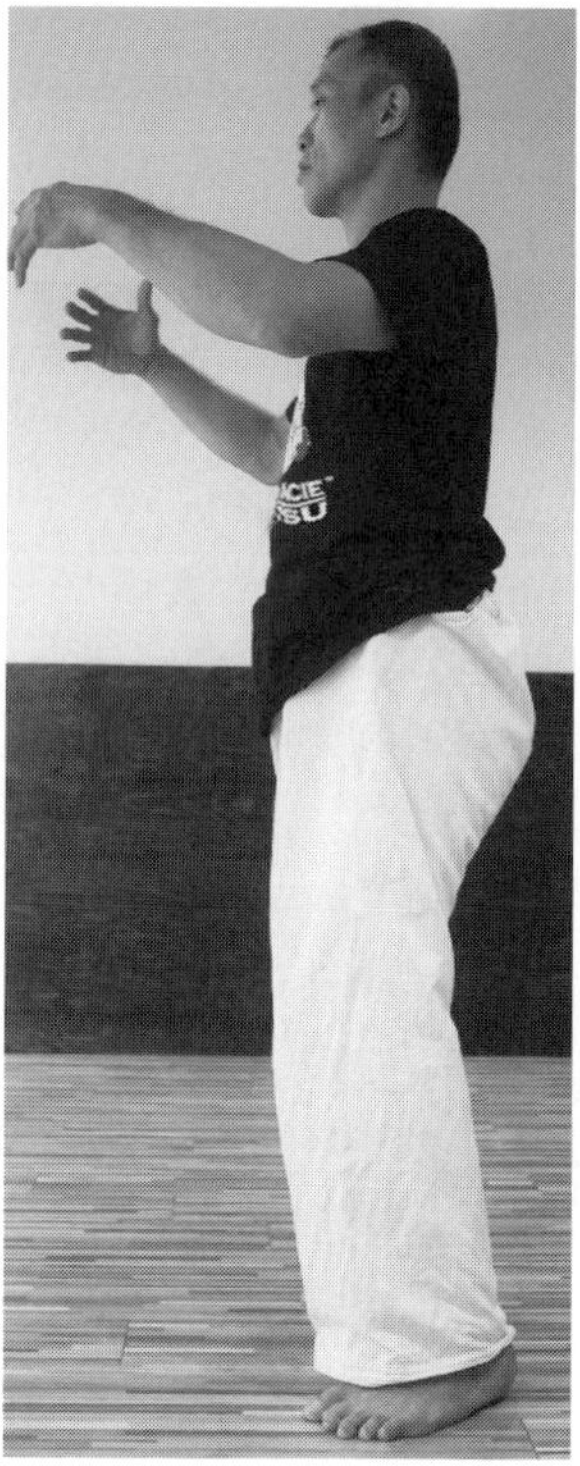

踵は体の下に。ただし、踵自体をベタッと着けてしまわない。指も同様にベタッとは着けずに浮かせる。すると母指球～小指球が支点となり、そこからどうにでも動きやすい立ち方となる。

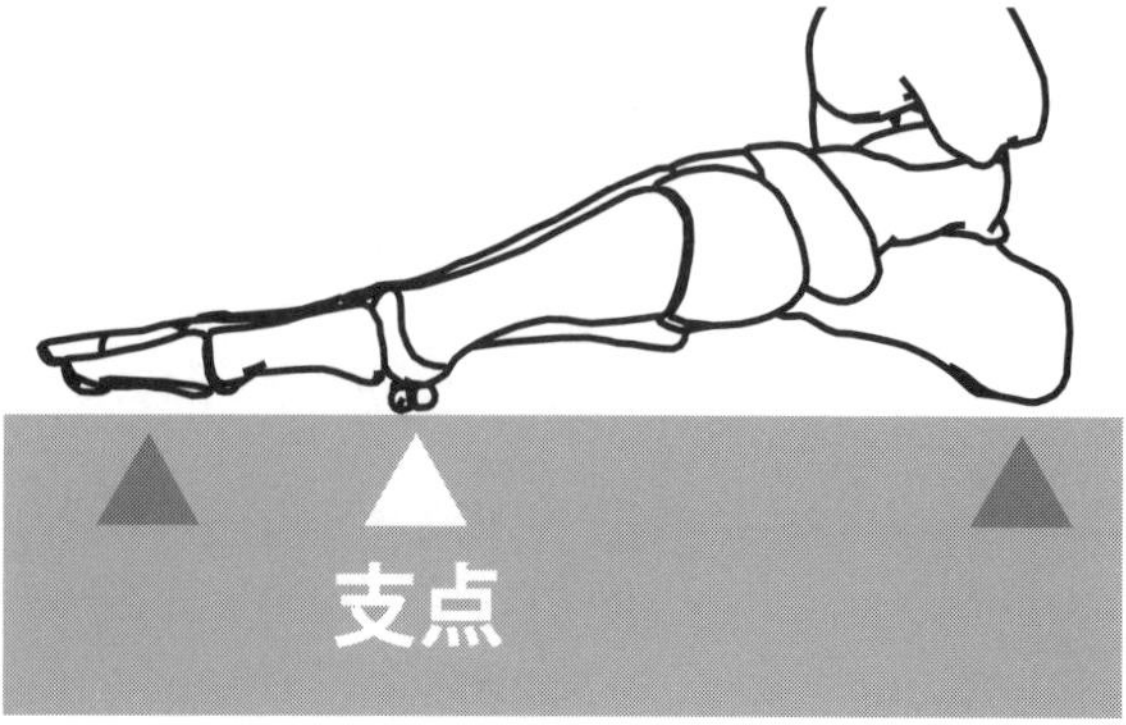

親指付け根の骨にある突起は〝種子骨〟と呼ばれ、接地してテコの支点となる。踵と指は浮いて、ここからの動きの中で作用点となる。浮いている事によって、前にも後ろにも動きやすく、力を生み出しやすい。

体の動きを自由にする。

今でもスポーツで踵を浮かせて動くように指導をする。踵を着くと体のテコが使えないので充分なパフォーマンスができなくなるのだろう。昔の名人達人は厳しい稽古によって足の形が本来の形になっていて、体を踵の上に乗せた状態でも足の形がホンの少し通常よりも丸かったのかもしれない。名人達人は踵を着いているようで、実はホンの少し浮いていた可能性がある。事実、武術の口伝では「踵は触れて触れず、薄紙を踏んでも破らない状態」などと伝えられている。普通に踵を着いた時にも、踵が、見えないほどほんの少しだけ浮くような足の形がもしかしたら人の本来の足の形で、原始時代には誰でもそのような形だったのかもしれない。

骨格は変化しないで、使う場所が変わったので、骨格を包み動かす筋肉の状態が変わってしまい、昔の人はそこを取り戻すために武術の立ち、歩く稽古を繰り返した。踵はほんの少し浮かせる。親指は上げる。これも骨格を見ればそうなのだと考えられる。親指の骨格を下から見てみると、指の下の骨に滑り止めのような突起が二つ付いている。ここで体を支え指は本当は軽く浮いているのが本来の足の形なのかもしれない。親指を指先から全部着くのなら、付け根の突起は必要ないはずだ。先の山の斜面の例のように、親指や踵は力を出す時、動く時に重要な拠点となる。おそらくこの親指付け根の突起（母指球）がテコの支点となり、親指先や踵が作用点となる構造をしているのだ。親指先や踵が〝支点〟化してしまっては、そこから動いたり力を出したりするには不自由な状態になる。

体重は外側の小指と薬指にかける。内側に体重があれば体は不安定になってしまうので、外側に体重があるのは当然になる。

小指体重か親指体重か？　安定度の検証

小指側に体重をかけると安定

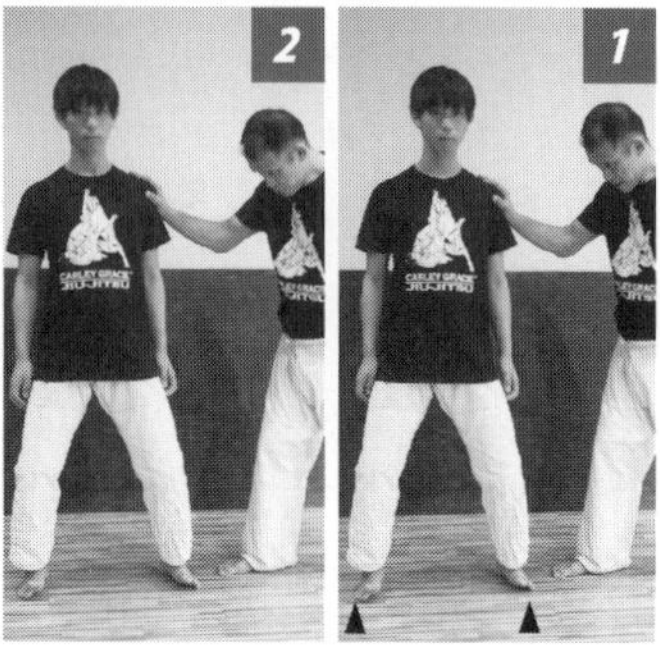

親指側に体重をかけると不安定

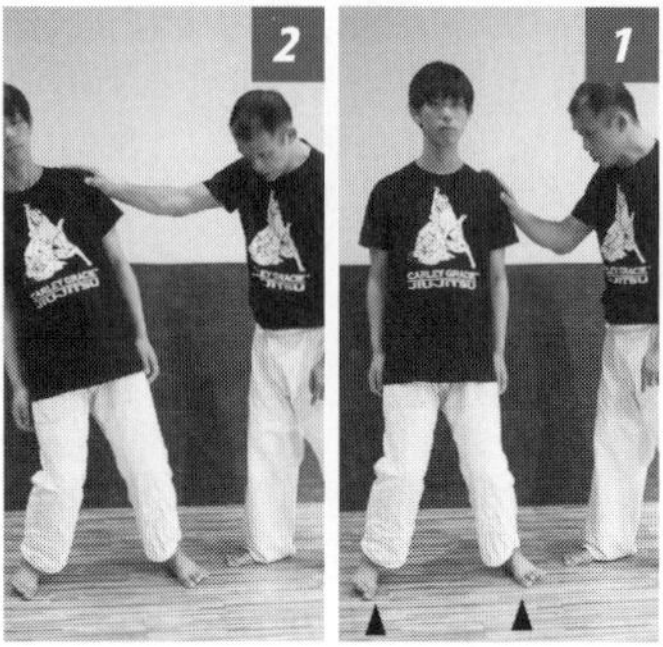

ここで実験をしてみよう。まず親指側と、小指側に体重をかけてどちらがしっかりと体を支えられるかを確かめてみよう。

親指側は大きな力が入る。大きな力は体を支えるためではなく動かすためだと考えられる。一番太く大きい親指を動かすと力が出るのだから、親指をはじめから着いたら動かす力が活かし切れなくなる。そのために指の付け根に突起が付いてそこで体を支えるのだろう。親指自体を着くと体の支えは充分ではなくなり、軽く押すとバランスが崩れてしまう。

今度は小指側に体重をかける。一番外側に体重が乗れば当然体は安定する。強く押しても今度は簡単に崩せなくなる。安定した立ち方とは、小指側に体重を乗せて、動かす重心は内側の親指側にある状態だ。

重心部分の足裏が下に付くと重心は移動できずに機能を失う。一番力の強い親指は浮かせ、付け根を地面に着けると重心が安定し、自由に動く状態になる

小指側に体重が乗れば、体における動きの始まりは小指側になる。一体なぜそんな事を思ったのか？口伝を証明してみよう。一番はじめに動く箇所を動かなくするとどうなるのか？　実験をし

親指を着けるか浮かせるか？　力の検証

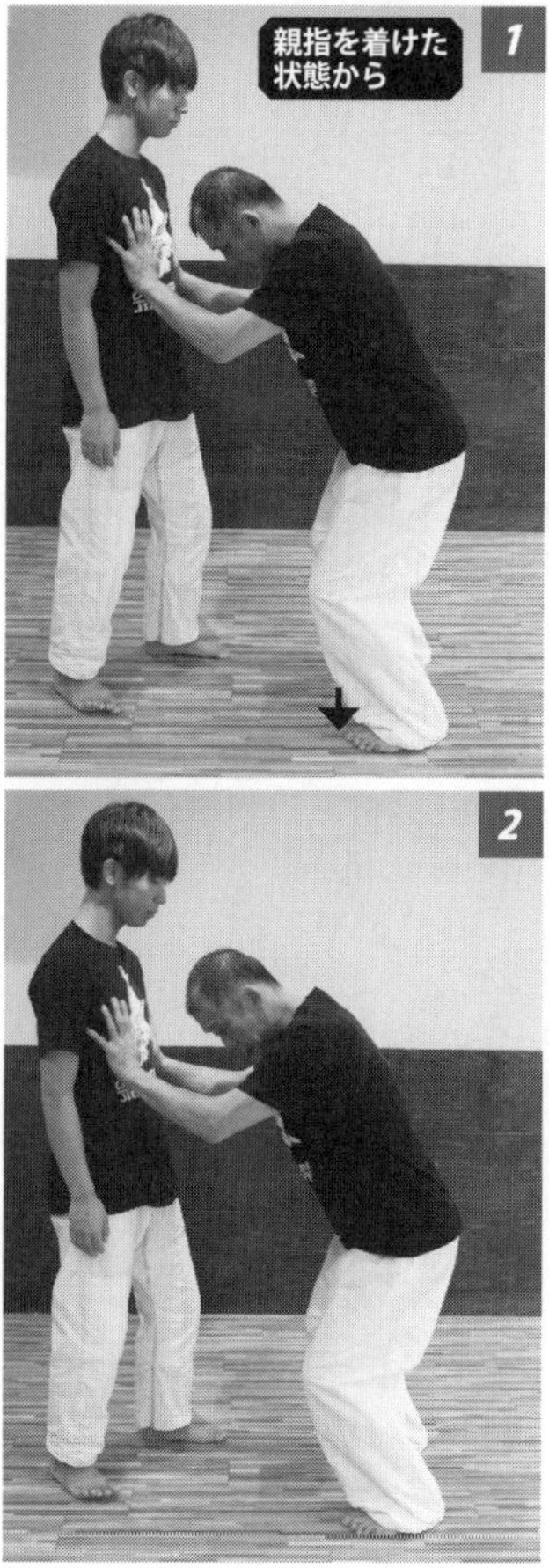

親指を床に着けた状態から押し込む。そこそこの力は出せるが…

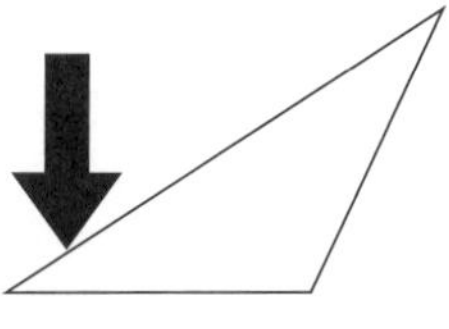

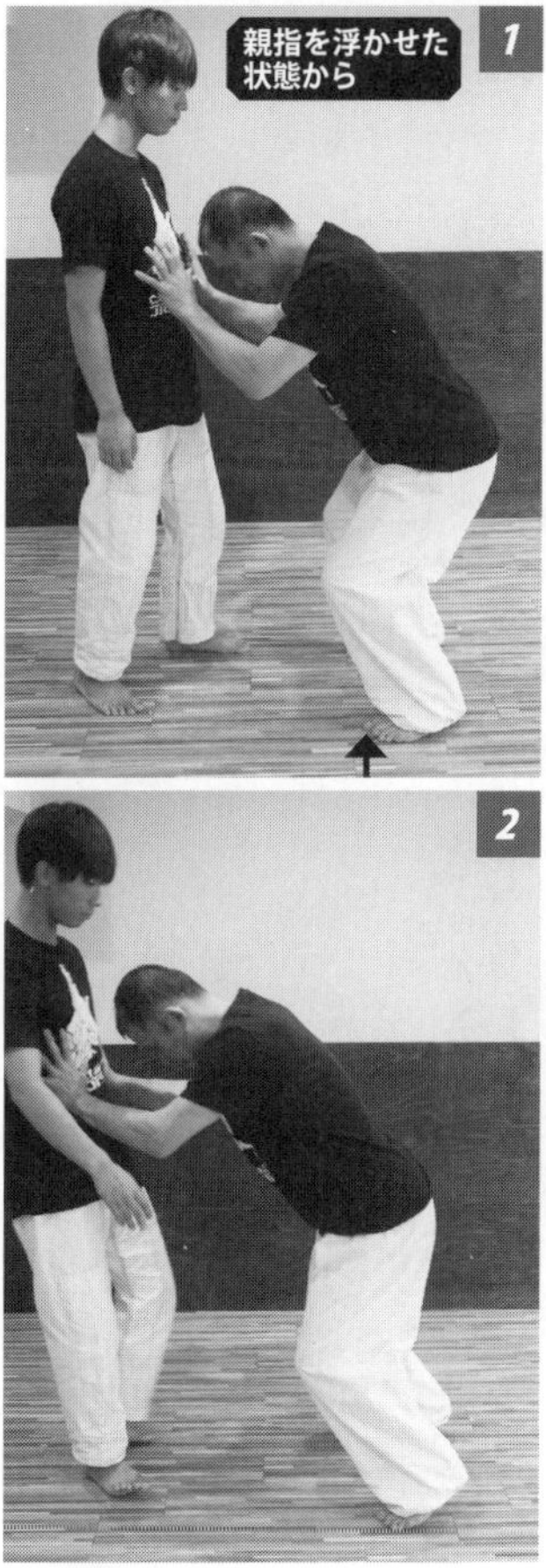

親指を浮かせた状態から始めると、より自由度の高い状態から大きな力を生む事ができる。

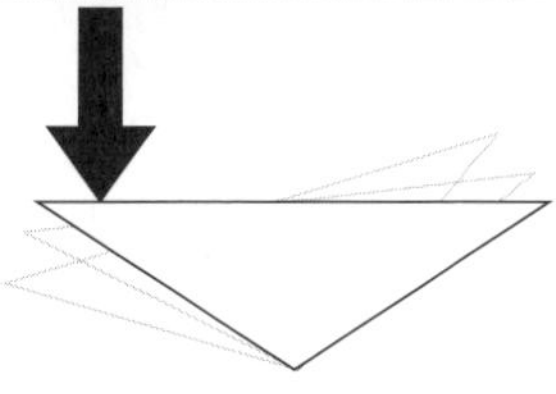

相手の小指～薬指を踏むと？

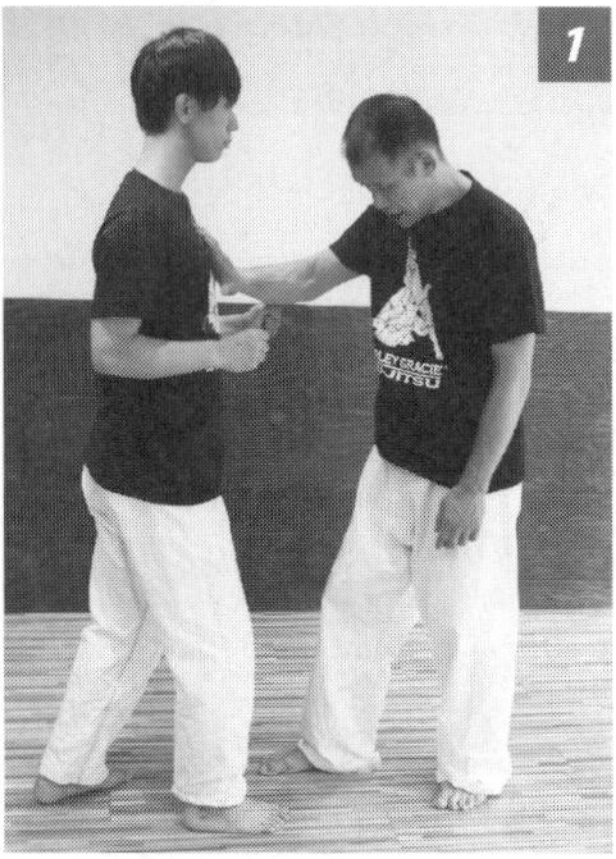

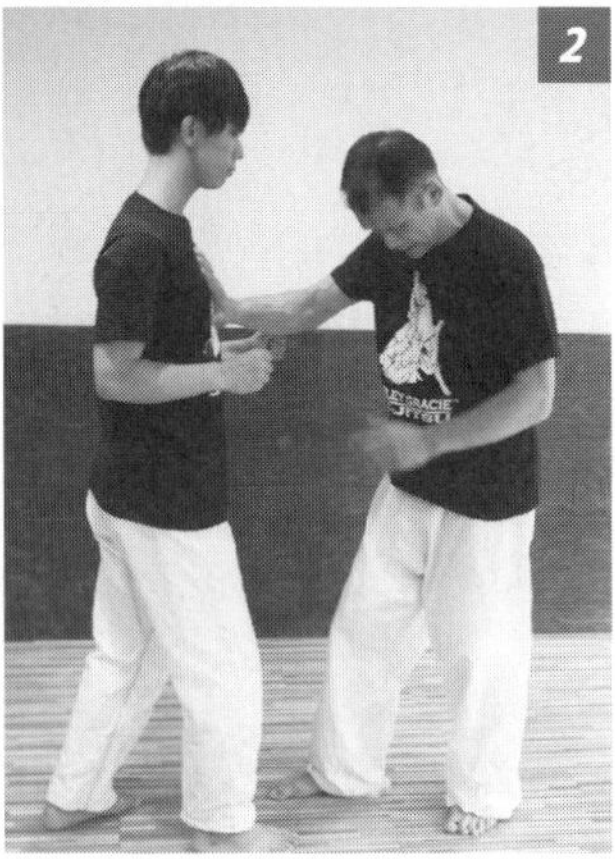

踏ん張る相手はそう簡単に押し込めないが…

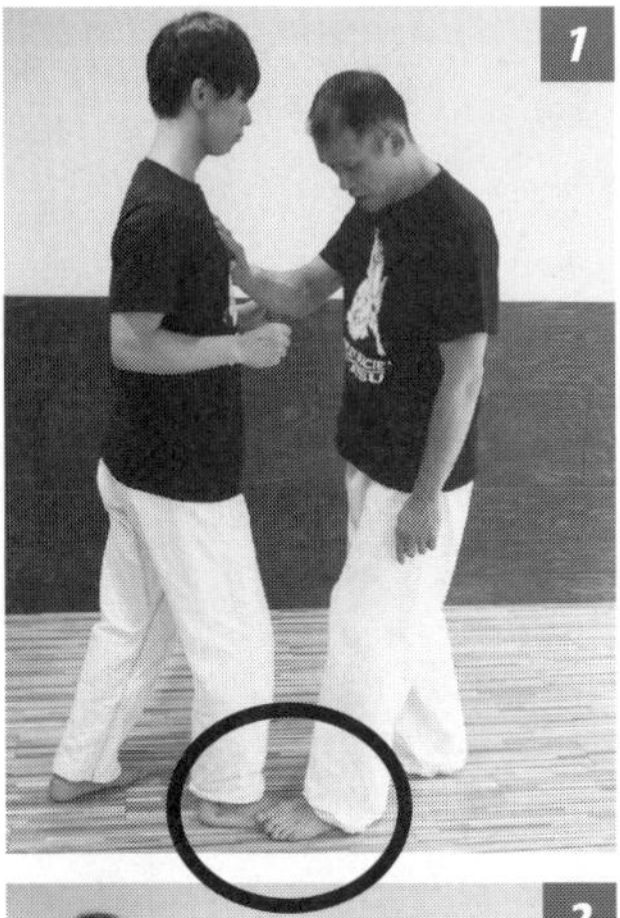

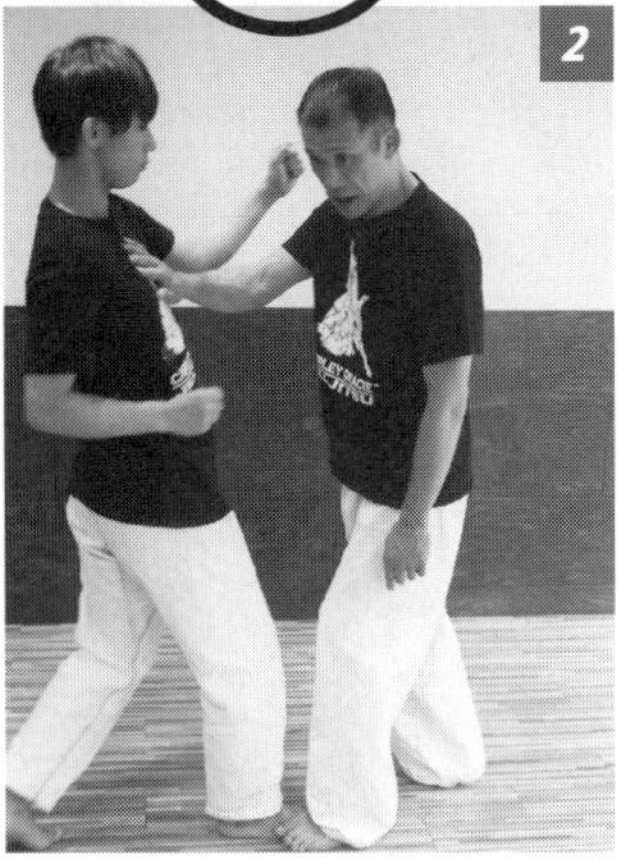

相手の右足の小指と薬指の間を軽く踏んでやると、簡単に体勢を崩す事ができる。

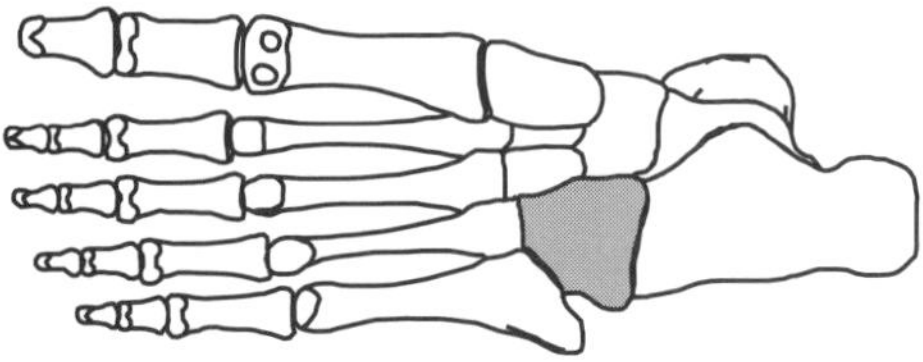

小指と薬指は基部の骨で一つにまとまっている。

てみた。これは心眼流を学ぶ時に教えて頂いた事でもある。

力を入れて踏ん張る相手を押してみる。普通にすれば大きな力が必要だ。そう簡単には動かせない。そこで、小指と薬指の間を軽く踏んでみる。本当に軽くで大丈夫。ほんの少しの刺激程度に踏んでみる。その状態で押すと相手は面白いように崩れてしまうのだ。一体なぜこのような事が起きるのか？ これを〝足裏三点〟から考えてみたのだ。体は足裏の外側で支える。外側の小指と薬指だけは根元で繋がっている。他の3本の指は独立して足首に繋がっている、4つに繋がった5本の指は次に3つの骨と繋がり足首から脛の2本の骨と繋がり、太ももで1本の骨と繋がっている。

これには意味があるはずだ。体のしくみは、必ず意味があるからそうなっている。〝意味〟とはそれが一番適した形という事でもある。外側で体を支えるために、2本の指が協力して1本の太い指の状態よりも2本で動く事により安定して体を支え、体を動かすのに効率を良くしている。支えは融通が利くように2つに分かれ、2つが動く事で足指から始まる動きが陰陽になっている。それによって細かい動きが足指から始まる体全体の動きを効率良く詳細に動かす力になっている。

だから、小指と薬指の動きをほんの少し封じると体は全体のバランスを失い、自由な動きを喪失してしまうのだ。始まりの動きを封じると全体の動きが著しく低下する。日常で指を動かさないのであれば指をよく動くように鍛えれば、今度は動けない時の反対の現象が起きる。ほんの少し触れただけで体全体のバランスと動きが低下したのだから、ほんの少し動きを良くすれば今度は体全体のバランスと動きが良くなっていく。〝足裏三点〟の外側は小指と薬指で、踵は体全体をしっかりと支える。踵に体が乗らなければ体のバランスを維持する事が困難になる。

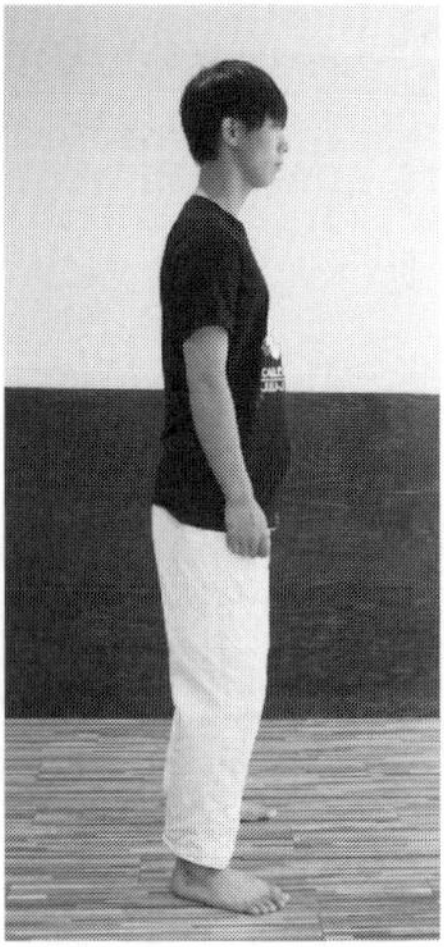

踵に体重が乗った立ち方
踵に体重が乗っていれば、一番安定した立ち方となる。

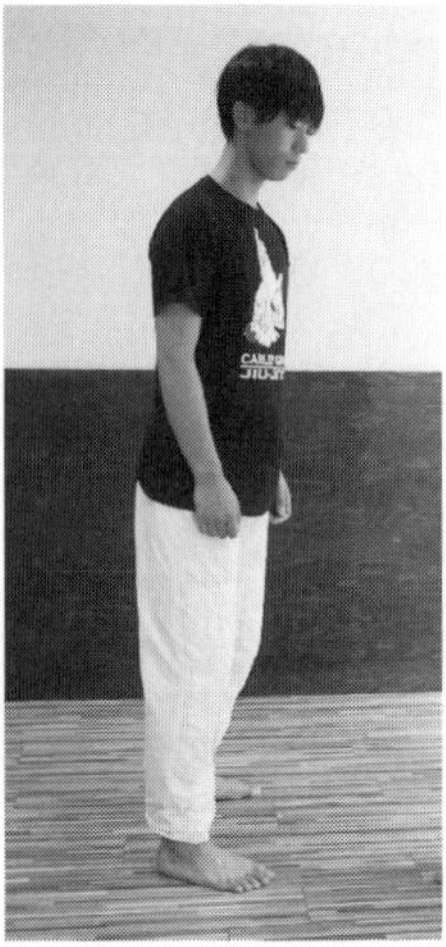

踵に体重が乗らない立ち方
自覚がないほどわずかな歪みでも、踵に体重が乗っていない事によって余計な力を使わされるため、不安定な立ち方となる。

踵は位置的に体全体の一番下になるから踵の上に体が乗るのが正しいのだ。

日常的に裸足でむき出しの大地を歩くという、人の本来の運動を喪失したので足の形が劣化し、動きを忘れているために考えられなくなっただけで、どう考えても体は踵の上にある。バランスを上手に取るには体を踵に乗せる必要があるのだ。日常では気が付かないだけで、急な斜面を降りるためには普段は考えられないほどのバランスが必要になるので、自然と踵から地面に降りてその上に体を乗せてバランスを取ったのだと考えられる。日常的に険しい場所で暮らせば自然に体が鍛えられて踵が浮いてその上に体が乗って足指からはじめに着くのかもしれない。踵から着くのは体が弱いからで、本来の環境に対しての動きとして弱いのだ。舗装された道路では、動かしたくても靴に包まれた足指は動かせない。その結果として足指が劣化し、足の形も変形してしまっているのが現代の体事情なのだ。

人工的で平坦な場所で太ももやふくらはぎを鍛えて

も、この劣化は改善しない。自然の中を裸足で歩くと足指が覚醒して本来の動きに戻ろうと体が本能的な動きの方向に向かう。自然に踵に体を乗せ安定する。大きな力は親指で起こす。ぬかるむ急な斜面を降りる時には踵の上に体を乗せ、踵から降りる。反対に急な斜面を登る時にはバランスだけでは足りないので親指から着いて大きな力を出そうとする。

日常を自然の中で裸足で暮らせば、体が本来の機能を発揮し、普通に小指と薬指を着き、親指は反って上に上がり、踵は着かないまま急な斜面でも自由自在に動けるのが本来の人の持つ運動能力のような気がする。

本来の運動能力は本来暮らすべき環境で体を動かせば誰でも発揮できる。そしてその能力は今からは信じられないほどに高いのだと思う。武術とは何も不思議な能力を引き出すためのものではなく、人が本来持っている能力を引き出す知恵だと思うのだ。

人の本来持つ能力とは、むき出しの大自然を自由自在に動きまわれるほど高い。そうでなければ原始時代に人は生き残る事ができなく滅びている。人は文明を考え環境を造り替え、便利な道具を数え切れないほど作った。21世紀の文明による恩恵は自然界からは想像もつかない。人が作りだしたすべての文明による発明の分だけ人の体が退化して劣化しているとしたら…。人が、それがなくても充分に生きていけるだけの身体能力を持っていたとしたら…。人の持つ運動能力、身体能力は計り知れない。失われた能力を取り戻す知恵と工夫が武術の知恵であれば、武術の達人たちの、今からは信じられないような話も実は当たり前だったような気もするのだ。

3 〝立つ〟だけで全身を繋げるトレーニング

自然に戻らずに不自然な環境で不自然な運動を行ない、その結果、体が失った可能性、能力を引き出すのが武術の目的だと私は考えている。〝立つ〟という事は思いのほか劣化しているので、簡単な運動で効果の出る改善法をご紹介しよう。

1）踵に体を乗せる

踵の上に体を乗せたまま踵を上げてゆく。この段階でバランスを取れない人は多いはずだ。無理せずに少し上げて体を乗せたまま保つ。それができるようになったら降ろす。上下にほんの少し動かしながら踵の上に体を乗せて維持する。この時、腕は自由にしてバランスを取って構わない。腕を前に出してバランスを取ると立禅のような形になる。多分立禅も同じような目的で行なっていたような気がする。

これだけでも体の状態が変化する。体を支える始まりの足と体の位置が安定すると姿勢が良くなって体の安定が増し、楽になる。

次に足を外側と内側に捻って同じ動作を行なう。足は捻って螺旋の状態で体幹と繋がるから、真直ぐの状態よりも効果が高まる。

いろいろな足の形で行なうとさらに効果が高まる。空手などは様々な立ち方をして鍛えるが、同じ目的であったように思える。このまま踵を大きく浮かせて背伸びをするようにすると、バレエの基本動作と似たような動きになり、身体に関する知恵と工夫の共通性を感じたりもする。

踵に体を乗せる

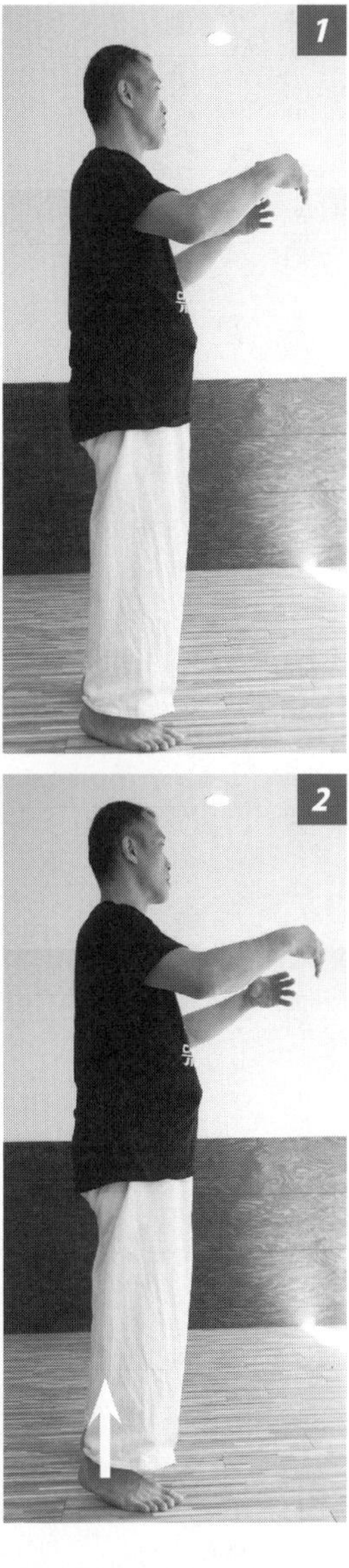

踵に体が正しく乗った状態で立ち、そのまま少しずつ踵を上げていく（写真は腕を前に出す立禅の形）。

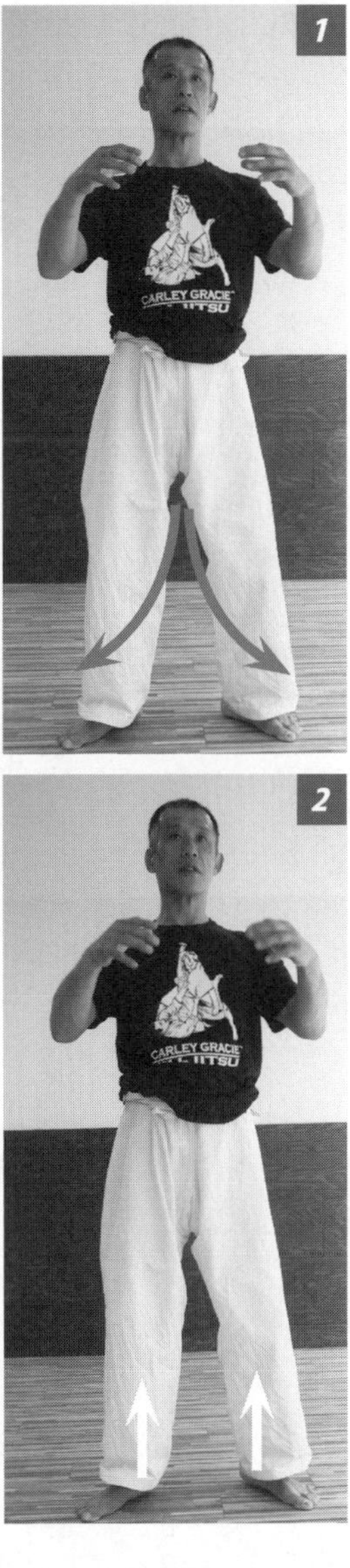

足を外側に捻って同じ動作を行なう。捻る事によって足は体幹と繋がり、より高い効果が得られる（内側へ捻っても同様に行なう）。

2）親指に力を集める

力は親指が一番強いのではじめは親指に体重を乗せる。普段足指を動かしていないので、はじめから上げるのは難しく、効果がなかなか出にくい。親指を上げる運動も良いが、上げる前に鍛えた方が効果が出る人の方が多いと思う。親指に体重を乗せて、弱っている親指を動かして鍛えて覚醒させる方がほとんどの人に効果が早く出る。踵に体を乗せる立ち方と同じ方法で踵を少し浮かせて、今度は親指に体重を乗せて力を込める。親指が覚醒してくると自然に指先が浮いて小指側に体重が移動してくる。足に力が戻ってきたので足の丸い動きが出始めると親指と小指、薬指の正しい関係が覚醒してくる。〝足裏三点〟に近い動きになってくる。この運動もいろいろな立ち方で行なうように段階を踏んで進んでいく。

3）小指と薬指に体重を乗せる

親指と同じ理由で、まずは外側に体重をかけて立つ運動を行なった方が早い効果が期待できる。外側に体重をかけて踵を浮かす運動を繰り返す。はじめはそれほど高く上げないで踵に体を乗せた状態を維持して動いた方が効果が高くなる。無理に動かして正しくない体重の乗せ方をしても効果は望めない。徐々に上げて止めて次に降ろす。外側に体重を乗せて踵を浮かせて踵の上に体を維持する。簡単そうで難しい運動だが、少しずつ確実に行なうと、確実に大きな効果がある。3つを分けて行なったら今度は同時に行なうようにする。立禅や他の武術の立ち方はおそらくこの足裏の動きを鍛えたものだと私は思う。足の形と重心が変わると動きが足から繋がってくる。ここが武術の始まりなのだろう。

親指に力を込める

親指に体重を乗せた力を込め、そのまま少しずつ踵を上げていく。

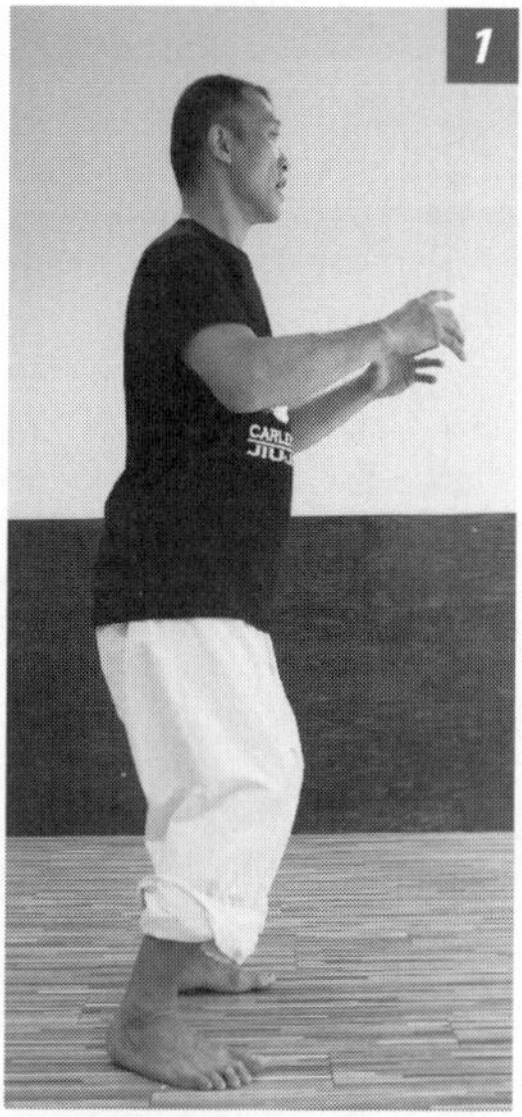

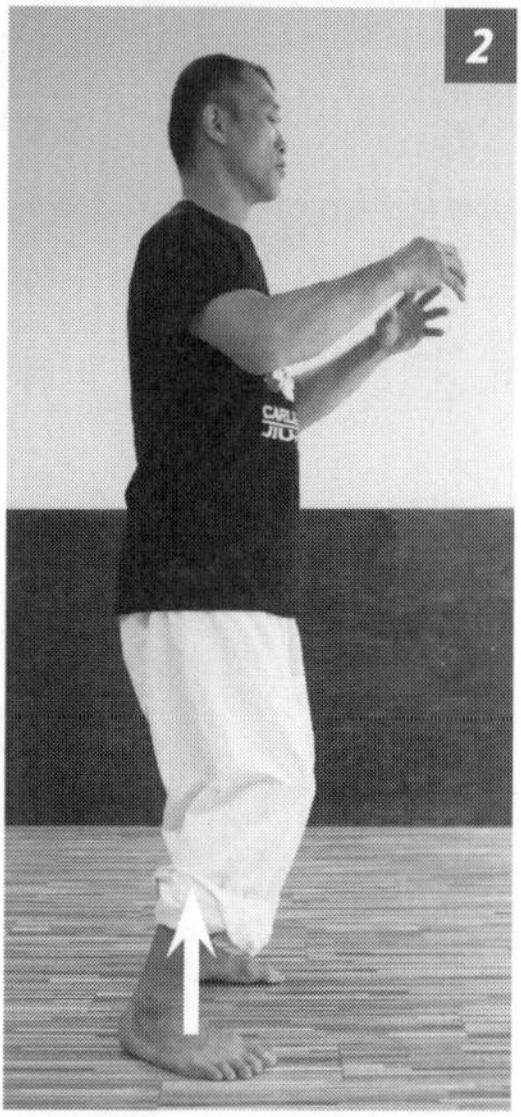

小指と薬指に体重を乗せる

小指・薬指に体重を乗せた力を込め、そのまま少しずつ踵を上げていく。

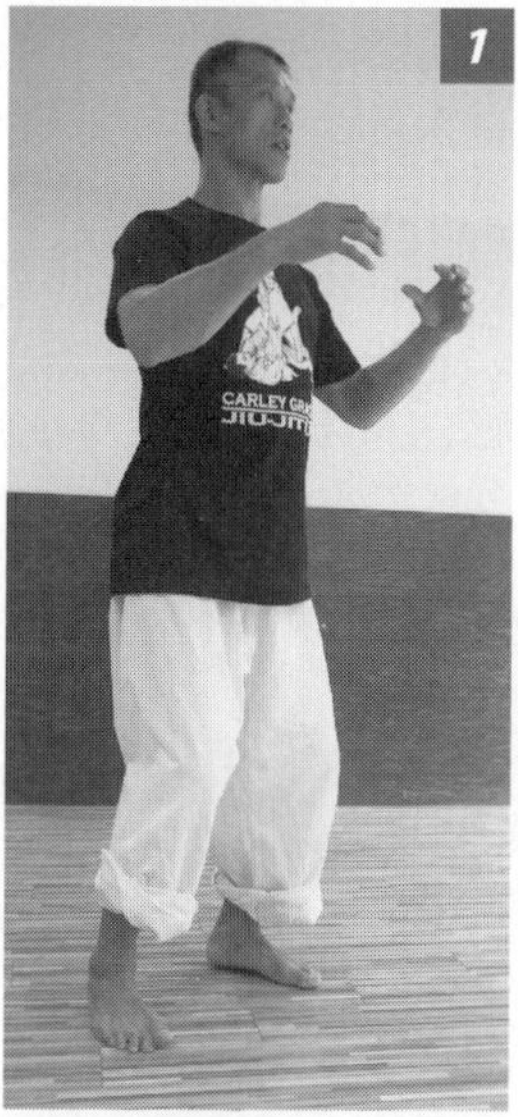

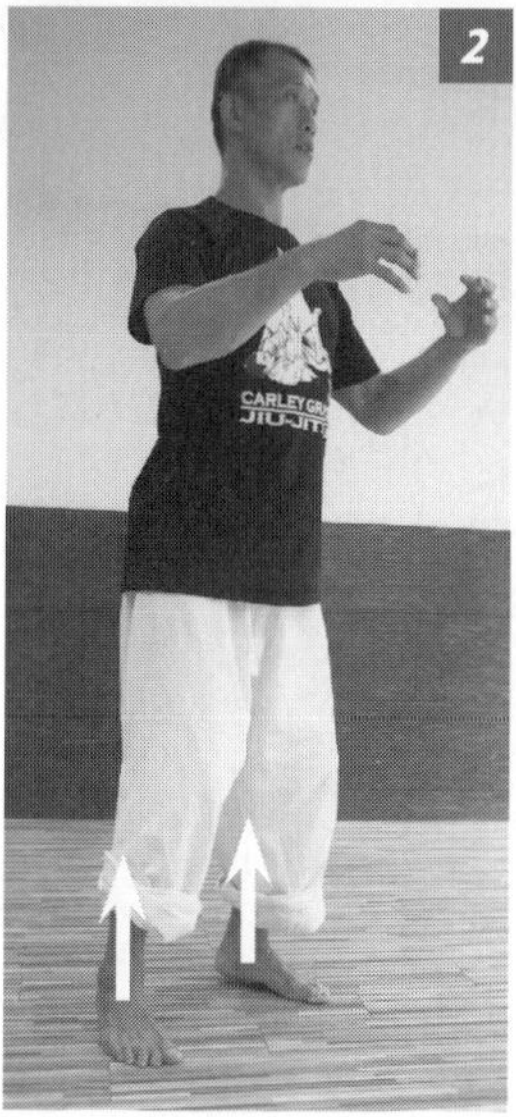

4 全身が覚醒する〝歩く〟トレーニング

1）踏ん張らない

歩くという事も不自然な環境で日常的に行なうので劣化した動きになっている。立ち方をマスターしたら次に歩く運動に進むのが正しいやり方だが、同時に進行しても大丈夫だ。ただし決して無理はしないようにしていただきたい。

足は捻る事で運動効率が高まるから、足を捻って歩く運動で体を効果的に変えてゆく。

舗装道路を靴を履いて歩いたのでは気が付かないが、本来の自然環境は凸凹ゴツゴツしており、そういう場所を小石や岩や植物等の障害物を避けるように曲がりながら歩かねばならない。その際には不安定な場所で常に体のバランスを調整しながら歩く事になるので、常に脚の筋肉の螺旋を使って歩く事になり、これが本来の人が歩く時に使用する筋肉の状態になる。

この歩き方で腰を落とすと武術の歩法になる。また、人は1本の足できちんとバランスを取って立ち、残りの足と2本の腕をバランスよく動かす事で最も効果的にテコを使い、機能的に動く。ボールを投げる時に両脚で踏ん張ればテコの力を使えないのでボールに力は出ない。両脚の体重移動を上手に使い、そこに両腕のバランスを巧みに重ねる事でボールに力が加わる。両脚で踏ん張って片手で投げてもボールに力は出ない。テコの力＝引力を巧みに取り入れて使うのが人の身体能力を高め、その際にきちんと動く骨格と筋肉の状態が身体を健康にし、能力を引き出してくれる。

踏ん張らない

空中での腕相撲。両足でしっかり踏ん張った方が大きな力が出せそうだが…

両足で

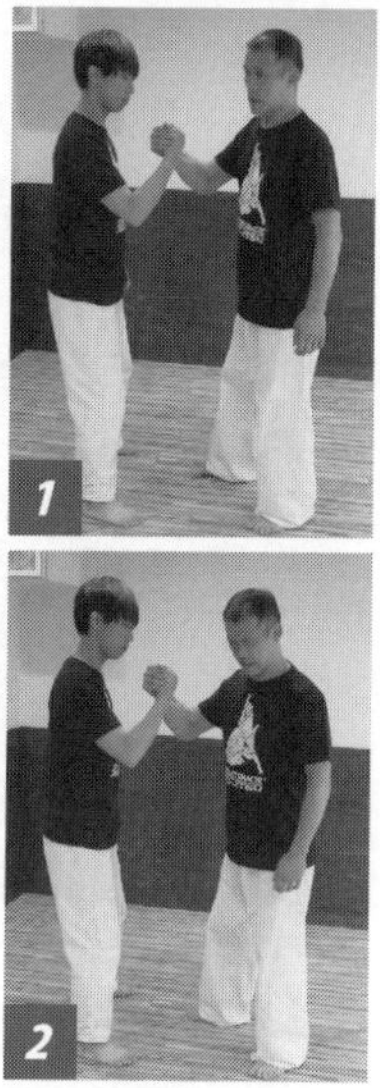

片足で行なうと、両足で踏ん張るより大きな力が出る。

片足で

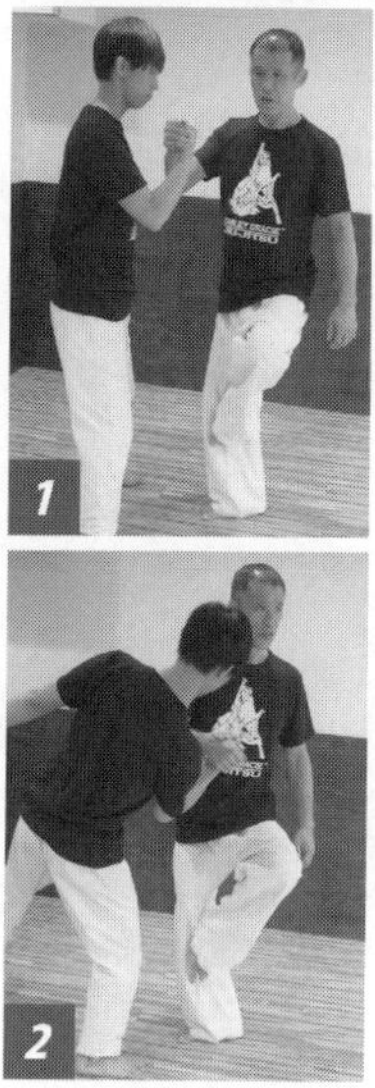

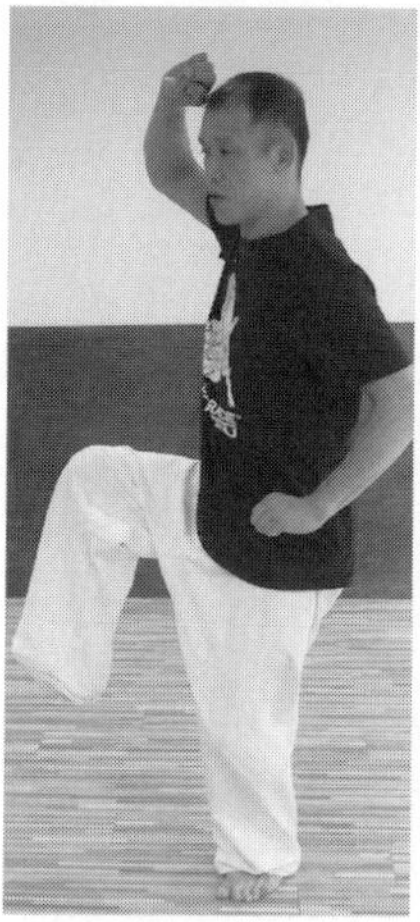

柳生心眼流では片足で移動しながら両手を振り回す鍛錬動作が多い。

腕相撲も両脚で踏ん張った方が一見力が強く見えるが、不安定に見える片足でやった方がテコの力を味方にできるので実は力が圧倒的に大きくなる。不安定な力を片足のバランスを鍛える事で味方にすれば、片足で体重を移動した方が力が圧倒的に大きくなるからだ。武術には片足で立って両腕を動かす型が多く見受けられる。この理論を昔の人は実感して知っていたからこそ片足で動く鍛練法と型が多くできたのだと思う。柳生心眼流では片足で移動しながら両手を振り回す鍛練法がほとんどで、案山子《かかし》のように戦う非常に強い集団だったと他流から言われていた。

体の劣化が著しい現代では同じ形を真似して動かない箇所を動かすには負担が大きいので、はじめは腰を落とさないでやった方が効率が良い。無理に腰を落として内側が動かなければ意味がなくなってしまうからだ。また、無理せずバランス運用修練は片足立ちで行なうが、その前段階として同じ事を寝て行なってから入るのも有効だ。

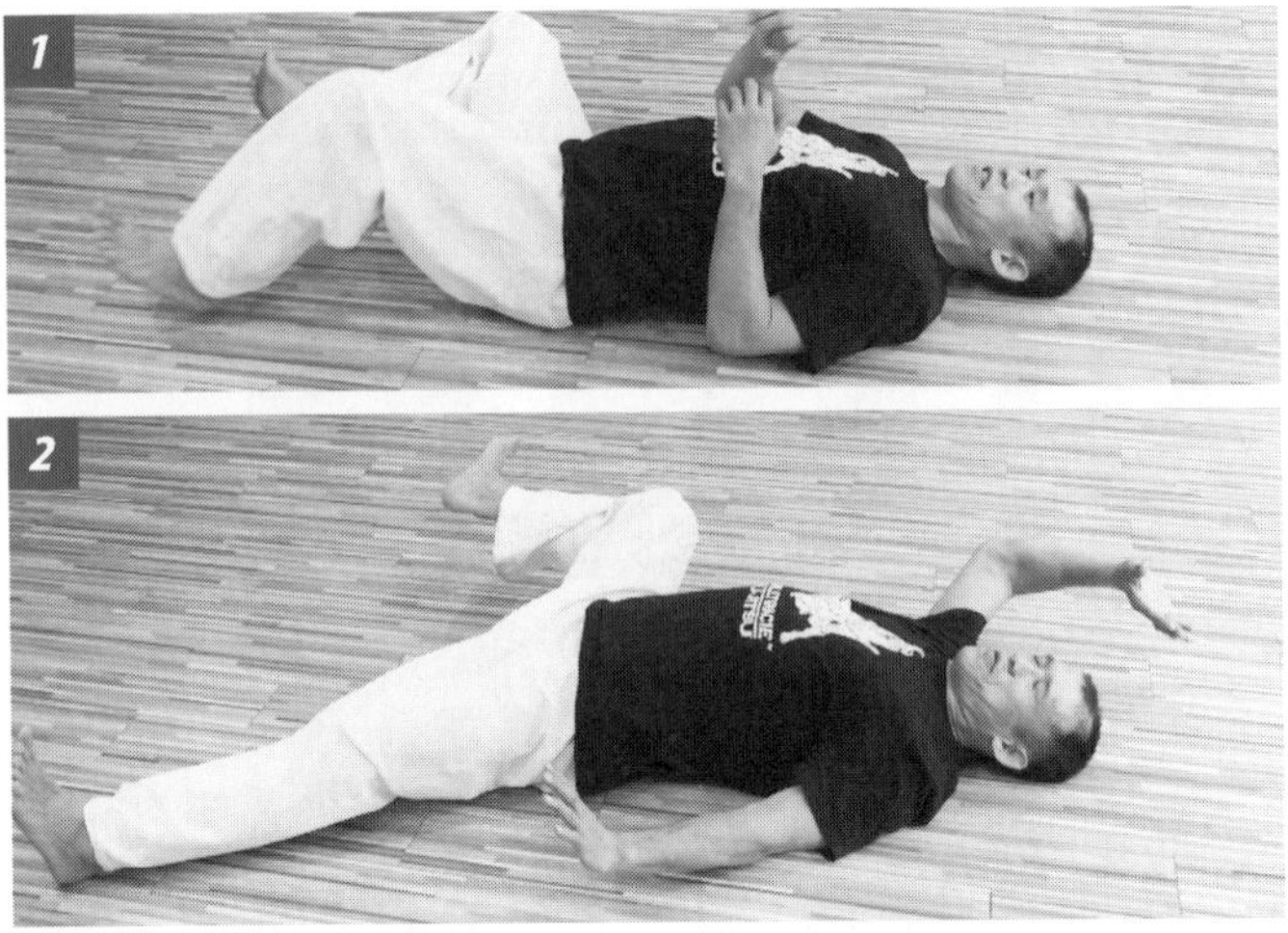

に同じ形からの動きを寝てやると、腰痛や肩凝りに効果のある運動になる。

2）バランスの運用

立つ運動と同じコツでまず片足で立ってみる。寝て行なう場合もコツは同じだ。寝て行なう分足の負担が少なくなるので、体力に自信のない人は寝てやる運動からやるとよいと思う。

立ってやる場合には〝足裏三点〟を忘れずに行なうのが大切だ。寝てやる場合は意識せずにまず手脚の動きを正しく行なってみてほしい。

立ち方に三年かけて、それから歩法に進むのが本来の稽古を進める正しい段階になるので、武術の修行でなければ無理をしないで構わないが、忘れる事は厳禁。忘れれば効果を失ってしまうからだ。頭の中にあれば続ける事でやがて体の内側から反応が出て来る。忘れると出てくる可能性は低くなる。できる範囲で頭から離さず心掛けながら歩く運動をしていただきたい。

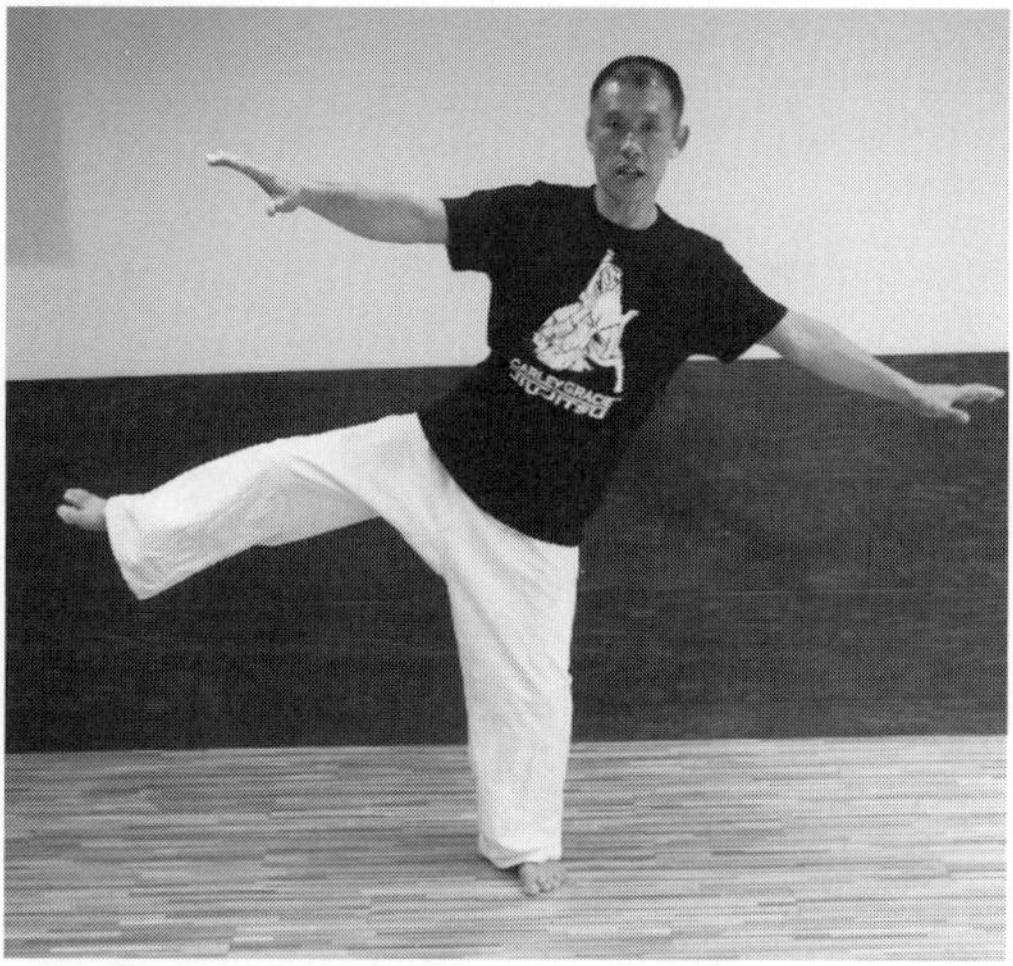

片足立ちになる。足の筋力でバランスを取ろうとしてしまいがちだが、そうではなく、足の筋力を使わずとも楽に立ち続けられるところを探す。

片足で立つという事は、筋力で考えがちだが、なるべく力を使わないで片足で立つ事で、体は効率よく動く事ができる。2本足で立つ時と片足で立つ時にはバランスが変化する。人はバランスを維持した状態から上手にバランスを変化させ、その際に生まれるエネルギーを上手に利用する事で筋力以外の力である〝重力〟を味方にし、効率が高い動きを生む事ができる。2本で立っているものをそのままのバランスで動かすのは間違った使い方で、バランスが悪い物を支えるのに大きな力を必要とする。だから疲れる割に動く力は小さくなる。2本足から上手に片足に体重を移し、上手くバランスを崩し、その力を取り込んだ筋肉の力で体を動かす事が効率の良い歩き方のコツだ。

片足で立つ時に効率の良いバランスの変化とは、片足で一番楽に立てる体勢から生まれる。2本足で一番楽に立って、バランスを上手に移動したら片足の時にも一番楽なバランスの体勢になり、その繰り返しが効率のよい歩き方になる。一番楽とは足から始まる形、全身がバランスよく繋がっている状態だ。〝バランスよく〟とは体の負担が一番少ない状態。つまり正しい姿勢とは余計な力の要らない姿勢で、そのためには骨格全体がテコの原理で立てる状態になる。正しい姿勢は動くたびに変化する。骨格は体を支えるから、骨格のバランス自体が整い、そのままで立てるバランスの時に体は効率良く動く。

片足で立つ、というと真直ぐな足を筋力で支えるように勘違いしがちだが、それでは2本の足のテコをそのまま使うので非常に効率の悪い動きになる。

片足で立つという事は、立っている足側が真直ぐでは、上げた足側の体全体がテコが合わないので下に落ちようとする。2本足のテコのまま1本にすればバランスが崩れるしかないのだ。両足立ちで正しい姿勢は片足では間違った姿勢に変化してしまう。

崩れたバランスを筋力で維持するのでは歩くという動作はぎこちなく、効率の低い動きになってしまう。舗装道路を歩く時にはバランスを使う必要がそれほどいらないのでこの能力も大分衰えている。凸凹した場所を歩くとバランスが自然に必要になり、動きの中で筋力が引き出され鍛えられる。バランスを大きく取る歩き方はこのように大きく身体を揺らすように動かして、一歩ずつ片足で巧みにバランスを取り移動させながら歩く。

2本から1本に変化したらテコも本来は変化する必要がある。支えている足からはみ出すように体が出ればテコが変化し、バランスは少ない力で維持できる。

この状態は転びそうな時に体を立て直す動きと同じだ。転びそうな時に筋力だけでは耐え切れないので自然に引力の力を取り込むために姿勢を変化させるのだ。

片足立ちになったら、体が支え足からはみ出る事によって姿勢が維持される（写真2）。ただし、この状態は真直ぐの状態に比べて何倍もの筋力が必要。そこから腰を移動すると最小筋力で維持されるポジションとなる（写真3）。安定を維持しつつ腰を回転させて螺旋を作り、腰を落とすと武術の立ち方となる（写真4）。

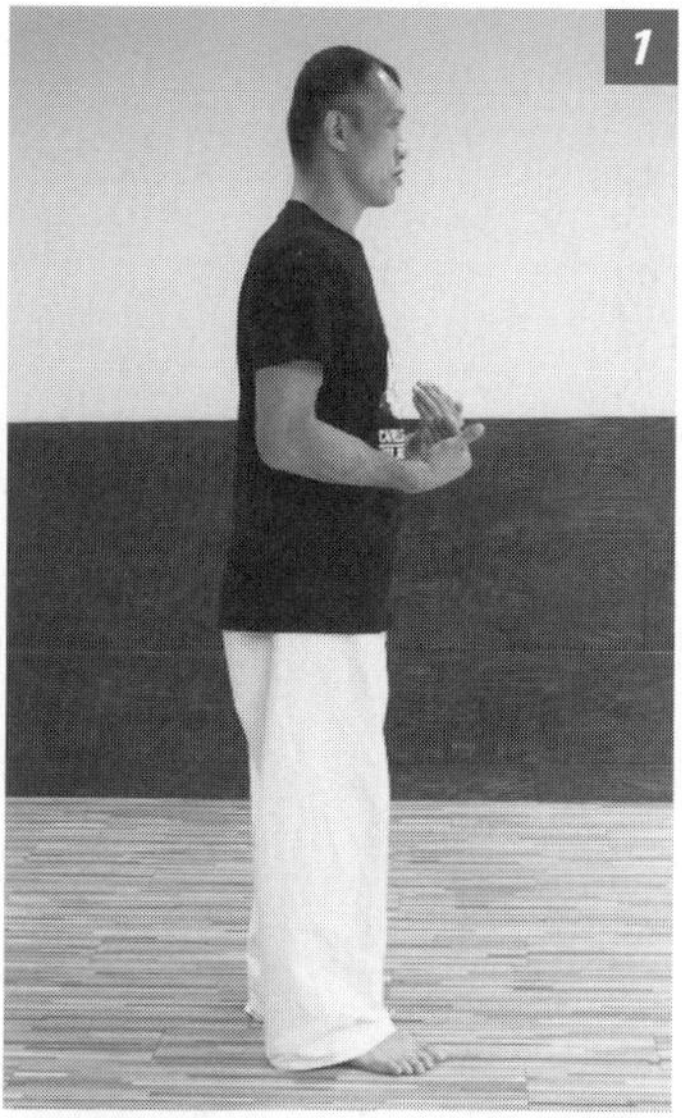

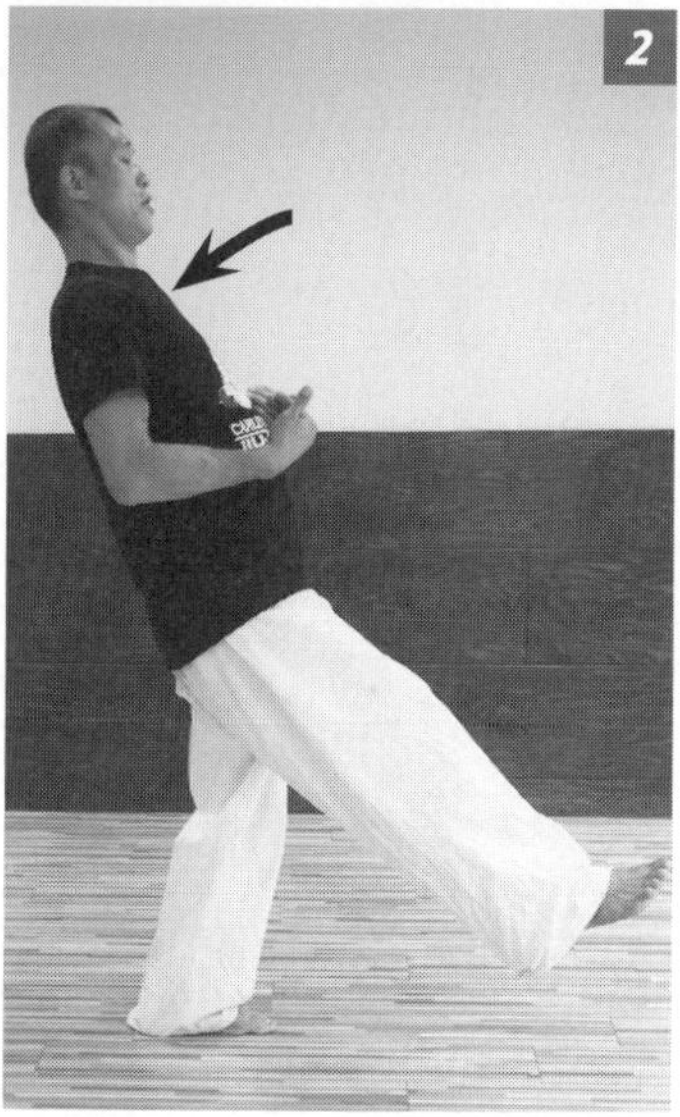

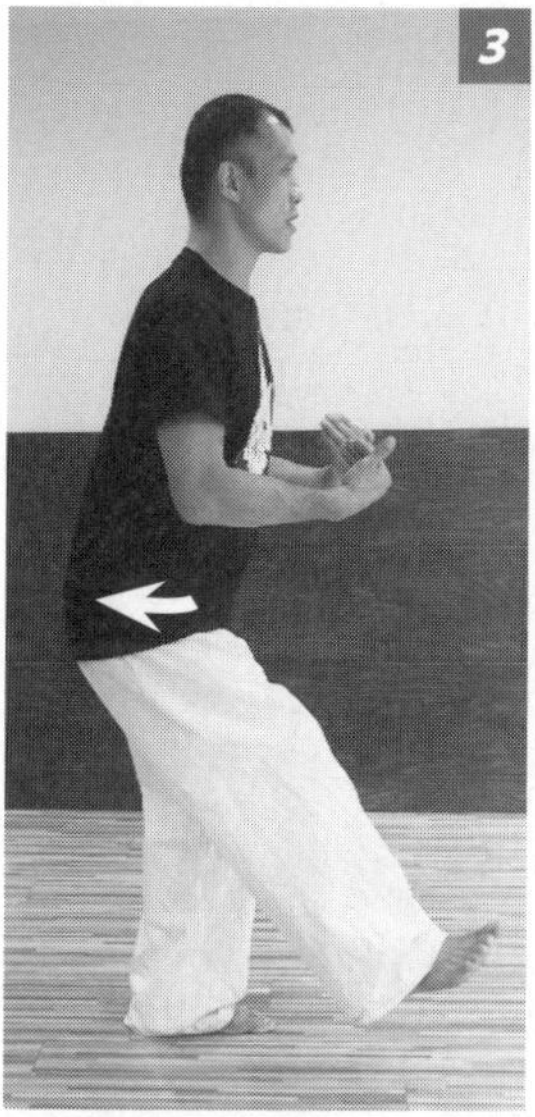

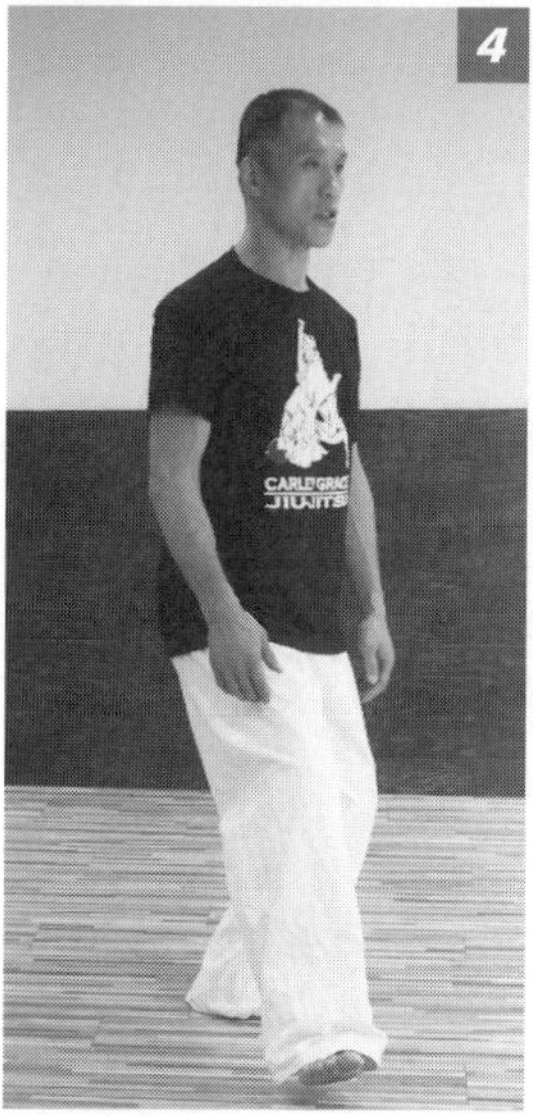

舗装された道路を靴を履いて歩く時には、それほどバランスの変化をしなくとも楽に歩く事ができる。本来の自然な環境で歩く時に舗装道路のような空間はあり得ない。つまり現代は不自然な空間で日常的に不自然な歩き方を行なっているのだ。自然の大地は凸凹ゴツゴツしているので体が自然にバランスを維持し、変化させて日常的に歩く。日常の動きはなるべく運動効率が高い動き方を、生命は自然に選ぶ。そうしないと体が痛んでしまうからだ。2本足でなるべく力を使わないで立つ、片足になったらバランスを変化させてなるべく楽に片足で立ってそのまま足を組み替えて歩く。

本来の環境では舗装道路の何倍もバランスを変化させなければ歩く事が大仕事になってしまうので、なるべく体に負担をかけないような楽な立ち方が片足になった時に必要になる。体を斜めに傾けるとテコは安定して片足の負担は減るが、体全体を支える筋力は、体全体が傾くために、真っ直ぐに立つのに比べ何倍も必要になる。体のテコを真っ直ぐな状態で変化させ、片足で効率良く立つには腰を移動させると簡単に安定する。

脚は捻ると効率良く筋力を発揮するから、この状態でテコを安定させながら腰を回転させる。このまま腰を落とすと武術の立ち方になる

3）螺旋の導入

武術とは不自然な環境で不自然な動きを行なう事によって自然な動きを引き出すという、コロンブスの卵的な発想でできている。不思議に見える武術の立ち方とは実は険しい大自然の中で歩く事を人が造りだした人工的な空間で行なう知恵なのだ。脚を捻り、腰を移動させてバランスを変化させながら維

持するこの状態で歩くと、自然の中で歩く動きに近い体の箇所が覚醒してくる。武術はここからさらに腰を落とし上半身まで繋げて全身の動きを覚醒して歩く。

まず真直ぐに立って足を少し捻って上半身を一歩ずつ斜めに向けて脚を出す運動を行なうと効果が早く出ると思う。徐々に段階を踏んでゆっくりと行なう。ゆっくりと行なう事で、体のバランスを捻って維持する感覚を、詳細に感じながら行なう事ができる。これによって、運動を正しく効果的に行なえる事になるのだ。この運動で脚の螺旋が回復してくる。

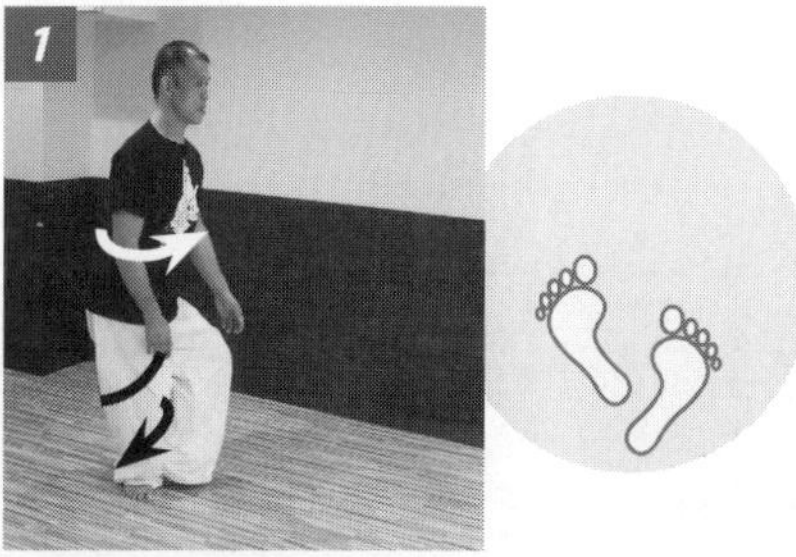

1 真直ぐに立ち、左足を少し浮かせ、右足を捻って体を左斜め方向に向ける。

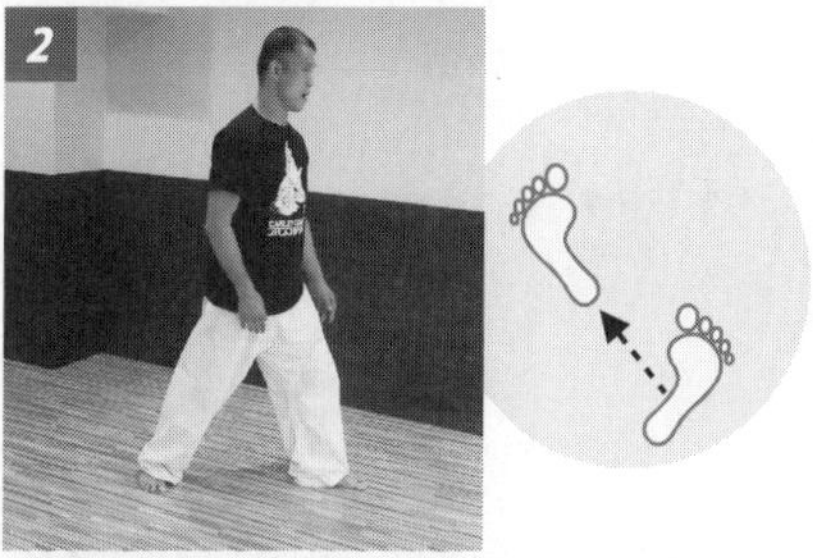

2 体を向けた方向に真直ぐ左足を一歩踏み出す。

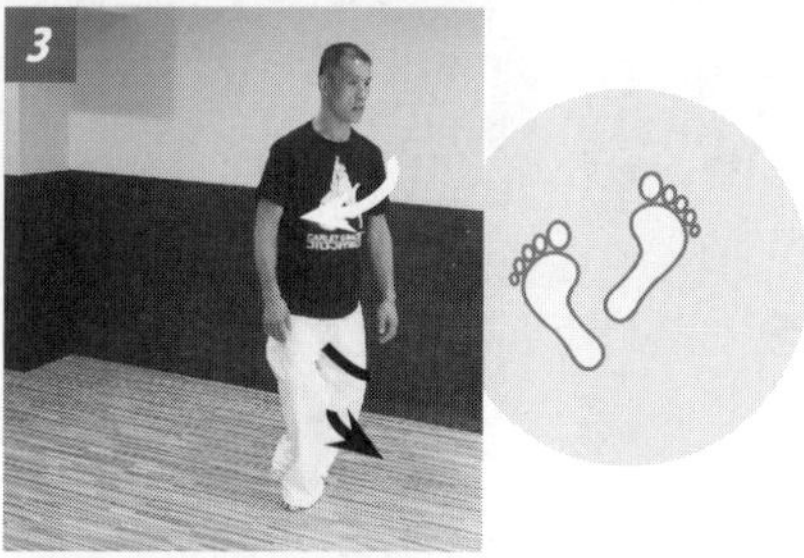

3 右足を引き寄せつつ少し浮かせ、左足を捻って体を右斜め方向に向ける。

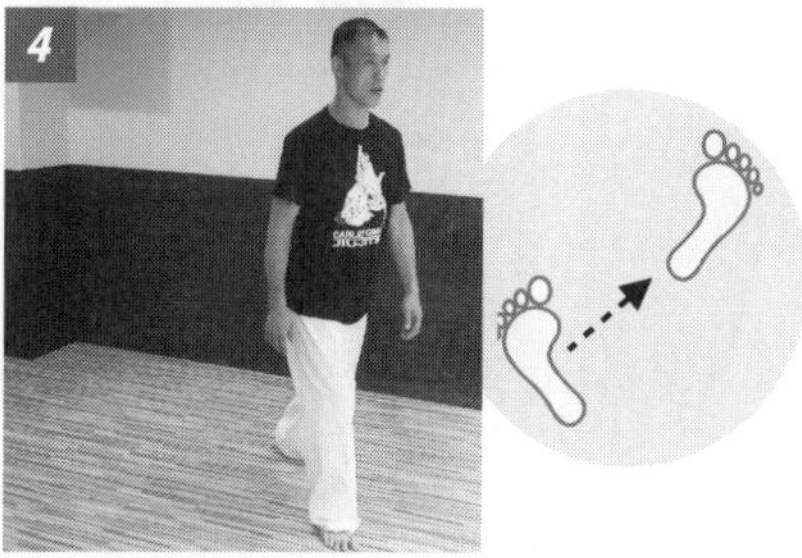

4 体を向けた方向に真直ぐ右足を一歩踏み出す。

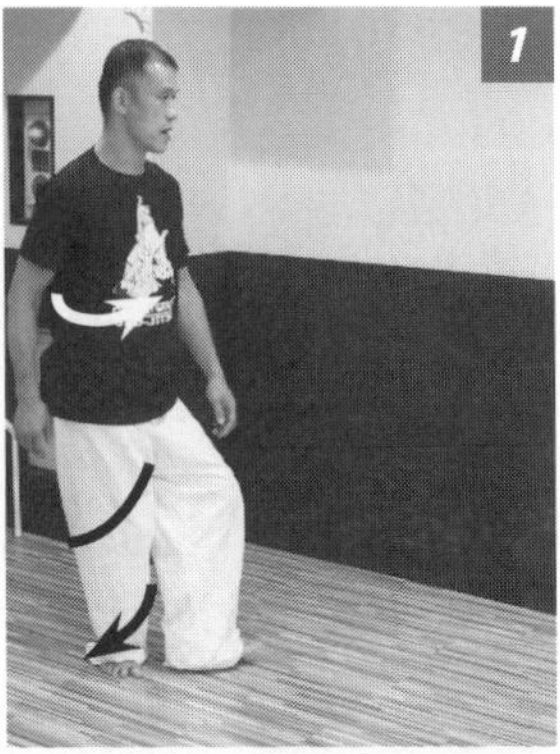

真直ぐに立ち、左足を少し浮かせ、右足を捻って体を左斜め方向に向ける。

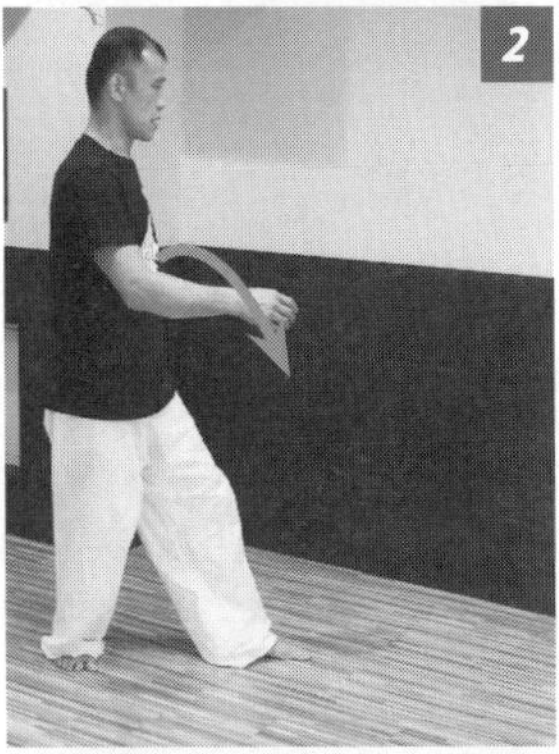

右腕を外旋させて螺旋を作りつつ振り出し、体を向けた方向に真直ぐ左足を一歩踏み出す。

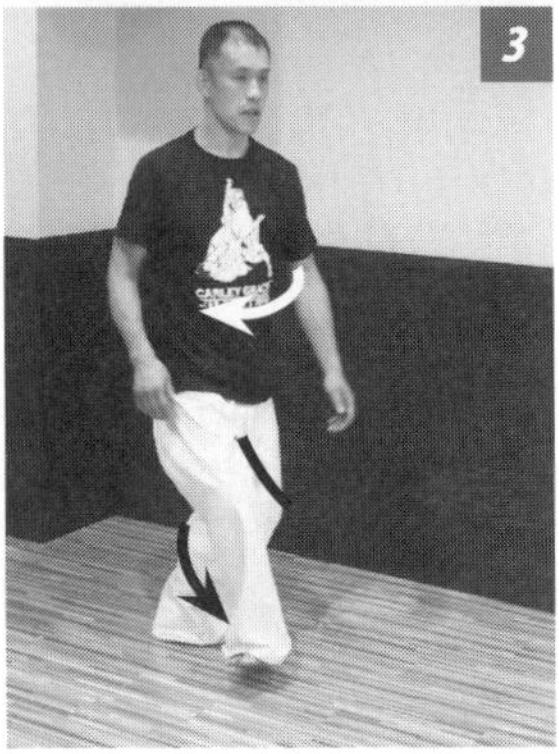

右足を引き寄せつつ少し浮かせ、左足を捻って体を右斜め方向に向ける。

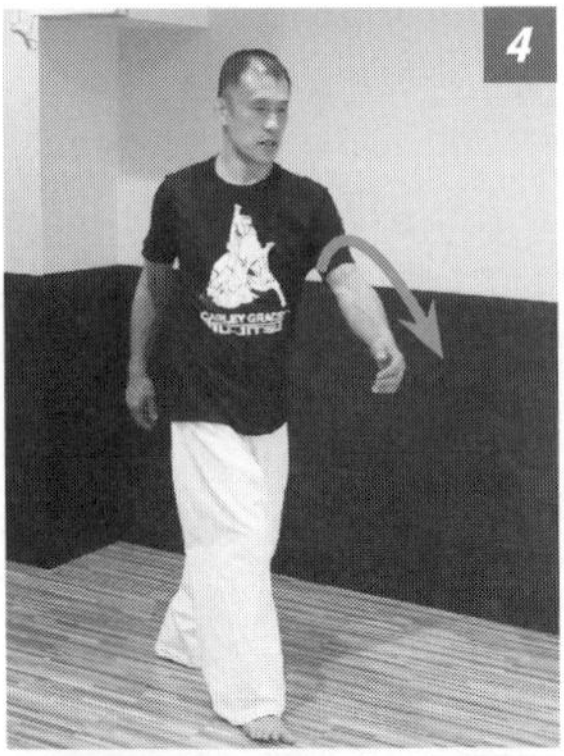

左腕を外旋させて螺旋を作りつつ振り出し、体を向けた方向に真直ぐ右足を一歩踏み出す。

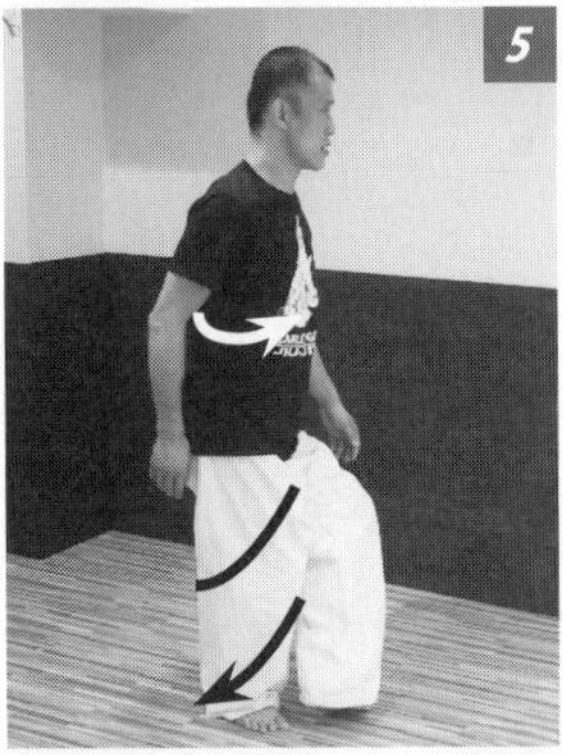

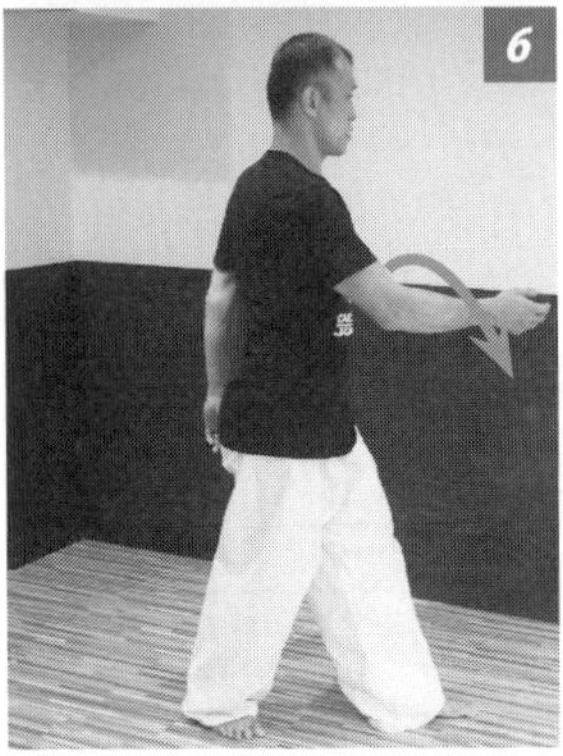

これを繰り返し、腕と足の螺旋により、全身が繋がるのを実感しながら歩く。

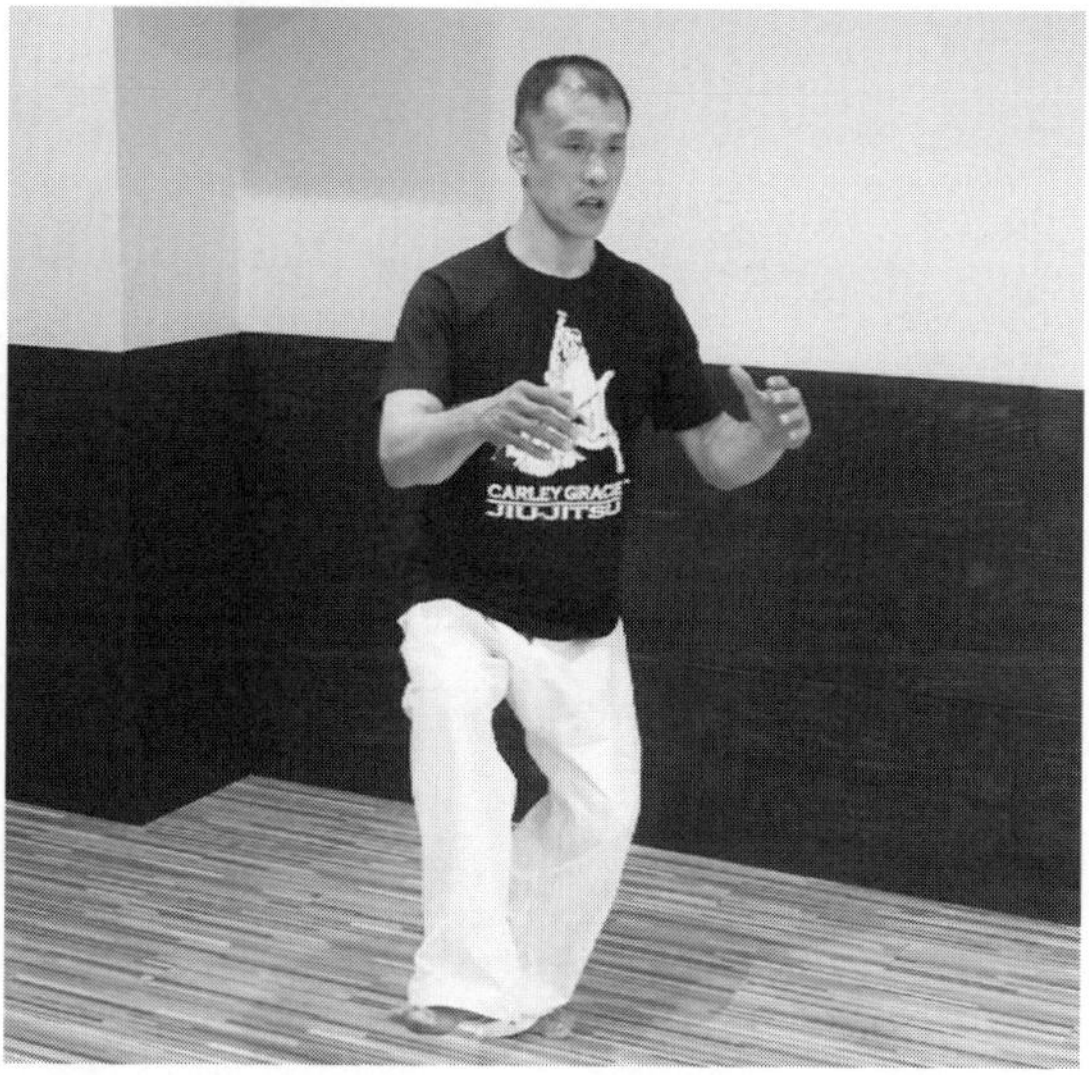

片足立ちで安定した状態（腰を少し引いて足で螺旋を作り自然に曲げる。147ページ参照）を作る。その状態からしゃがむ。足指から効かせる事が重要。辛すぎるようなら、上げ足を軽く設置させて行なう事から始めるとよい。

次に無理せずに徐々にゆっくりと歩く事ができるようになれば体はさらに一段階良くなってゆく。ここで腕を螺旋に捻って動かす運動を加えると運動の効果が全身に届くようになる。歩くように腕を捻って動かす。次にいろいろな方向に腕を捻って動かす。現代の日常における動作は、自分の目の前の物を動かす程度の事に集中しているので、普段は使わない、横や後や上下の動きは効果的に体を覚醒させてくれる。

普通に立つ事を楽にできるようになったら、今度は片足でしゃがんでみる。片足が真直ぐなましゃがむのは体のテコを無視した運動になってしまう。腰を移動して脚を捻るようにすると正しい動きになるのだ。ただしこの際に重要な事がある。足指からの動きができなければ骨格と筋肉の動きに誤差が生じて怪我の原因になってしまう。足指が動かせなくなった現代人の体で武術の型をやってもなかなか体は反応できない。その結果先人の知恵を活かしきれず、充分な効果を得る事ができない。それどころか怪我に繋がったりするのだ。慎重に少しずつ体を覚醒してゆく。片足に体重を移しながら残った足を軽く着けて負担を少なくするのも良い運動になる。この立ち方も武術の動きで見た事があるような立ち方になる。

体の劣化は想像以上に進んでしまっているのが現代の体事情なのだ。劣化しただけで体は元のままだから徐々にていねいに続けると足指は動き出す。まずは無理しないで腰を少しだけ落とす程度で歩く運動を続け、片足で少ししゃがむ。この繰り返しでも体は劇的に変化する。腰痛や肩凝りであれば寝て行なっても充分な効果が期待できる。武術の知恵とは正しく段階を踏んで使う事で驚異的な効果が期待できる。無理をして段階を飛び越しても身体は悲鳴を上げるだけなので、自分の体の感覚、身体の声と相談しながら徐々に動きを進めてほしい。現代の生活によって眠ってしまった身体の箇所を段階を踏んで目覚めさせる事が目的なので、正しく段階を踏んで、武術の時代から遥かに劣化した体の誤差を埋める知恵を使って、体の機能を引き出していただきたい。

第6章

〝不自然〟をやってみよう！

1 〝不自然〟で染み付いてしまったものは〝不自然〟な動きで正す

自然な動きとは、自然の中でしか行なう事ができない。人工的な環境でいくら自然な動きをやっても不自然な動きにしかなるはずがない。そこに着目したのが武術やヨガの身体理論だ。不自然な空間でなお自然な環境での動きに近い動きを再現するには、〝不自然な動きを行なう〟という、現代の最新理論にもないような発想が根幹になっている。

だから武術には体の内側を動かすという口伝が多く残されている。当時の体では比較的簡単に覚醒して動き出した体の内部の動きは、日常の生活環境の変化により、現代ではなかなか覚醒しなくなっている。

体を外側から動きにくくすれば、体は表面だけでなく、体全体奥底から勝手に動き出そうとする。人の体は、環境と体の関係を瞬間的に察知して調整した動きを行なうようになっている。姿勢が正しければ体は楽に動く。環境が楽に動けるのであれば、姿勢（体の動きそのもの）に工夫をして動きにくく変化させ、体を強制的に奥底から動かす以外にできないようにするのだ。

この不思議な運動は、不自然な環境を作ることによって、自然な動きを導き出す先人の偉大な工夫なのだ。

体の負荷には重さの負荷以外にもう一つある。それは動きの負荷だ。動きにくい体勢で体を動かすと体は自然に奥底から動こうとする。不自然な体勢から不自然な動きを連続させると、本来の自然な動きが導き出される。まるでコロンブスの卵のような素晴らしい発想が、先人の考え抜き磨き抜いた知恵となるのだ。

この発想を元に、体が劣化した分の誤差を埋めると先人の知恵は革命的に効果を発揮してくれる。それを私が体感したことから、先人の知恵を活かす21世紀の身体理論である〝サムライメソッドやわらぎ〟が生まれた。

人も地球上で暮らす他の生命と変わらず、本来は当たり前に健康な体で一生を過ごす。暮らす場所が本来の自然ではない人工的な環境ならば、そこにも工夫を加えればよい。〝不自然〟な環境では〝不自然〟な動きを行なう事で〝自然〟な動きを引き出すという、現代ではなかなか発想の及ばない過去の宝、人類の知恵と工夫を蘇らせる新しい運動を紹介しよう。

2 上半身覚醒法

上半身の代表的な動きは腕の動きだ。まずは腕の動きから紹介したい。はじめは寝た状態から始めるのが体に負担が少ないので良いと思う。

寝て行なう運動によって体が変わってきたら、次に同じ動きを立って行なうとさらに効果が高まる。この場合の判断は無理せず自然にその動きができるようになったかで判断する。子どもは成長するに従って自然に動きが良くなってゆく。この運動も無理せずに続けると自然に体が変わって動きも変わってくる。これから紹介する運動は、続ければ自然に体が変わってきて良く動くようになってくる。子供が自然に成長するように徐々に確実に体が変化する。決して焦らない事が大切だ。植物は芽が出ればほうっておいても成長する。早く伸ばしたいからと手で引っ張っても成長は早くならない。それどころかせっかく出た芽を摘んでしまう事になる。子供の成長も多分同じで、だから〝木の上に立って見る〟が漢字の「親」なのだろう。

武術も同じだ。自分の意思で続ける、それ以外は待つより他ないのだ。段階が進んでいないのに無理に次に進もうとすれば効果が出ないし、下手をすれば体を痛める事もある。無理せず体の声を聞き、正直に自分の段階を見極めて行なう事が武術の稽古における進め方の大切なポイントだ。

まず腕を上に伸ばす。真直ぐに伸ばしたら次に左右に捻って上に伸ばす。数回行なうと、いつも動かしていない腕の筋肉の螺旋が覚醒してくるので、ただ真直ぐ伸ばした時よりも簡単に上に伸びるように変化してくる。捻る運動のすべてに共通するのは、少しずつ回転を奥（胸の方向）に広げてゆくのがコツになる。伸ばすと捻るを同時に行なう事が上手くできない人も結構いる。自然な動きとは多様で複雑な環境で動きを上手に組み合わせる事だ。自然な動きが上手にできない人には伸ばすと捻るという動きの組み合わせが難しくなっている。でも本来普通に行なえる動きなので、何度か繰り返せば必ずできるようになる。次に、伸ばしたらそれを元に戻す、これを繰り返す。人の動きのすべては陰陽の繰り返しなのでこの動きの

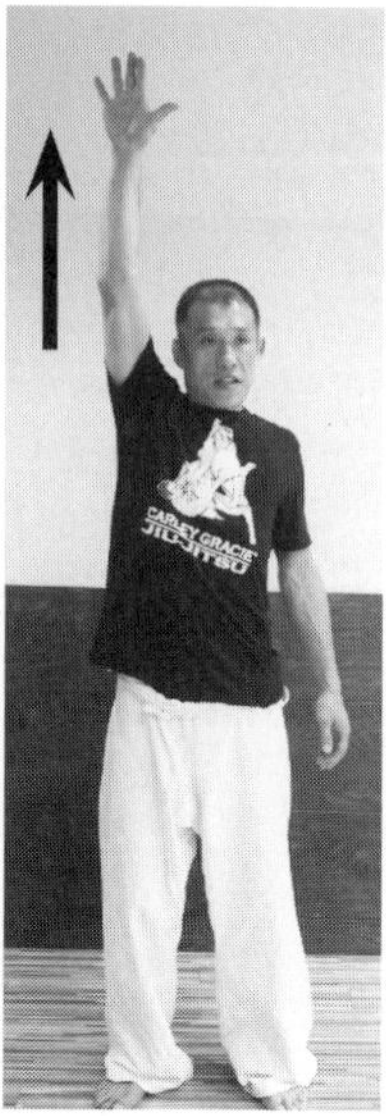
腕を上に真直ぐ伸ばす。

左右に捻って上に伸ばす。数回行なうと普段動かしていない腕の筋肉の螺旋が覚醒してくる。

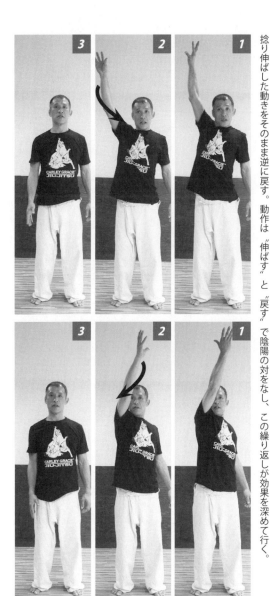

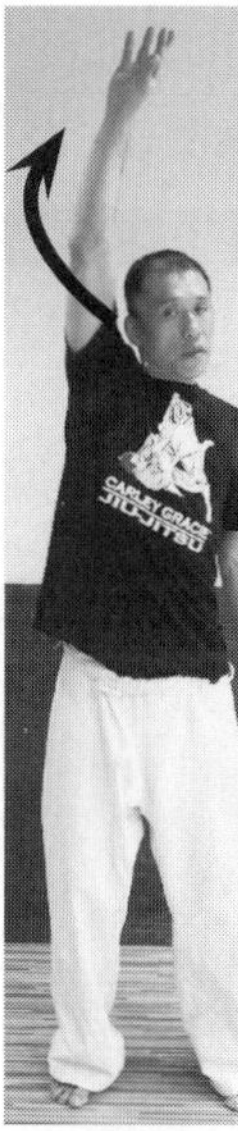

捻り伸ばした動きをそのまま逆に戻す。動作は〝伸ばす〟と〝戻す〟で陰陽の対をなし、この繰り返しが効果を深めて行く。

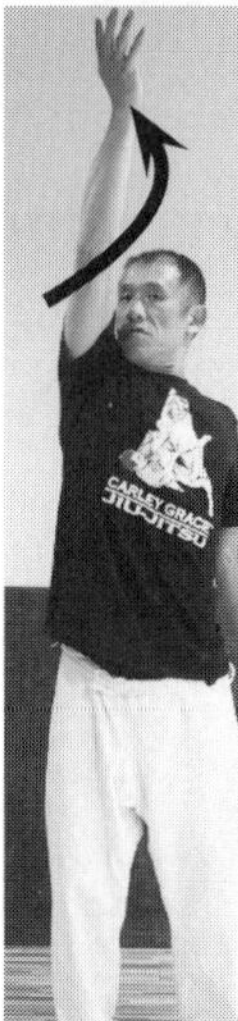

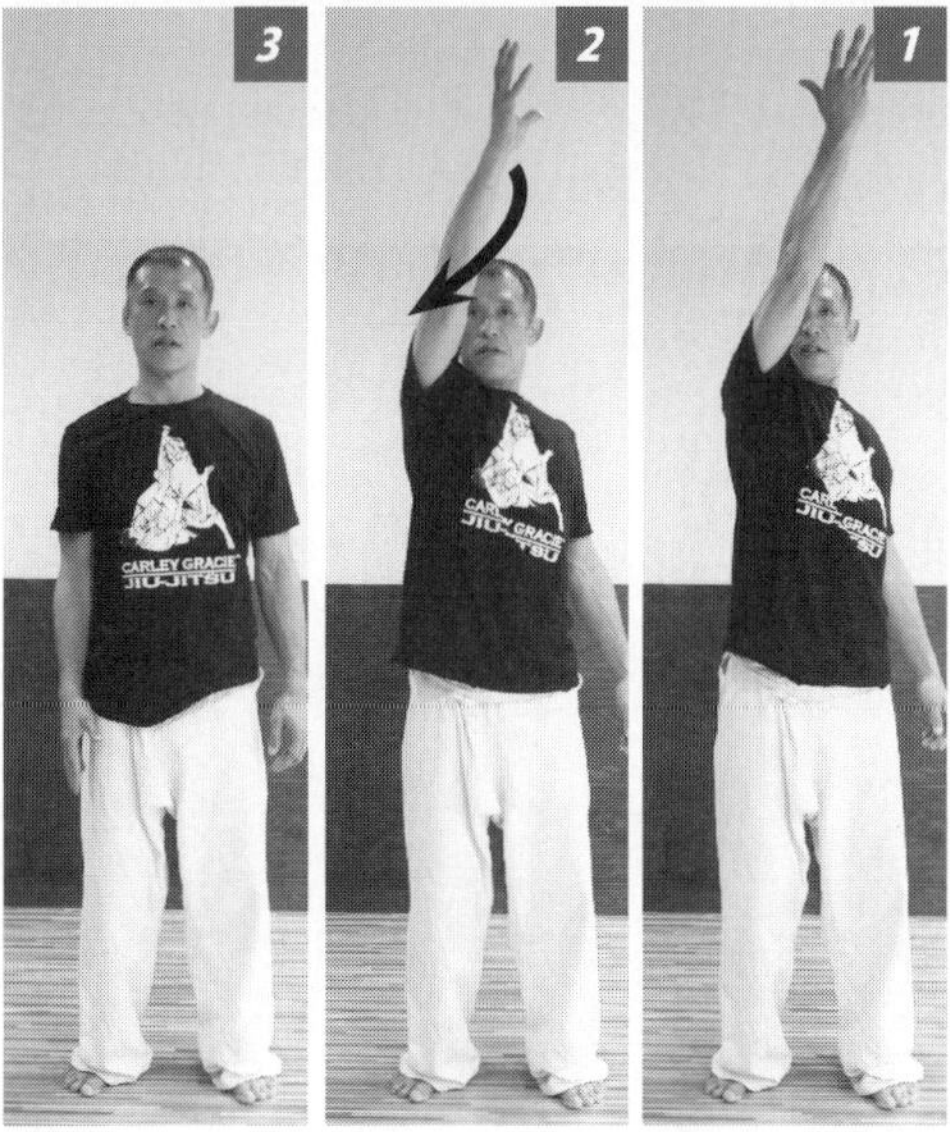

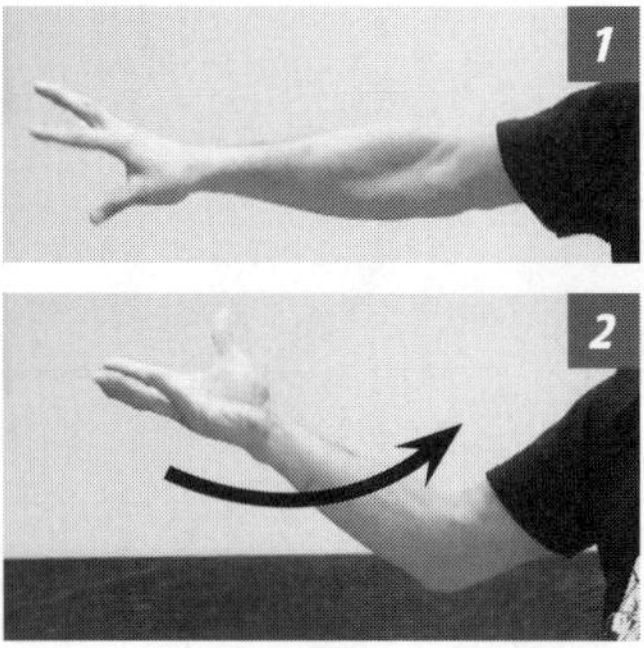

腕を捻ると自然に曲がって来る。

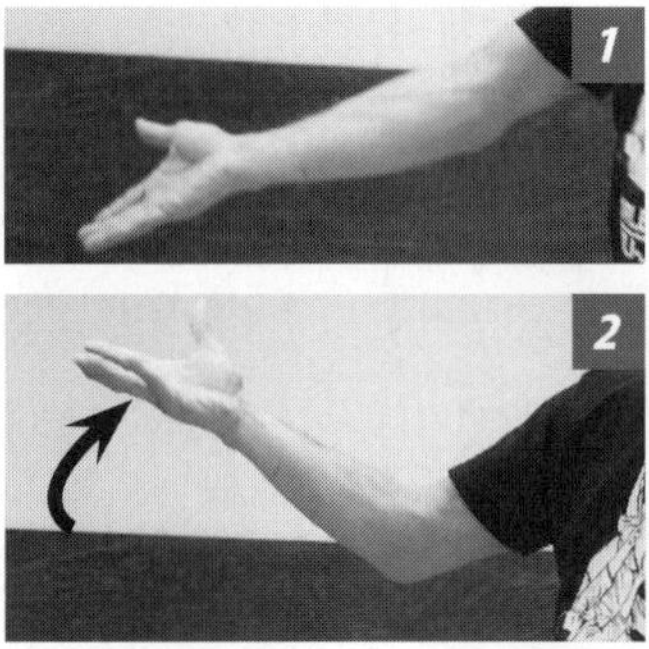

形だけ同じにしても、中に螺旋が存在せず効果は薄い。

方がより腕は簡単に伸びるようになる。

この運動を続けるとさらに螺旋が回復し、動きが繋がってくる。動きが繋がると捻った動きが伸びて行き、捻ると腕が曲がるようになってくる。捻ると自然に曲がるのが人間の身体構造だ。

無理に曲げないで、自然に曲がってくるのを待つ方が、より効果的に螺旋の回復を行なう事ができる。ただ形だけを真似しても、単純に関節を曲げて回転させる浅い動きで終わってしまうので効果は期待できない。

次に陰陽を逆転させる。これが〝不自然な動き〟になる。腕を上に伸ばす際に外側に捻ったら、普通は内側に捻る方向を変えて戻ってゆく。動作は繰り返しなのでそれが自然な動きなのだ。本来回転方向を変える腕を同じ方向にさらに捻りながら伸ばした腕を元に戻してゆく。この不自然な動きによって、普段は動かない体の奥が勝手に動き出す。動かしにくい動きを行なうと体が勝手に状況を察知して体を動かす指令を変化させるのだ。不自然な動きを行なえば体の奥から勝手に動きが始まる。ただし、いきなり難しい動作を行なうのは危険なので必ず順序良く行なってほしい。

さらに螺旋を繋げて曲がった腕を、螺旋の方向を変えずにまた伸ばしていく。

すべての動作が上達すると腕が奥から動き始める。奥から動くとは腕の場合、腕の動きが〝肩から〟だったものが、〝胸の辺りから〟に変化し、やがて胸全体と腕が繋がって動き出す。運動は続ければ体がそれに反応して動くようになっていく。

重い物を持って運動すれば体が反応して重い物を楽に持てるようになり、さらに鍛えればもっと重

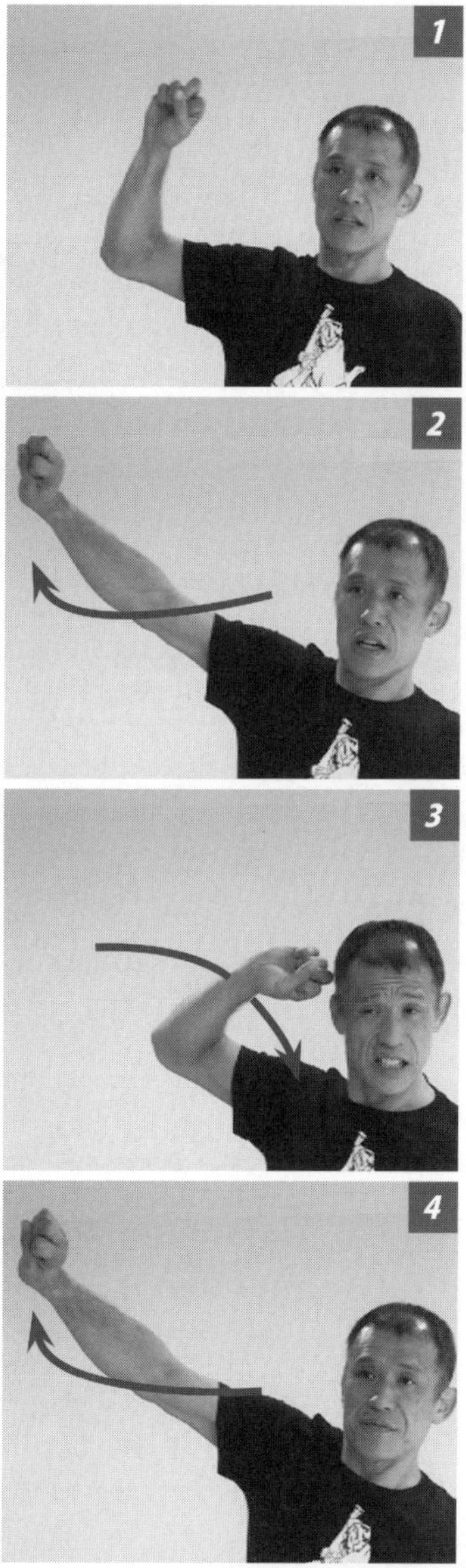

陰陽逆転〝不自然な動き〟

腕を外へ捻りながら伸ばす（写真1～2）。同方向へ捻りながら腕を戻し（写真3）、さらに同方向へ捻りつつ伸ばして行く。捻りは逆方向に戻すのが自然な動きだが、あえて行なうこの〝不自然な動き〟によって、普段動かない部分が覚醒する。

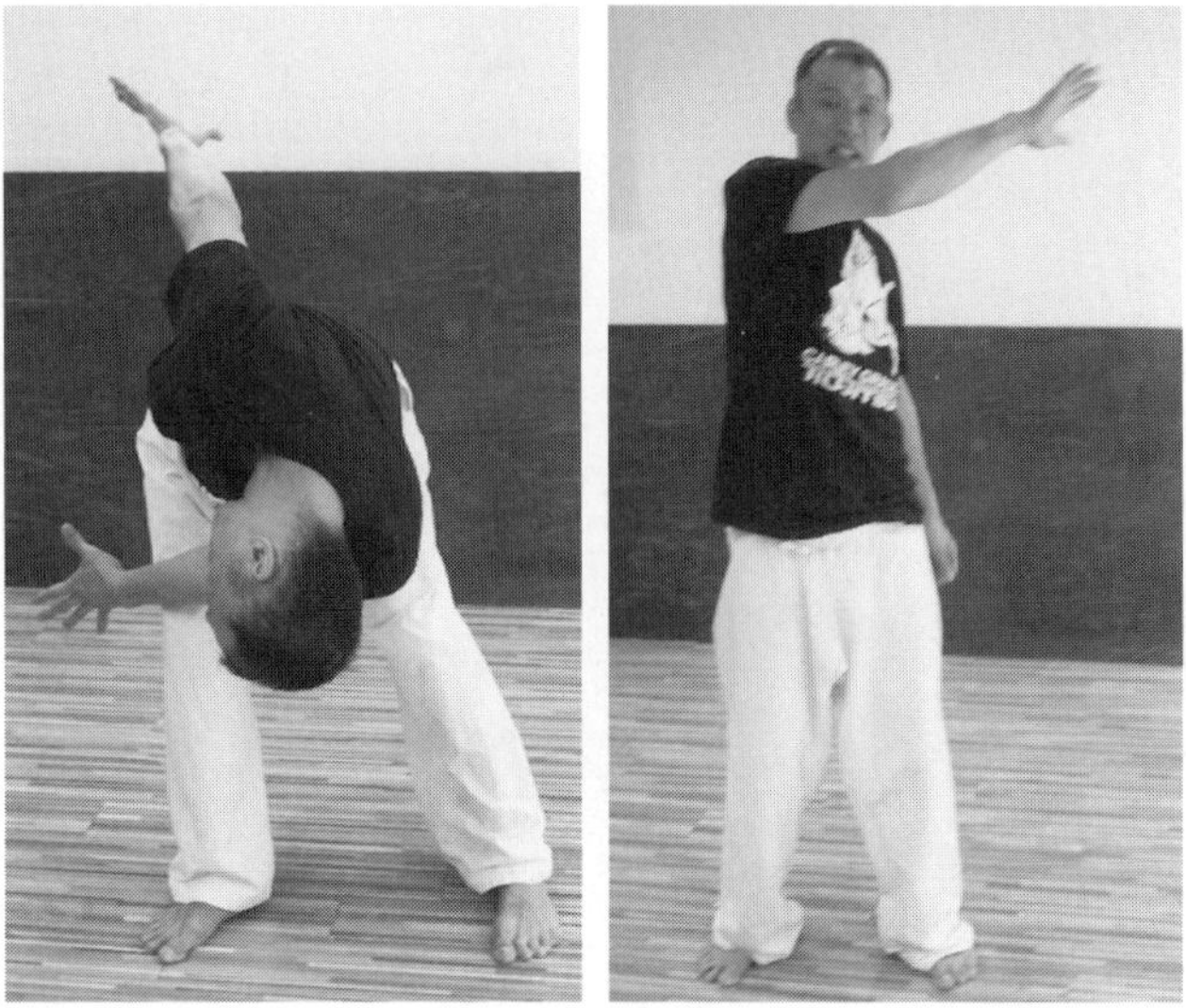

地球上で求められる自然な動きは無限。
トレーニングは多種多様に行なってみる事が大切。

い物も持てるようになる。ウェイト・トレーニングは重量によって鍛えるトレーニングだが、〝やわらぎ〟は体の奥まで動きを繋げるトレーニングだ。

奥まで繋がる筋肉を目覚めさせ鍛えると、自然の中で暮らしていた頃のような体に段々と変化していく。外側の筋肉を鍛えて大きくするのと反対の、体の奥の筋肉を徐々に奥まで動かせるようにしていくトレーニングが「筋絡調整術」だ。自然な動きとは、〝体全体〟が調和して一緒に動くもので、〝体全体〟とは、〝奥からの動き〟ができなければあり得ない。そのために体に〝重さ〟ではなく〝動きにくい形〟という負荷をかけて、体全体が奥から協力するような動きを強制的に作り出せば、自然な動きの際に動く筋肉が覚醒するのだ。

体の動きはそれこそ無限にあり、地球の環境で行なう運動はもしかしたら一度も同じ動きはないのではないのか？　そう考えさせられるほどに本来の自然の中で行なう運動は自然の多様さと同じ数だけ多様であるはずだ。動きは多様な方が良い。特に世界中の住環境が画一化した21世紀には動きの多様性が日常で喪失したので、腕を伸ばす運動もできるだけ多様に行なわなければ、自然な動きは取り戻せない。様々な角度の腕の動きを行なってみよう。

3 下半身覚醒法

下半身の動きの代表は脚だ。下半身の場合もまず負担の少ない、寝た状態で螺旋の動きの回復を行ない、体が変わってきたら次に立って行なう。無理せず正しく段階を踏むと効果が高まる。脚は腕に比べて動かしにくいので、伸ばす縮めるよりも、はじめは単純に捻った方が効果的に螺旋の回復ができる。仰向けに寝て、脚を内側と外側に捻ってゆく。脚の筋肉は螺旋状に付着しているのだが、動きとしては現代生活においてあまり行なっていない動きだけに、この運動はとても効果がある。不自然な空間では、筋肉は正しい動きを正しく動かす自然な流れで力を増やす事が困難になる。不自然な運動場での運動や靴を履いて平らな道路を歩くと、動きやすい人工的な環境ゆえに不自然な動きになるので、筋肉の螺旋の動きが錆び付くように固まってゆく。これがスポーツ障害の隠れた原因であり、不定愁訴を改善する鍵でもあるのだ。

螺旋が整ってくると、脚は自然に曲がってくるようになる。これが次の段階だ。捻れてきたら〝伸ばす〟と〝縮める〟を意識的に行なうとさらに効果が高くなる。

脚は腕よりも自由に動かしにくいが、刺激を利用すると動かしやすくなる。本来は自然の大地の多様

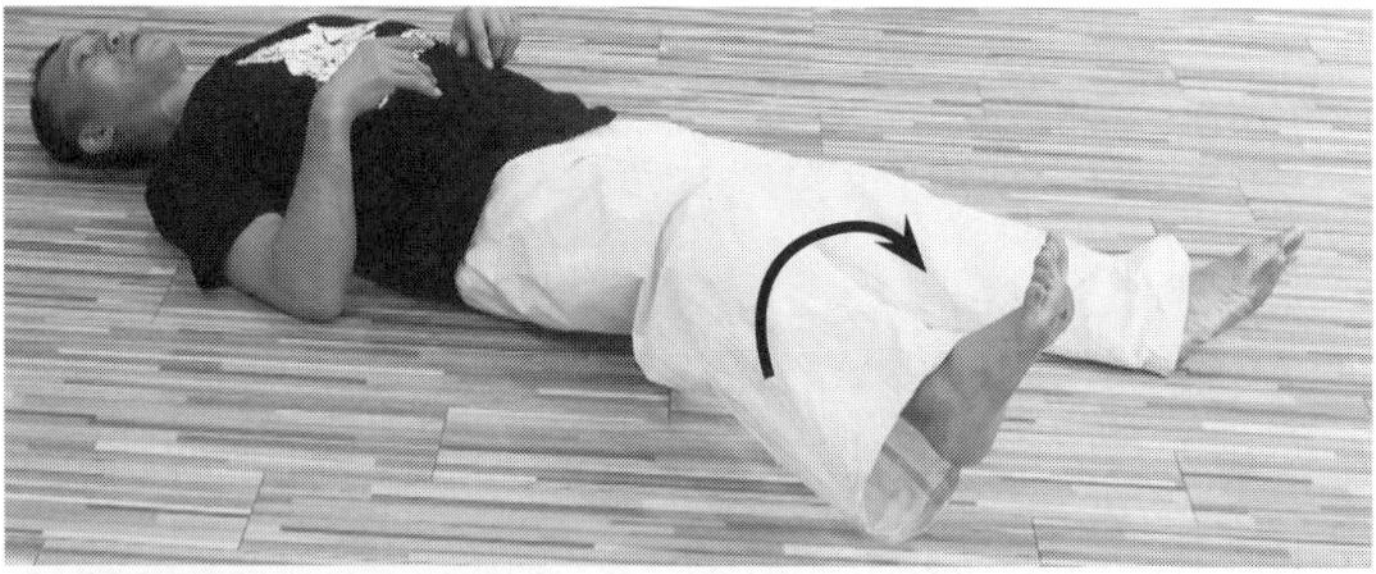

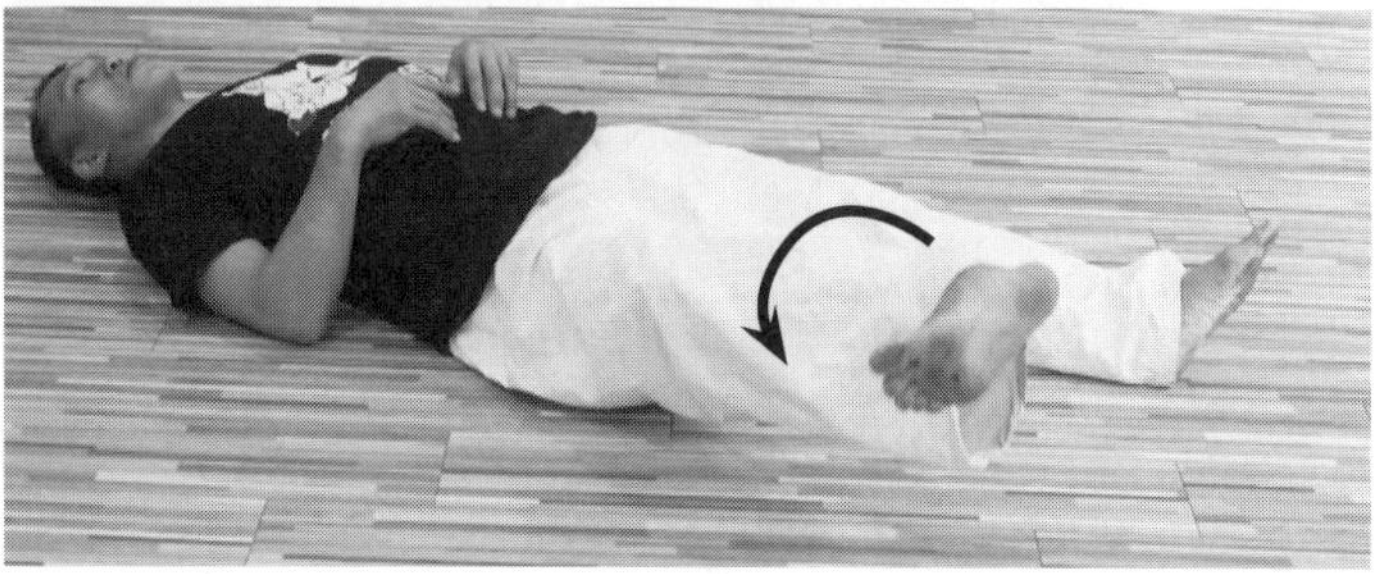

寝た状態で脚を内側、外側に捻る。

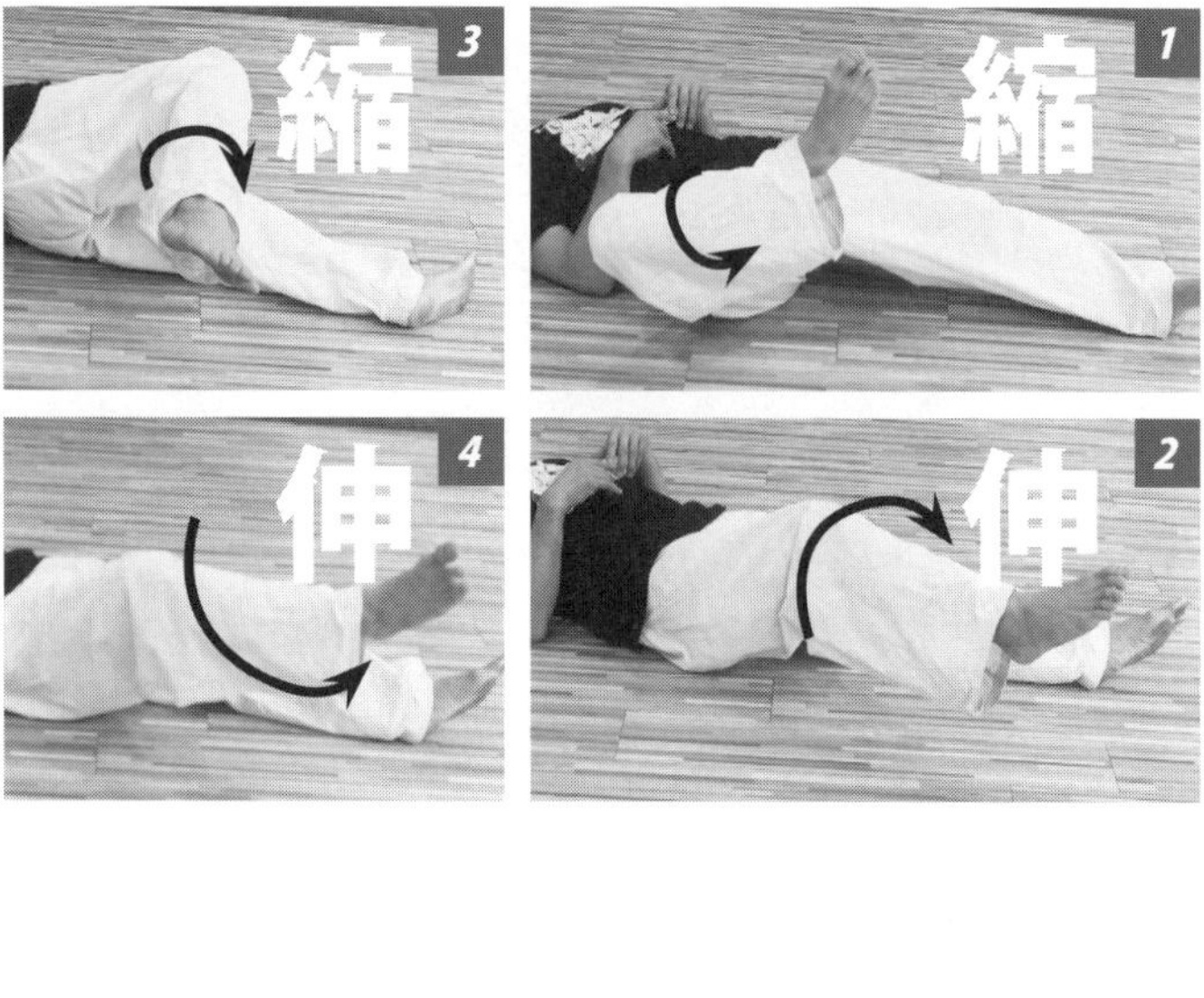

螺旋が整ってくると脚は自然に曲がってくるようになる。その動きの中で〝縮める〟と〝伸ばす〟を意識的に行なう。

何もしないと…

股関節からの動きだった脚の外旋、内旋運動が…

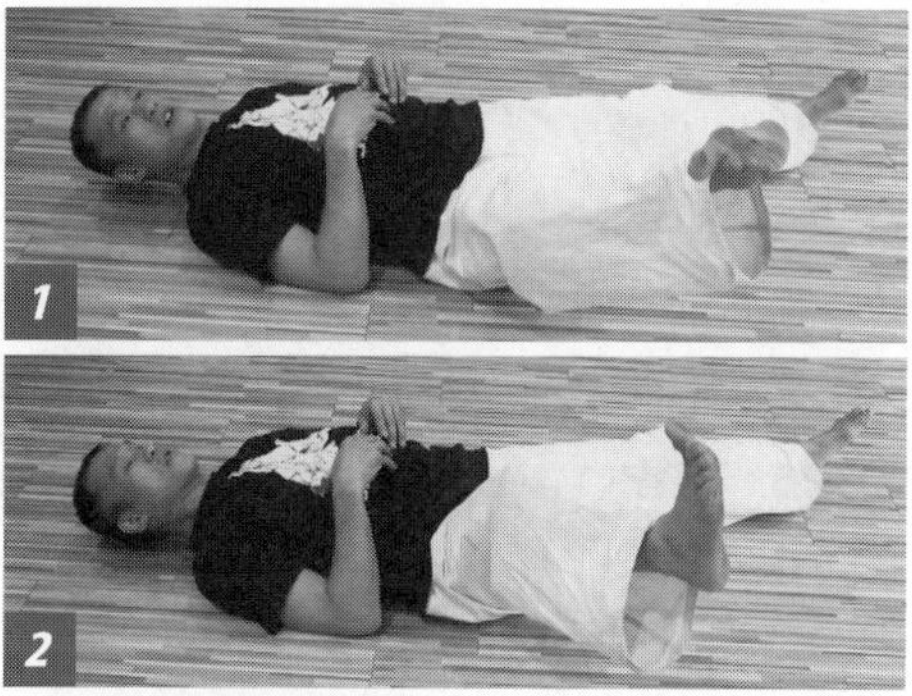

お尻の下に掌を置くと…

お尻の下に掌を置くと、その刺激により骨盤から動くようになる。

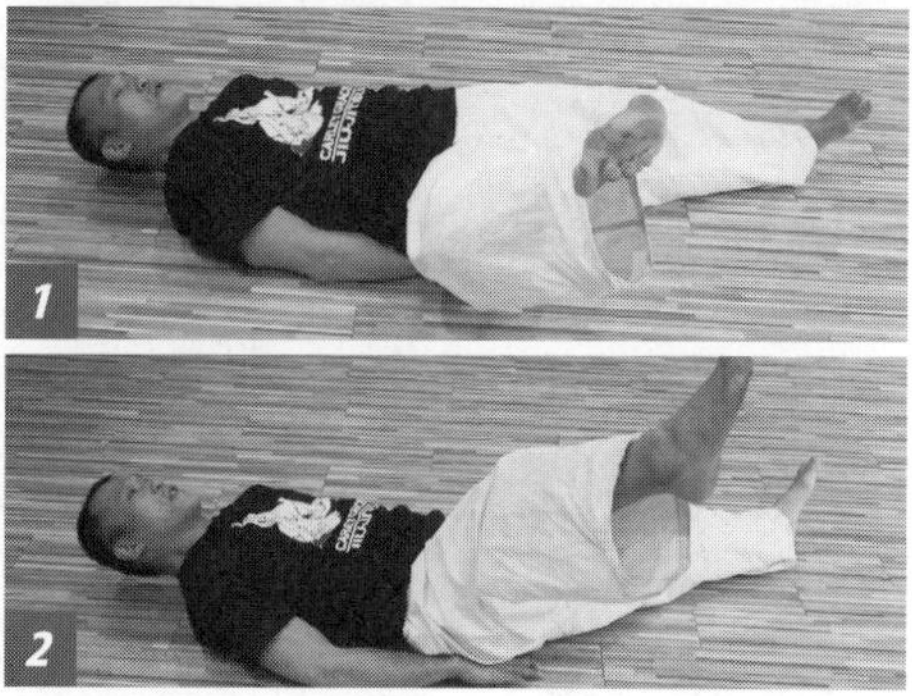

な変化により、体は自然に日常の暮らしで多様な動きを行なわざるを得ない。日常の暮らしを行なう環境が楽で変化に乏しいので、多様な動きを行なう筋肉の動き、特に体の奥底の動きが劣化している。そこで人工的な刺激で脚を奥から動かす工夫をする。言葉にすれば難しいが、実際に行なうのは意外に簡単だ。

　仰向けに寝て骨盤の下、お尻の下に掌を置く。これだけで骨盤に刺激が入るので脚は勝手に奥の骨盤から動き出す。人の動きは外部に合わせるので、骨盤に刺激があれば勝手に骨盤から動き出すのだ。骨盤に掌を当てれば骨盤から動き、外せば股関節からの動きに骨盤の動きと、脚の内旋・外旋で覚醒させた〝縮める〟〝伸ばす〟の動きを重ねて行く。動きの自由度が上がり、より体の奥底から動き出す。

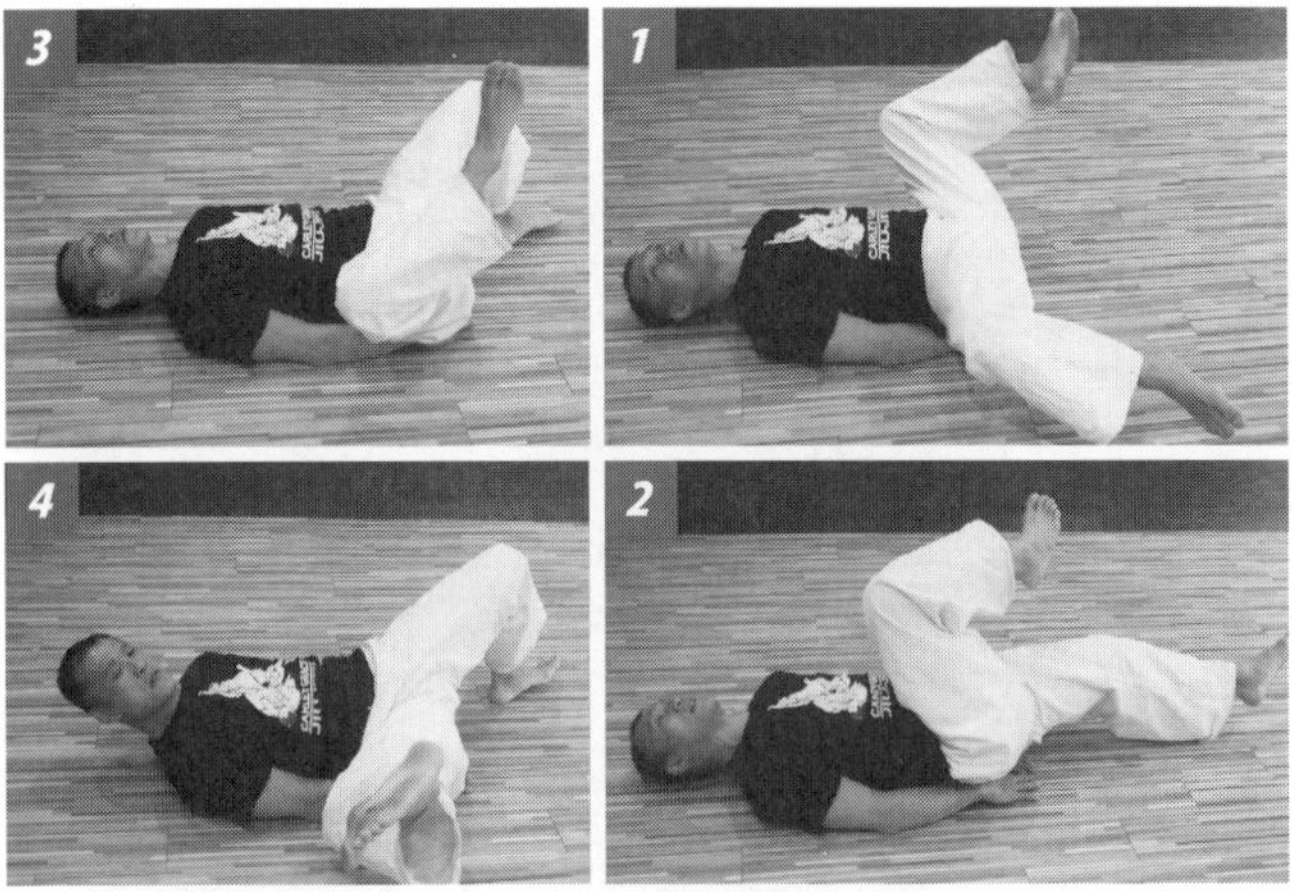

陰陽逆転〝不自然な動き〟

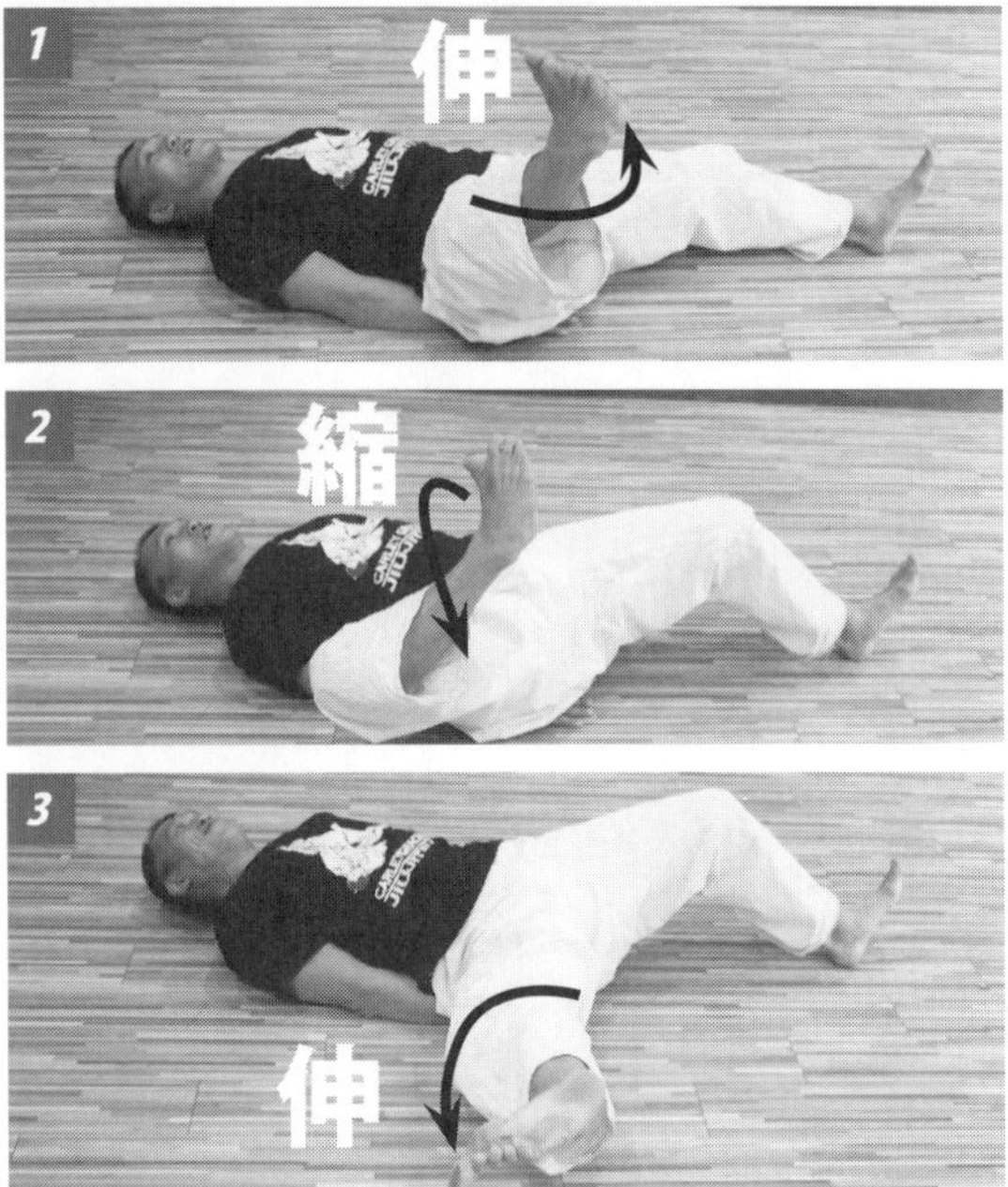

脚を外旋させながら伸ばす。

同じ方向に捻りながら縮める。

さらに同じ方向に捻りながら再び伸ばす。

勝手に変化する。この動きで骨盤の動きを覚醒させながら脚の内旋と外旋で覚醒させた動きと重ねてゆく。はじめは別々にやって楽にできるようになったら重ねる方が効率が高くなる。奥が動かないのに表面の動きだけを重ねると、武術の型の形だけをやるのと同じで、見た目は同じでも効果は別物になってしまう可能性が出てくる。この動きも多様に行なうと体の奥底が多様に動くようになって体が良くなって行く。

脚の運動も螺旋の方向を変えずに伸ばして〜曲げる〜再び伸ばすと段階を経て進んでいく。

4 上半身と下半身の繋げ方（武術やスポーツへの応用）

今まで部分的に動かしてきた手脚を、今度は繋げて動かす運動に進む。体は一つに繋がっているので、部分的に覚醒した体を繋げるのが次の運動になる。すべて段階を正しく進む事で効果を得る事ができるので、腰や肩の調子が悪かったり、あまり運動をしていない人であれば、部分を動かし覚醒させる運動で腰痛や肩凝りの改善に効果が出る。

はじめから無理をすれば準備のできていない状態に負荷をかける事になるので、自分の体の声を聞きながらていねいに慎重に段階を進める事が大切だ。体の動かせていなかった箇所が動き出すと、体は劇的に元気になる。そしてしばらく運動を続けると不思議な事が起こる。良くなった体には新しい違和感が出てくる。良くなったからといって体の可能性をすべて引き出している訳ではないので、良くなって運動を続けると、次の違和感が出て来るのだ。体の可能性が１００としたら運動不足の人は20位しか可能性を使っていない感じだろう。20から30になれば動かなかった箇所が覚醒して元気になるのだが、その〝新たに動くようになる〟ことによって、それまでは動かなくとも問題になっていなかった箇所が新たに違和感として自覚されてくるのだ。

持っている能力を使わないと錆び付いて体が劣化し、違和感となる。錆を落とすと体は回復する。ところが全部の錆を落とした訳ではないので、大きな錆を落として綺麗になったつもりでも、次の錆が目に付いてきて気になるようになるのだ。これを繰り返していくことによって、体は徐々に良くなって健康度も体の動きも向上を続ける。

武術とは本来このような段階を正しく進む事で奥義に至るのだと思う。部分で体を動かしたら次に全体で動かせば体は正しい段階を踏んでさらに良くなる。この本の運動すべてができるようになったら次は武術の入門の段階になる。米俵を何俵も楽々と担ぐような驚異的な身体能力を示す江戸時代の人々とて、別に特別な達人という訳でもなく一般の人々にすぎない。そういう人たちが入門をして武術を学び鍛練をして鍛えていた訳だ。武術に入門する前の体力と健康ですら現代人にとっては驚異的だから、この本の運動をすべてできると、体は今の状態に比べて驚異的に良くなる。少しずつ段階を正しく進んで頂くと良いと思う。

1）手脚を繋げる

まず立って腕を捻る。方向はいろいろな方向に多様にした方が、偏った方向をたくさんやるよりも効果が高い。人の動きは多様な方が良い。いかに多様な動きを正確にこなせるか、ここに力の強さや早さ両腕を絞り上げるように外旋させながら腰を捻って体全体を繋げる。この時、体幹に力が満ちて膨らんでくる。この状態を〝剛身が入る〟と呼ぶ。

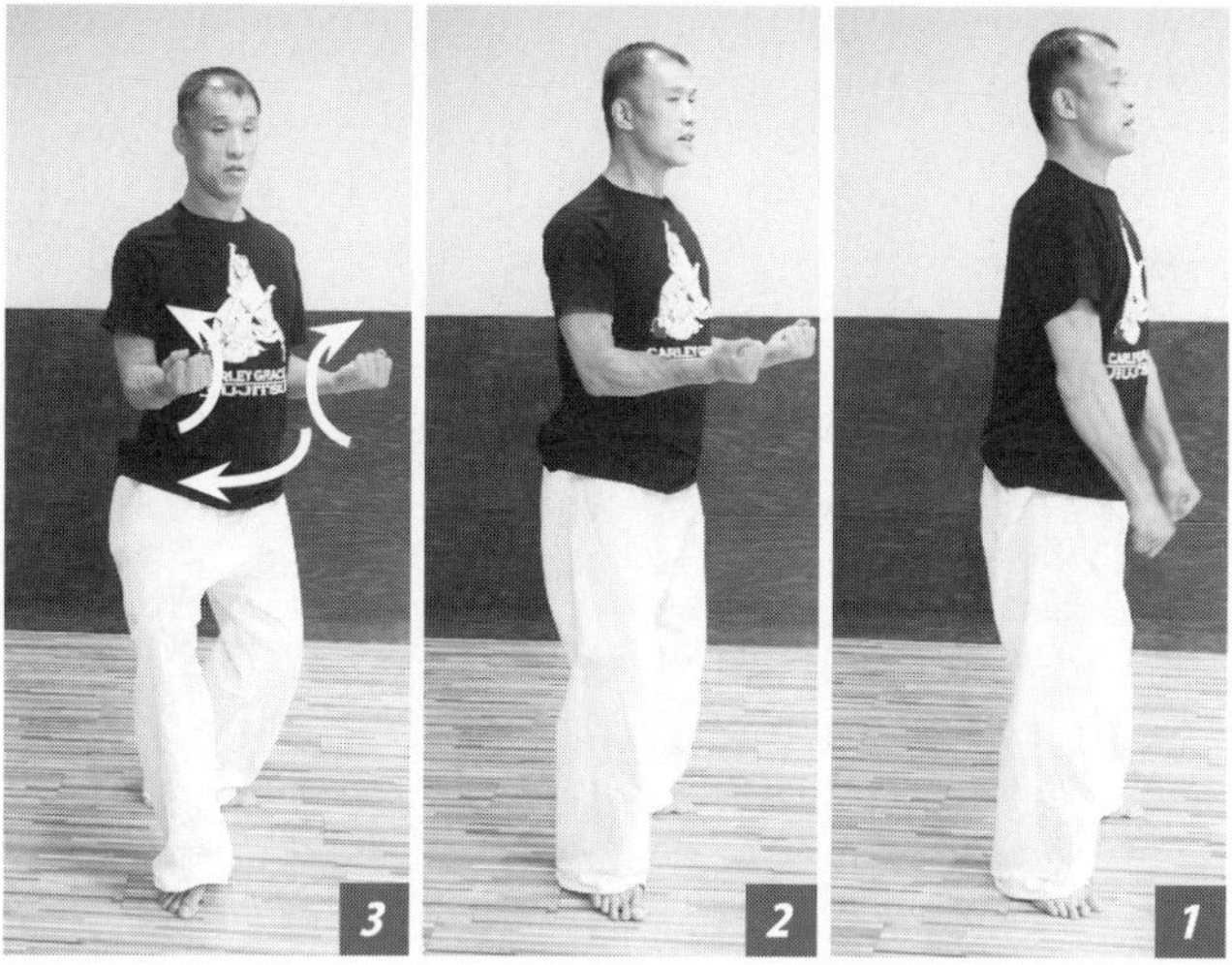

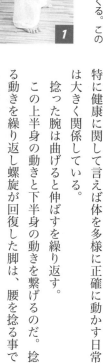

と同じ価値があり、案外この事実は忘れられている。特に健康に関して言えば体を多様に正確に動かす日常は大きく関係している。

捻った腕は曲げると伸ばすを繰り返す。

この上半身の動きと下半身の動きを繋げるのだ。捻る動きを繰り返し螺旋が回復した脚は、腰を捻る事で螺旋が綺麗に動く状態に回復する。体全体を繋げて動かす時には無理せず段階を踏んで行なうと良い。手脚の螺旋が動くと腰を捻った時に体幹に力が増えて膨らんでくる。この状態を柳生心眼流では〝剛身《こわみ》が入る〟と呼ぶ。おそらく他のさまざまな武術で言う丹田や、各種の体に関する口伝も同じだと推察される。すべての口伝は想像上の物ではなく、実際に起こる事を伝えた物なのだ。

似たような形の動きは数多くの武術に見られる。武術は民族の英知だ。必死にそれぞれの民族が発見し磨き抜いた体の宝物。人の体はみんな同じなので、同じ原理を発見したのだとしたら、さまざまな民族、さまざまな流儀に似たような動きがいくつかあるのが当たり前なのだ。すべての英知の結晶の宝物は、時代が進み、文明が発達し便利になった日常の中、それを行なう肉体が退化するという誤差によって、その恩恵が薄まりつつある。武術の型を行なう前に過去と現在を繋ぐ新しい運動を紹介しよう。

①腕を上に伸ばし、体を捻る。
②腕を下に伸ばし、体を捻る。
③腕を上下に伸ばし、体を捻る。
④腕を前に伸ばし、体を捻る。
⑤腕を後ろに伸ばし、体を捻る。
⑥腕を前後に伸ばし、体を捻る。

この運動を続けると体全体が繋がり、筋肉が奥へと向かい発達してゆく。従来のトレーニングは体の外側の筋肉を鍛えることが主体になるが、武術の稽古は体の内側の筋肉を奥に向かって鍛えてゆかねばならない。奥に向かって鍛えるためには体を捻って表面的な動きを奥に向かい変換することが効果的な方法になる。武術には、体の内側を鍛える口伝がたくさん存在する。簡単に表現すると、体の奥に向かって動かせる筋肉を覚醒させながら鍛えてゆく事になる。体の奥の筋肉が覚醒して動き出すと体全体が繋がり、動きの効率が高まる。

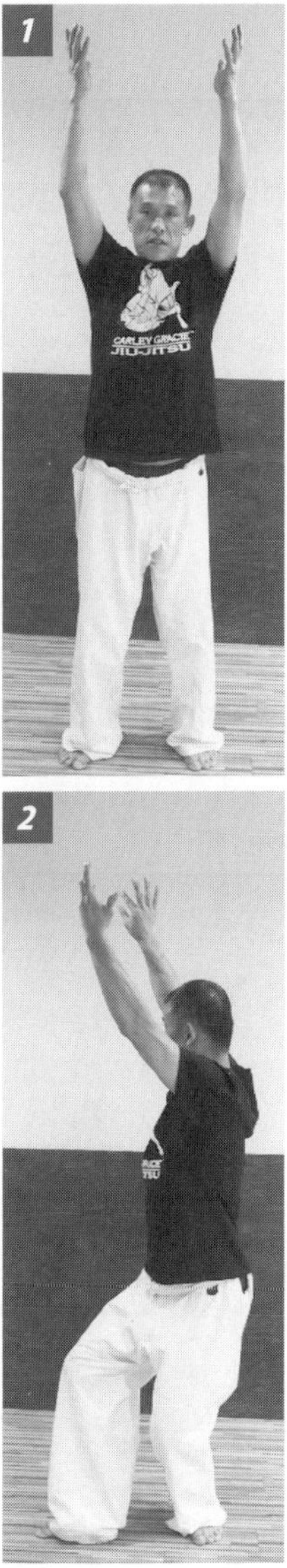

①腕を上に伸ばし、体を捻る。

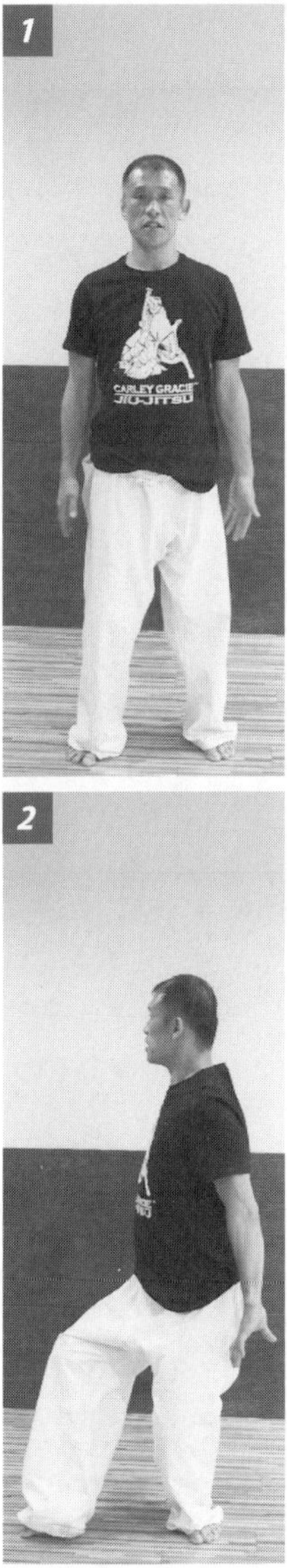

②腕を下に伸ばし、体を捻る。

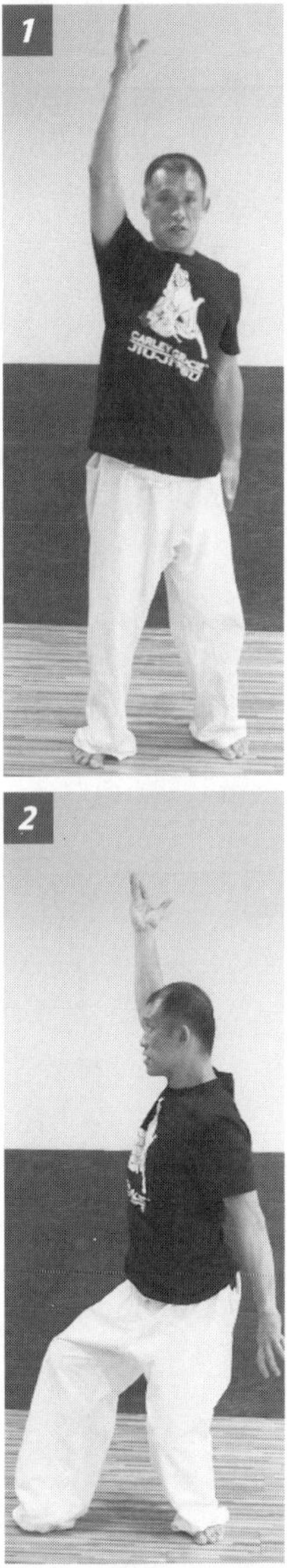

③腕を上下に伸ばし、体を捻る。

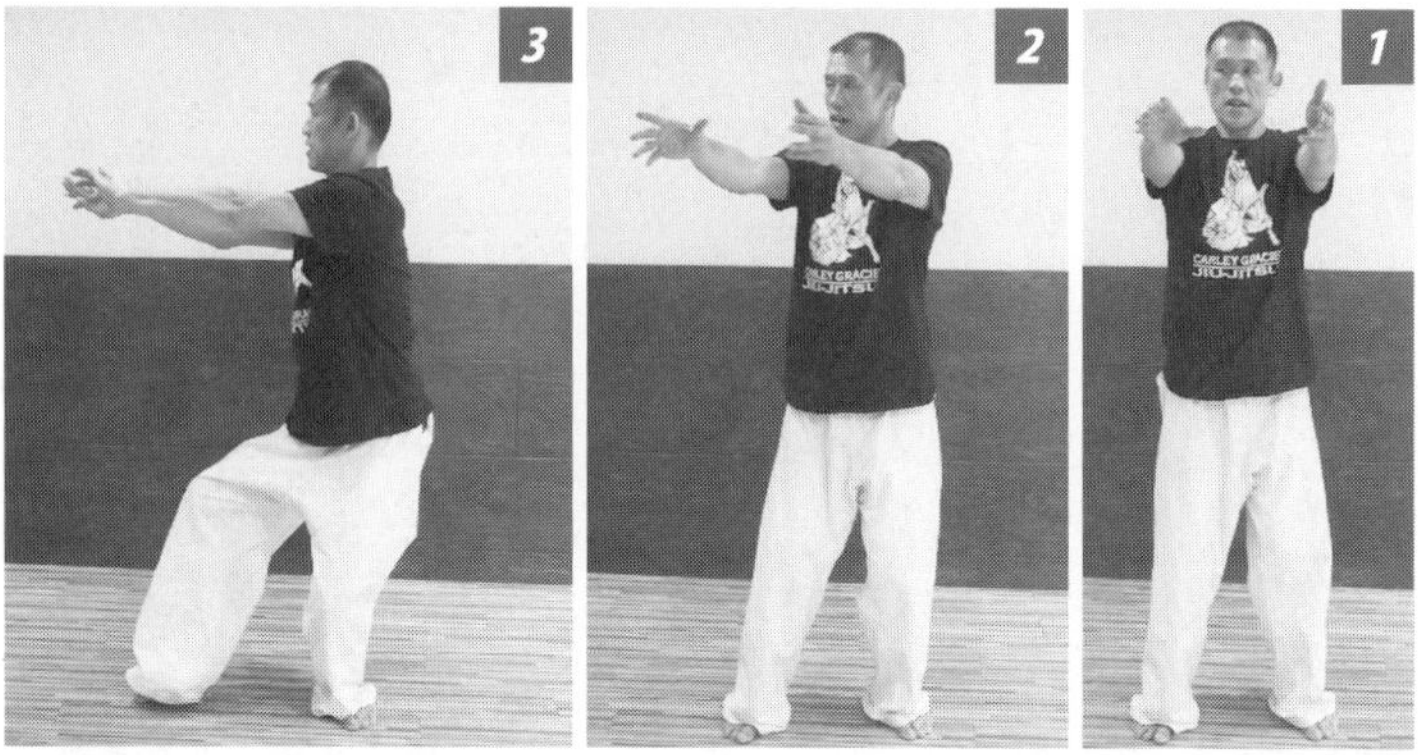

④腕を前に伸ばし、体を捻る。

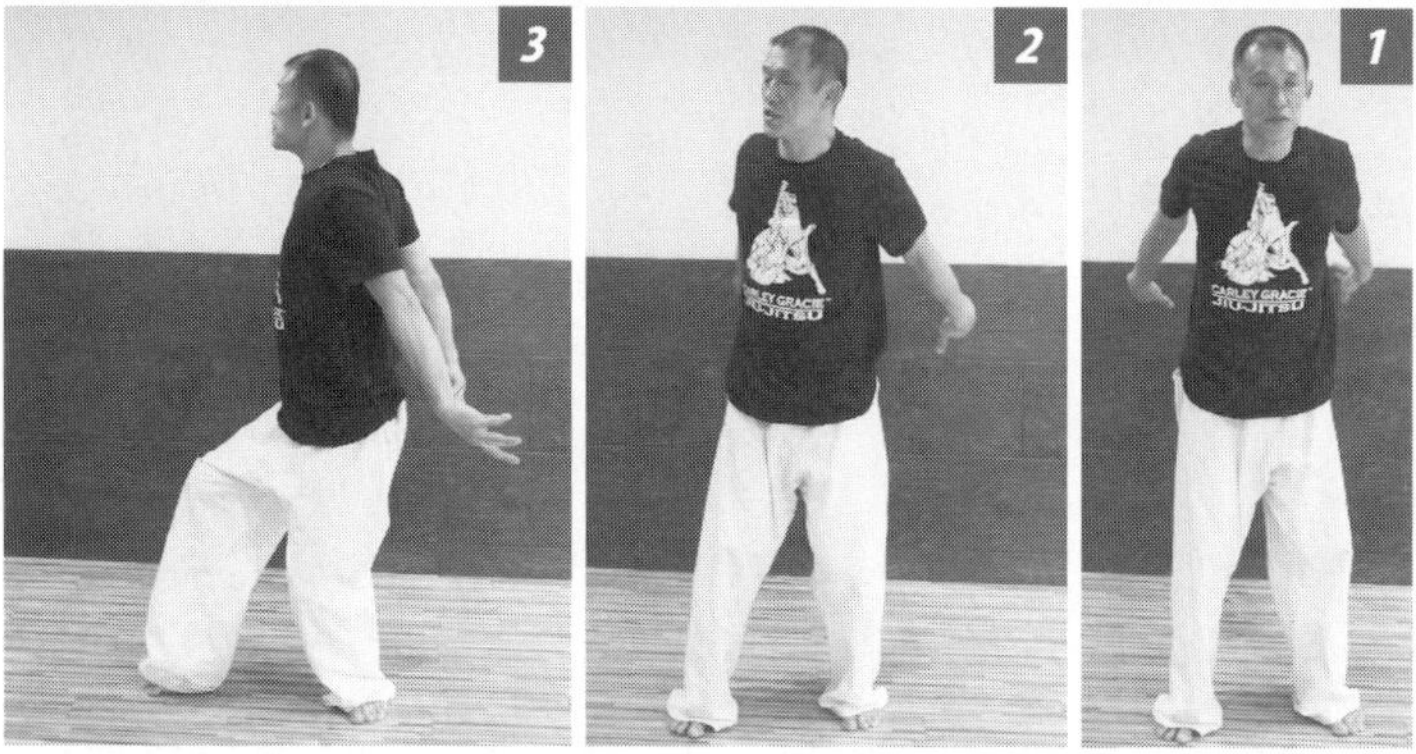

⑤腕を後ろに伸ばし、体を捻る。

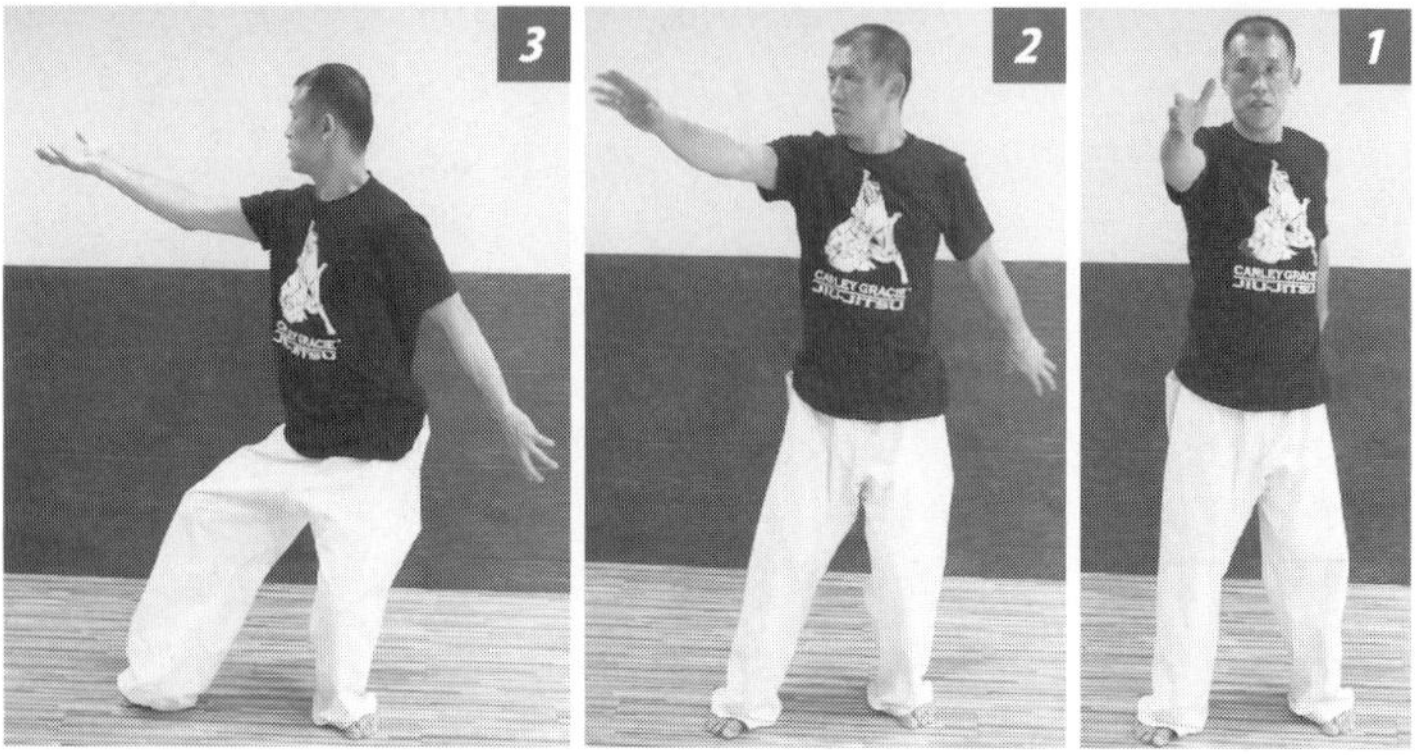

⑥腕を前後に伸ばし、体を捻る。

表面の筋肉だけが強くとも体全体を動かす事は難しく、奥の筋肉が動けば表面の筋肉がそれほどなくとも大きな力が生まれるのだ。

遥かな昔に、現在でもよく分かっていない体のしくみに気付き、具体的に鍛える方法を知っていた先人の知恵は本当に素晴らしいと思う。

筋肉が奥に向かい発達してくると、手脚の螺旋の動きが磨かれ強化されてくる。その結果として次の動きが出て来る。螺旋が磨かれれば肘と膝が曲がってくる。螺旋が正しく動くと関節が曲がるように体の構造ができているからだ。

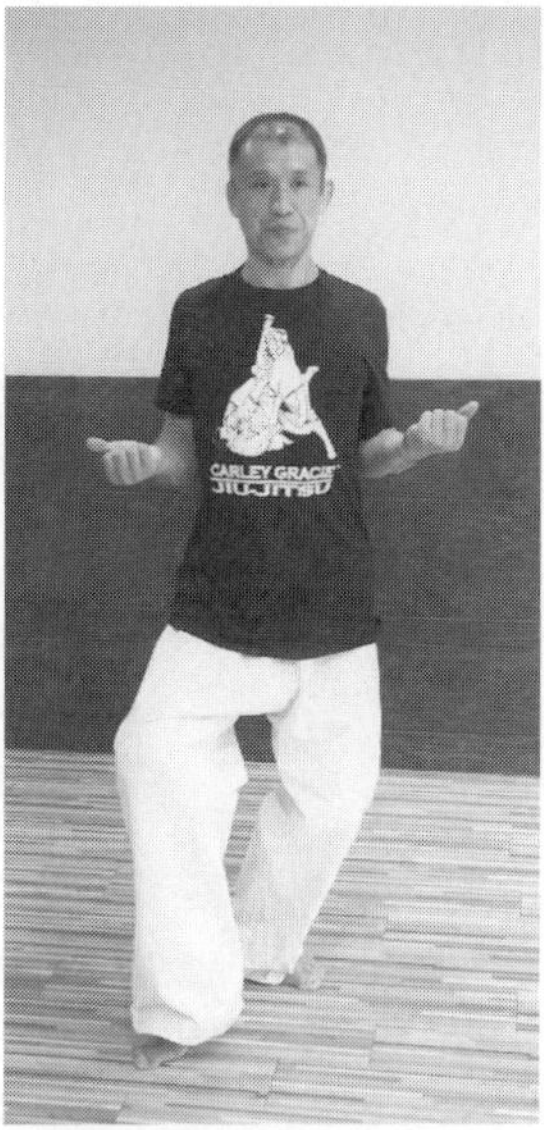

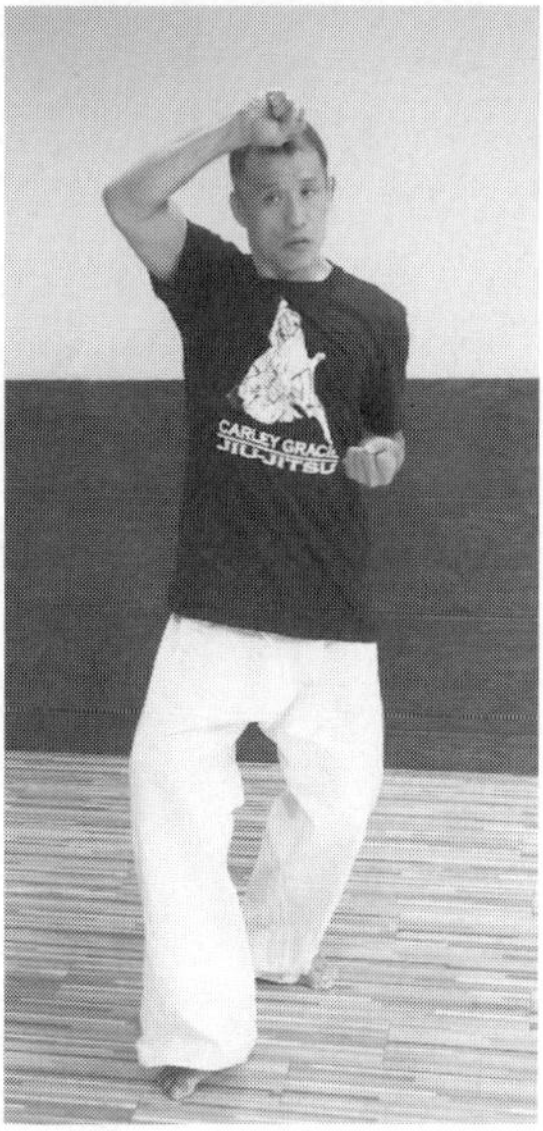

武術の鍛錬は、捻る事によって表面の筋肉を動きにくくし、体の奥の筋肉を覚醒させる構造になっている。奥の筋肉が鍛えられれば、大きな力が生み出せるようになる。

ムエタイの蹴り。蹴る前に螺旋が作られ、そこから上へ伸び上がるように蹴る事によって螺旋が体幹と繋がり、体全体をぶつけるような重く鋭い蹴りとなる。

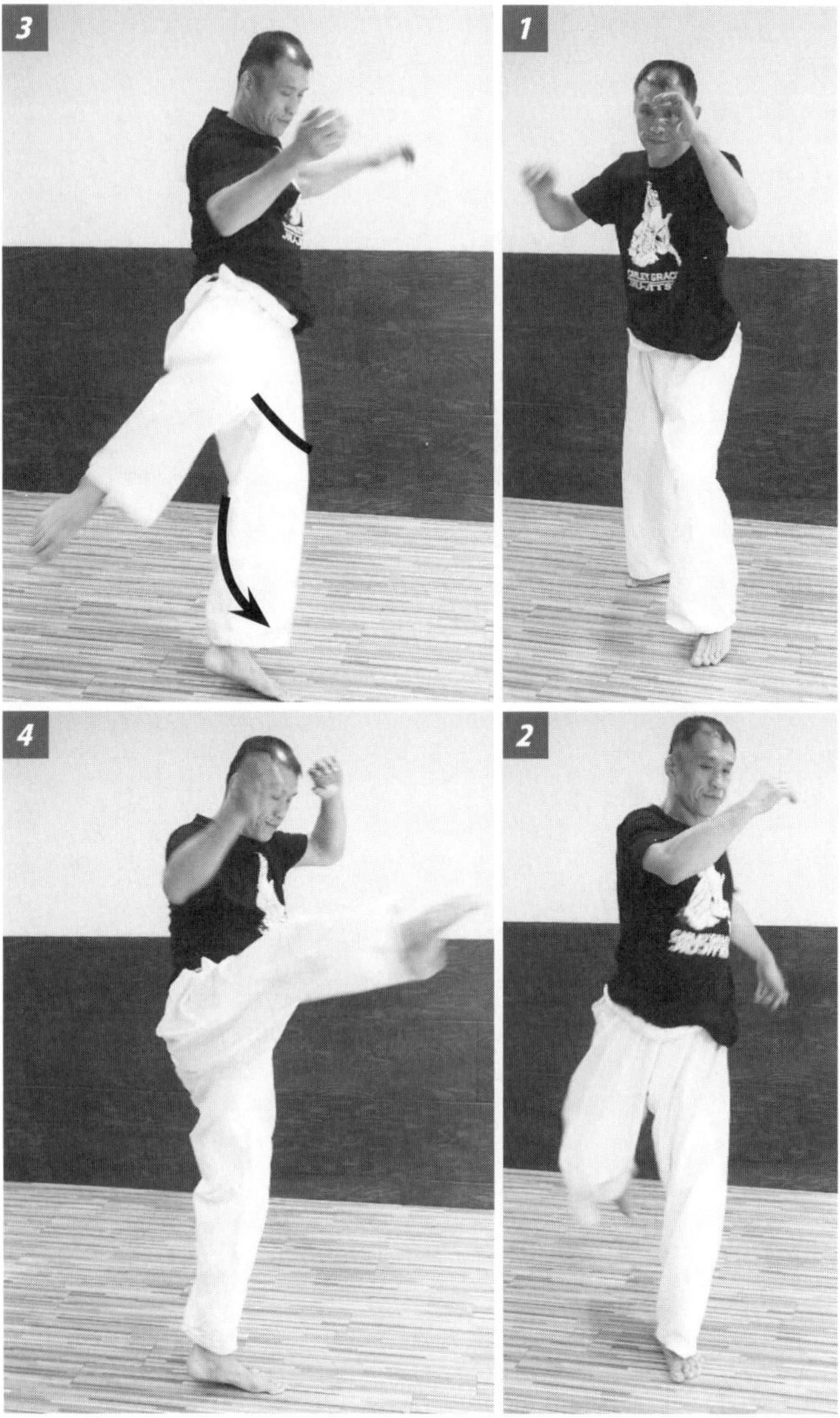

この動きも武術で良く見る動きになる。ムエタイは史上最強の立ち技とも呼ばれるが、その蹴りを武術的に観察してみると面白い事に気が付く。ムエタイの蹴りの軸足は上手く螺旋を活かす角度になっている。そのまま上に伸びながら体全体で蹴るのだ。体で蹴れとムエタイでは言われ、蹴り足の力を抜く事が要求される。また、太い足はムエタイでは駄目な脚と言われる。余計な運動をして足に筋肉を付け過ぎると螺旋が機能しなくなる、ということかもしれない。足の螺旋を活かして上に伸びるようにして蹴ると、螺旋が体幹と繋がって体全体をぶつけるような重く鋭い蹴りになる。

同じように見える他の格闘技とは異なる威力を持ったムエタイの蹴りは、武術的な動きに秘密がある。この動きと似た身体操作は、柳生心眼流にもある。

足を捻り体も捻って動くこの運動を〝素振り〟と呼ぶ。面白いのはムエタイが試合前に行なう〝ワイクー〟という踊りと酷似している事だ。〝ワイクー〟は試合前にリング上で行ない観客は選手の〝ワイクー〟を見てその日の体調や実力を計る。ムエタイは賭けの対象なので〝ワイクー〟で選手の実力や体調を測りながらその日どちらの選手に賭けるかを決めたりするのだ。〝ワイクー〟を見れば選手の実力が分かるとタイでは言われている。

ボクシングの試合前に選手はよくこんな動きをする。腕を伸ばさないでアッパーのような形で素早く連打する。シャドーボクシングで自分を追い込む時にも同じような動きをする。パンチは手で打っても効かないので体全体で打つようにするのがボクシングのパンチだ。手だけで打つパンチは手打ちと呼ばれ、疲れて手打ちになるとトレーナーから「おい手打ちになってきたぞ。」と注意される。

腕を伸ばさないでやるのには大きな理由がある。腕を曲げて使いにくくした上でパンチのスピードを

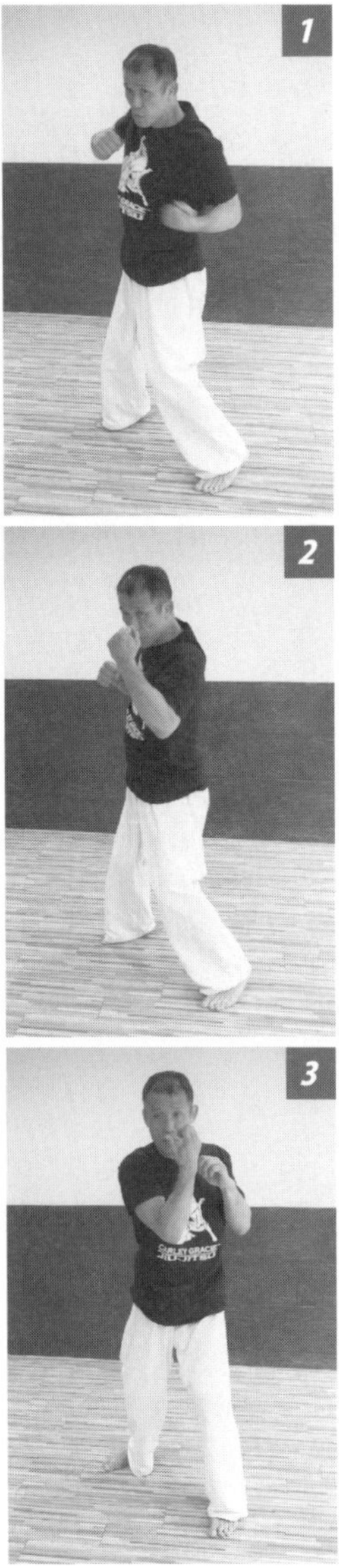

ボクシングのシャドー。腕を曲げて使いにくくし、体幹と繋げる。

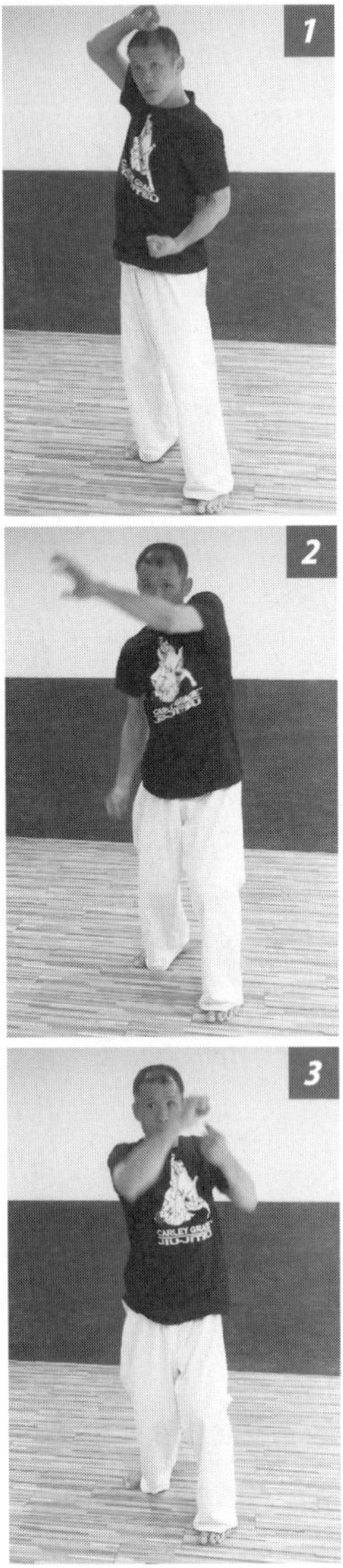

柳生心眼流の〝素振り〟。

上げると体の奥からパンチを出せるようになるのだ。これも、柳生心眼流心に同じ動きがある。柳生心眼流は腰も捻ってボクシングと似た動きを行なう。柳生心眼流の稽古は〝素振り〟と言う七か条（7つの系統）の動きが主体になる。〝素振り〟は段階を踏みながら変化してゆく。腕を極端に縮めた〝素振り〟はボクシングの動きと良く似ている。

早く走る時のコツも柳生心眼流にはある。体の潜在能力を引き出す運動だ。武術とは人の潜在能力を引き出すための工夫だから、正しい原理原則を知って使えば、すべての動作に応用が利く。すべての動作を高めるだけではなく、良く動かない体の箇所を改善する運動にもなり、運動できない人には手を添えて動きを導く事で改善の可能性が高まる。武術は〝活殺自在〟だ。すなわち、人の体を活かすことも殺すこともできる。人の体の原理原則をとらえ、長い年月、数え切れない人々の知恵と工夫に支えられて生まれ、それをさらに工夫を重ねて磨き抜いた物が武術の真実なのだ。

柳生心眼流の入門時に行なう歩法は、体の潜在能力を引き出し、奥の筋肉を覚醒させてくれる。武術が段階を踏んで動きが変わってゆくように、この歩き方を覚えたら次に体を捻って腕の動きを重ねる。

普段は決して使わない筋肉、本当は使いたくても環境が人工的なので動かせない奥の筋肉が動き、奥の筋肉が動けば骨格も正しくすべてが動き出す。本当は動くはずの体の箇所を動かせば、たいがいの体の問題は消えてなくなり、楽な場所で動かす事のできない奥の筋肉が覚醒すれば、楽な場所での動きも格段に良くなる。不自然な場所で走ればどんなに努力をしても結局不自然な走りになり、思うような結果を得る事ができないばかりか、体を壊す可能性も大きくなる。体の持つ潜在能力を引き出した方が

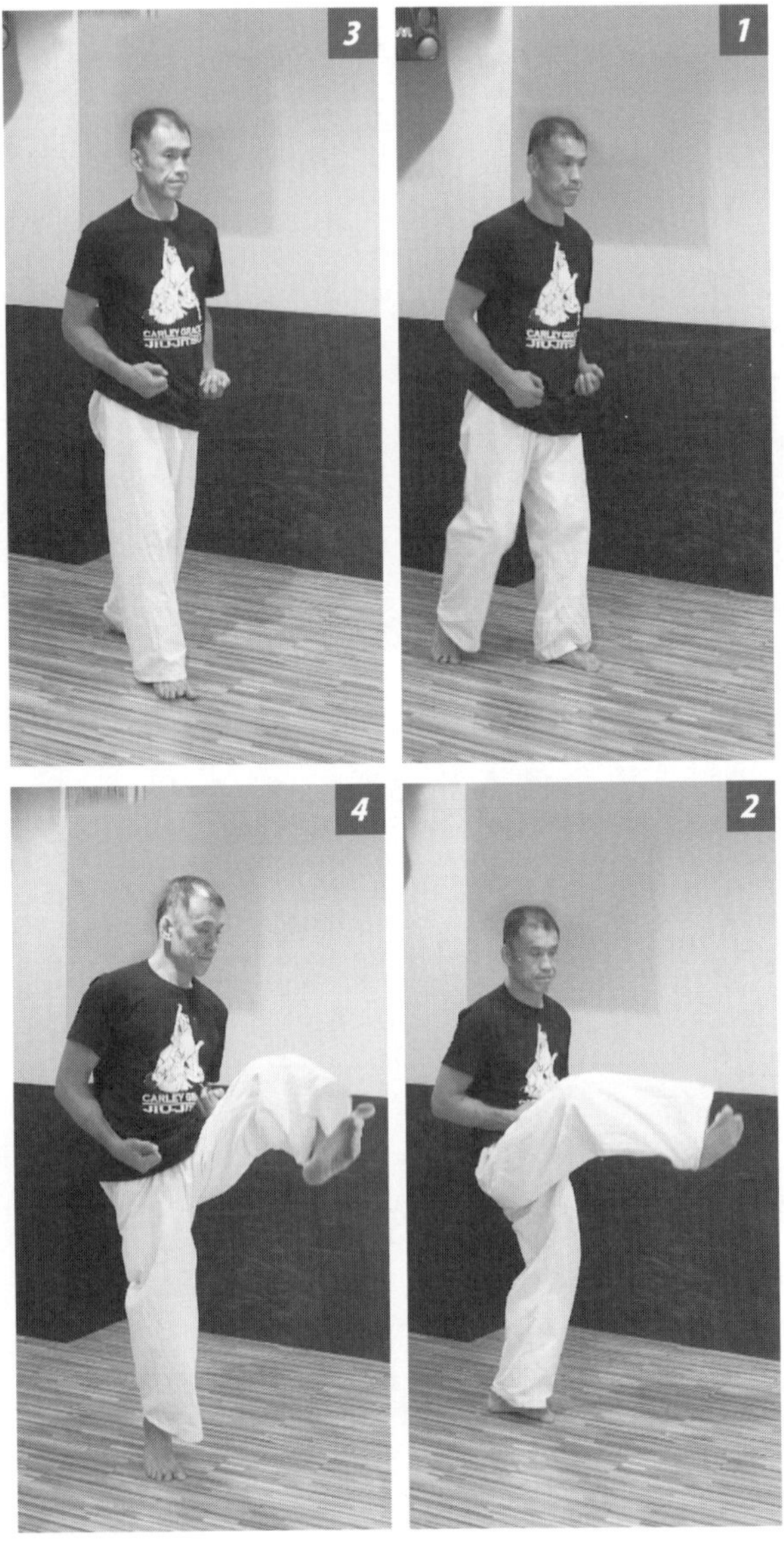

柳生心眼流、最初歩の歩法。普段行なわない動きにより、奥の筋肉を覚醒させる。

前ページの歩法に体の捻り、腕の動きを重ね、全身を連動させる。

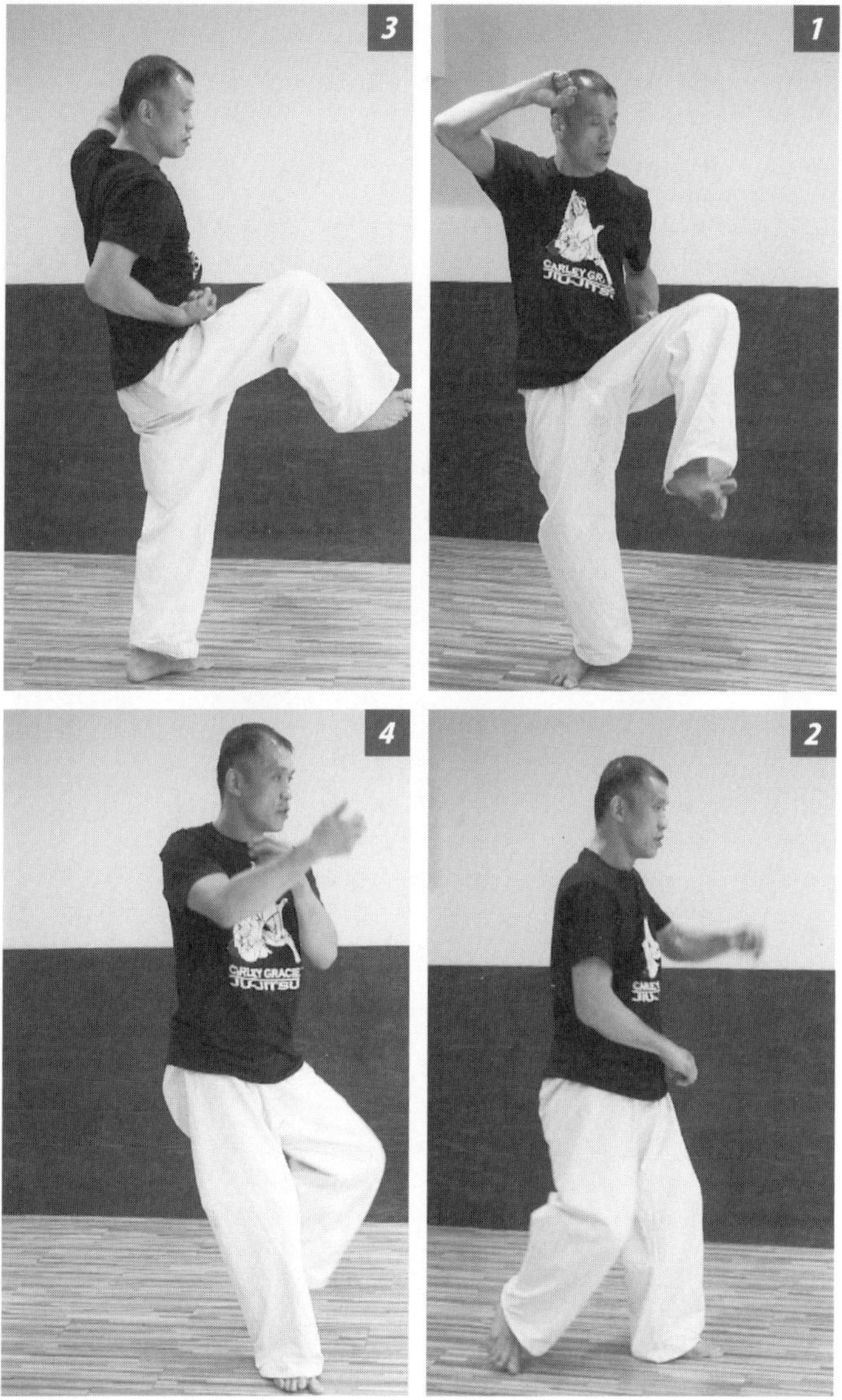

何倍も効果を得る事ができ、体を壊す可能性も少なくなるのだ。

武術の身体操作はすべての動きに応用が利く。型の中で素早く身体中の螺旋を用いることによって、かつての武術家は日々の稽古を行ってきた。同じ形をしても、型に込められた意味を知らなければただの表面的な運動になってしまうのが武術の型だ。武術というものは、外から見えにくいものなのだ。だから、日常生活が便利になり過ぎたためになかなか体の奥の動きを引き出すことができないというのが、実は武術の現状でもあるのだ。ほとんどの武術には体の内側の動きに関する口伝が実在するのだが、ほとんどの型を行なう人が内側の動きを引き出せないまま型を行なっている。これは武術を行なう体自体の劣化が問題になっているだけで、現代の体事情に合わせた運動を行なってから型を行なえば、型は体の内側の動きを目覚めさせ引き出してくれる。そもそも、そのためのものなのだから。

不思議でヘンテコリンにしか見えない柳生卯心眼流の動きには、実は体を奥底から目覚めさせ圧倒的な潜在能力を引き出すための知恵と工夫が詰まっている。何も知らないでやるのは本当にもったいないことだと思う。また、何度も本書で書いてきたように、江戸時代以前の武術を行なっていた時代と現代では生活様式が著しく変化したために、同じ動きをやっても動かせない箇所がたくさん出てきてしまっている。そこをどうやって覚醒してゆくのか、そして動きの意味というものをここで紹介していきたい。動きの原理原則を知ったら、原理原則に従いそれぞれ必要な動きに当てはめて使っていただければ幸いだ。

腕を捻り脚を捻り腰を捻る

腕・脚・腰を同時に捻り、全身が繋がった状態を作る。骨格から捻り始め、筋肉の螺旋を引き出す。

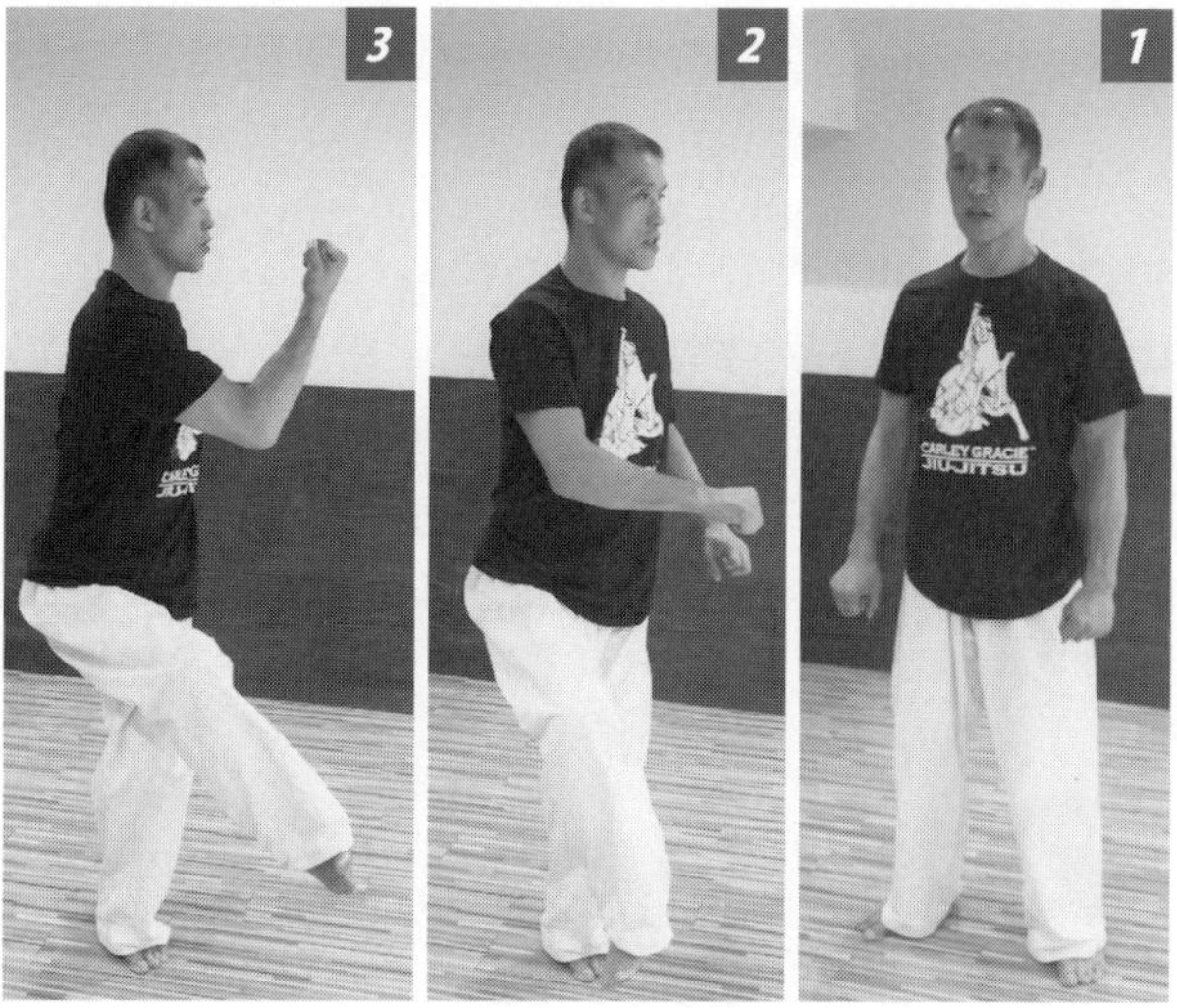

2）腕を捻り脚を捻り腰を捻る

腕と脚を捻るように回転させる。この際に骨格から捻り始め、筋肉の螺旋を引き出す事がコツになる。普段動かしていないので、すぐにはできない場合が多い。ここにご紹介した運動を続けて徐々に体の機能を覚醒させ、引き出してから行なう事が大切だ。手脚と同時に腰を捻ると、手脚の螺旋と体幹が繋がり、身体中の骨格と筋肉の機能が高まった状態になる。

3）捻った方向を変えずにさらに捻って伸ばす

腕を捻る方向はそのままで大きく限界まで伸ばす。本来の動きとしては、縮めて伸ばす際に捻る方向を変えるのが自然だが、あえて動きと捻りを不自然にする事で体の螺旋の動きをさらに引き出す。

脚は寝た姿勢で行なう。

捻った方向を変えずにさらに捻って伸ばす

捻って伸ばした状態から、同じ方向にさらに捻りながら縮め、またさらに同じ方向に捻りながら伸ばす。159ページで行なった〝不自然な動き〟だが、このトレーニングは螺旋を引き出し全身を繋げる前提を作ってくれる。負担の大きい運動なので、補助者をつけて二人で行なう方法も有効だ。

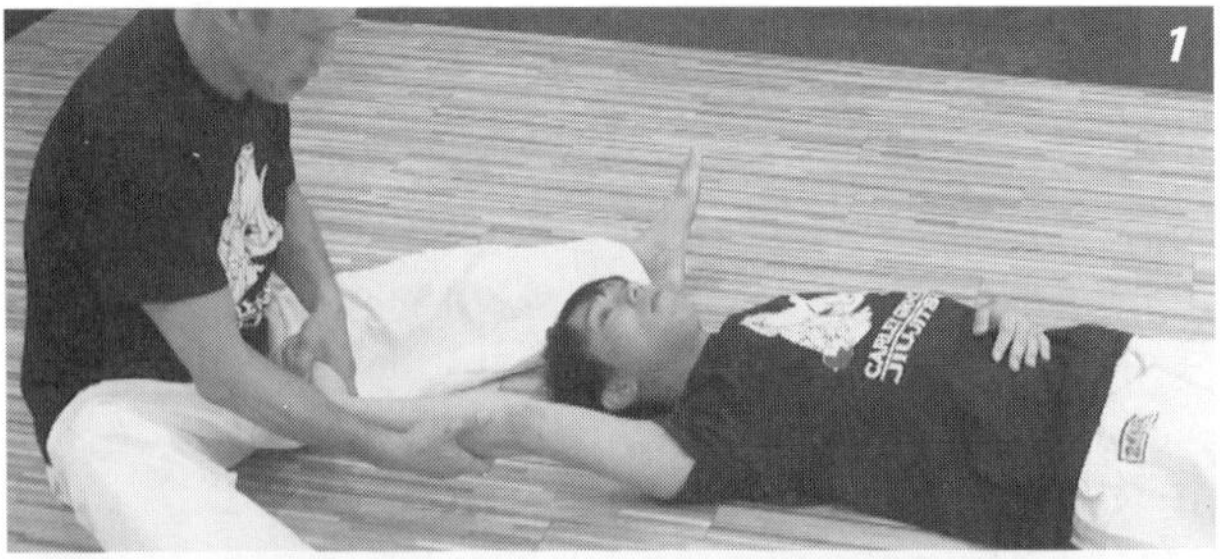

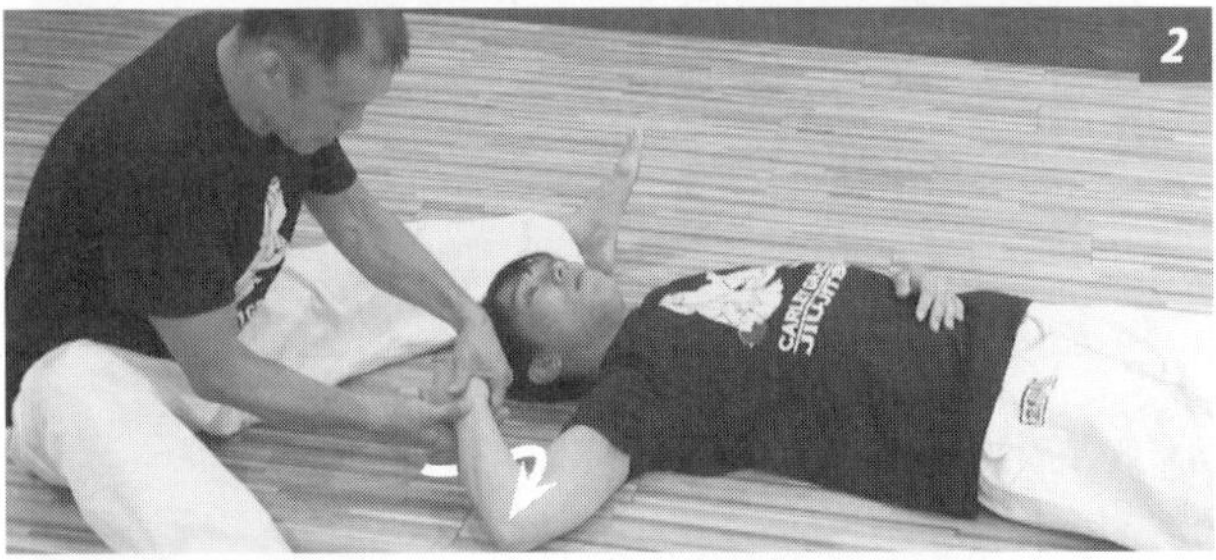

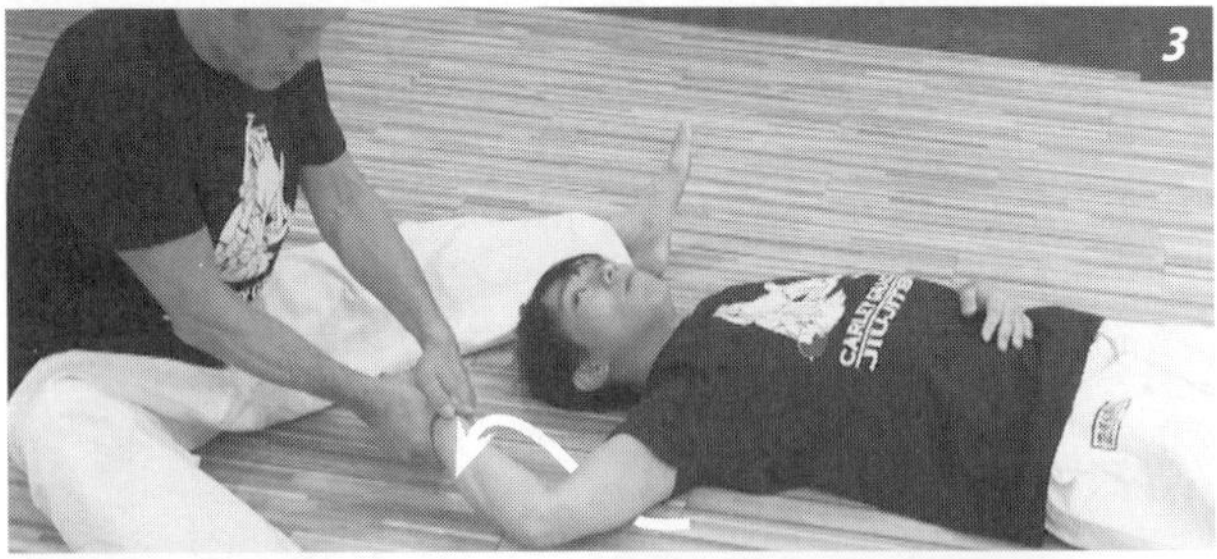

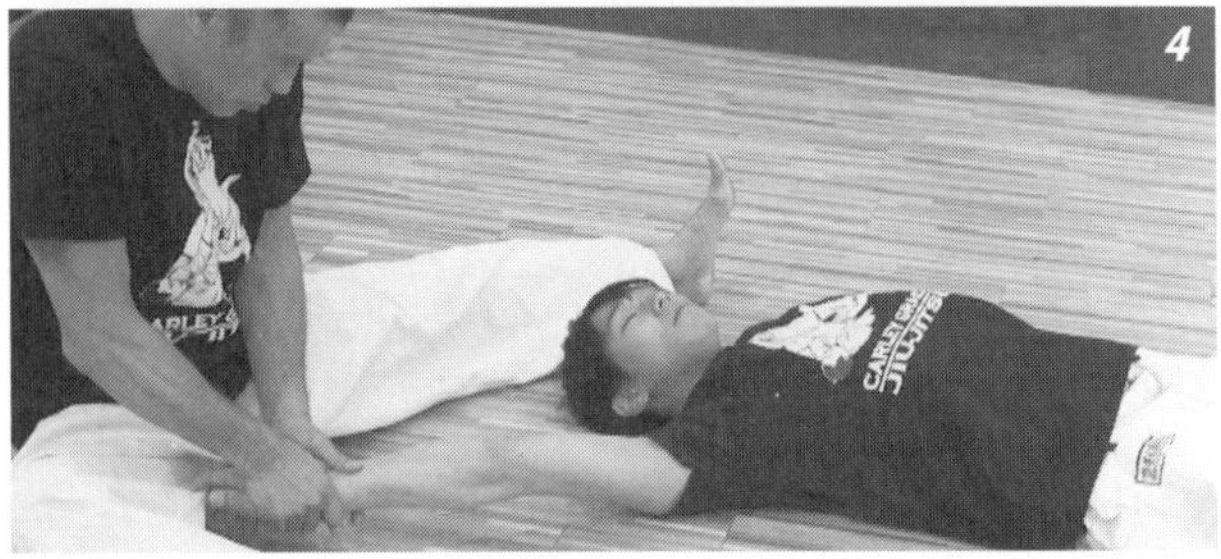

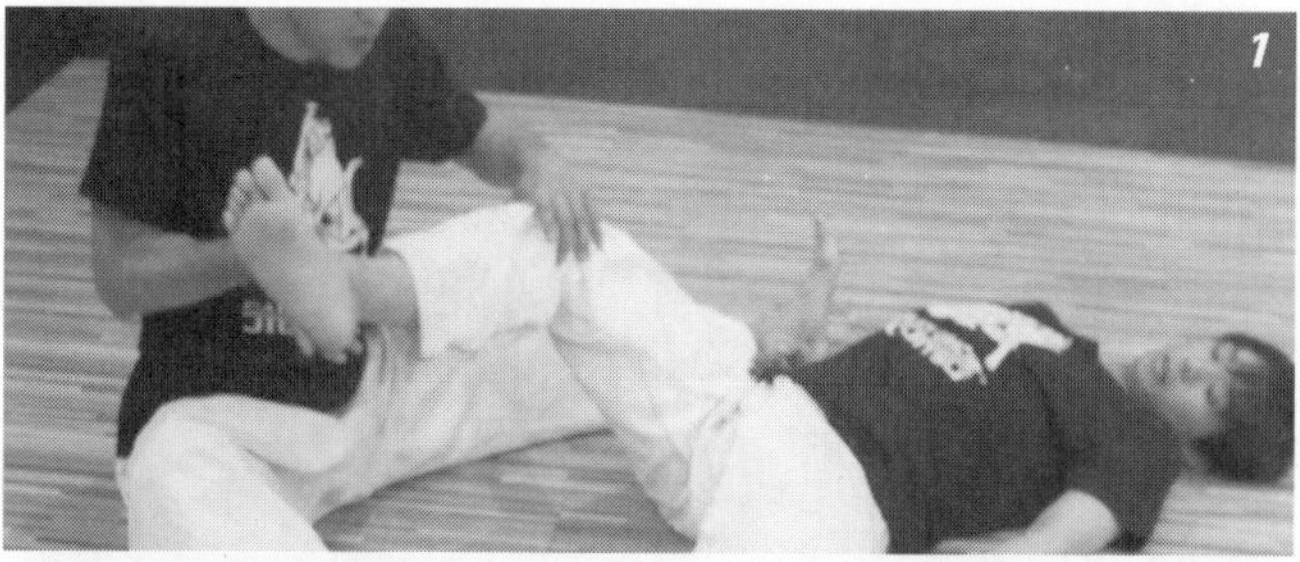
1

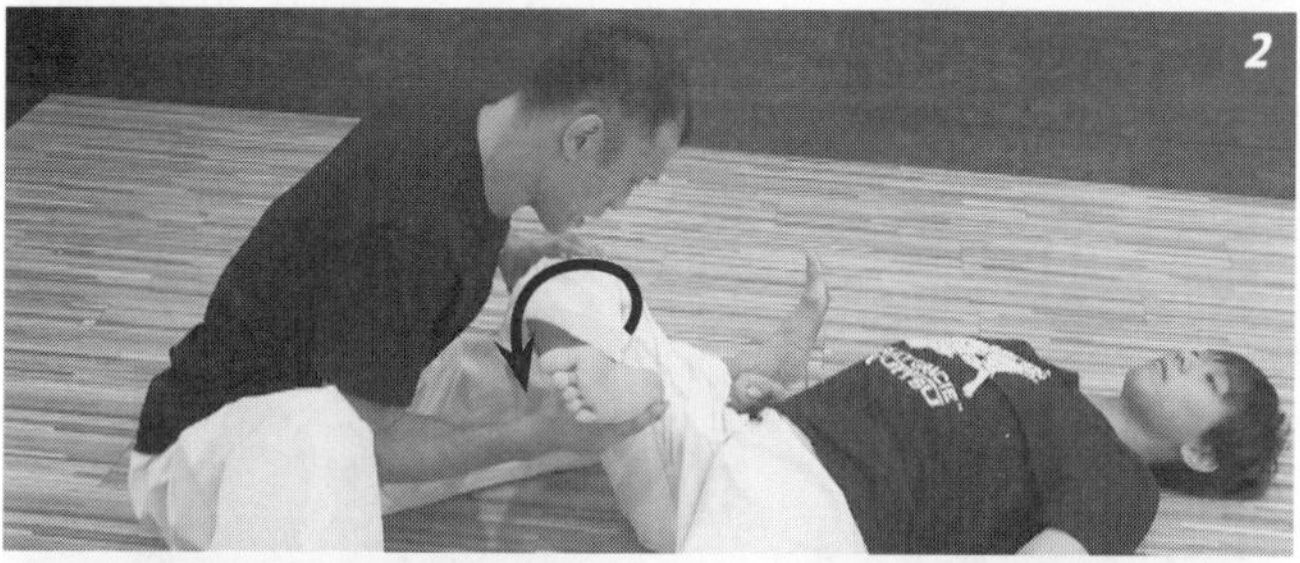
2

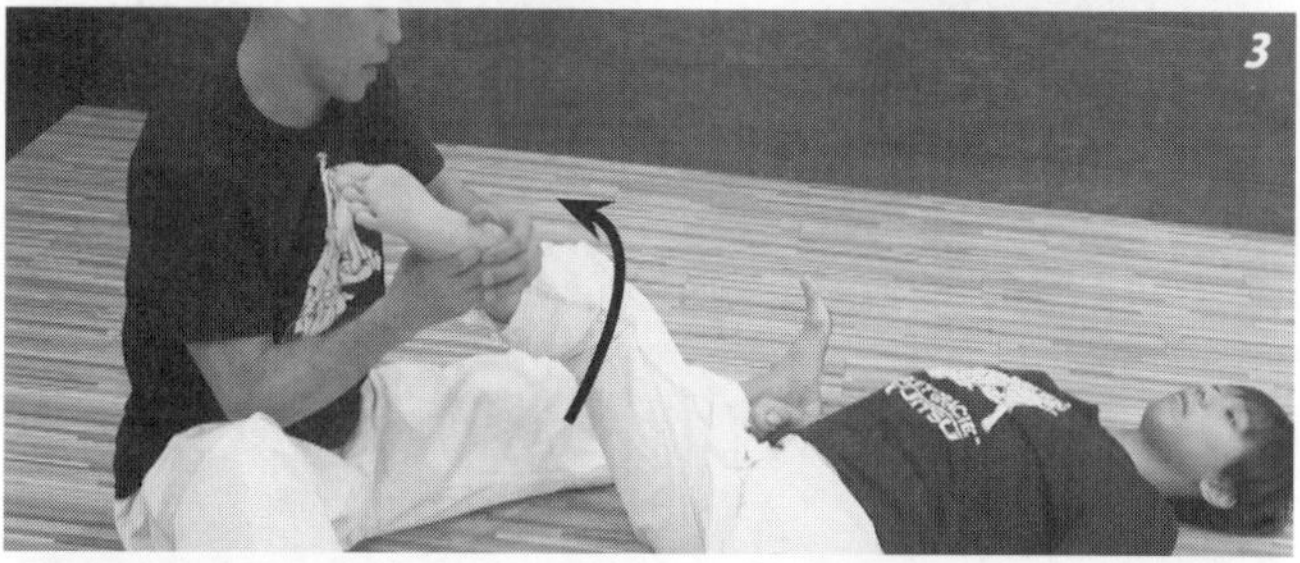
3

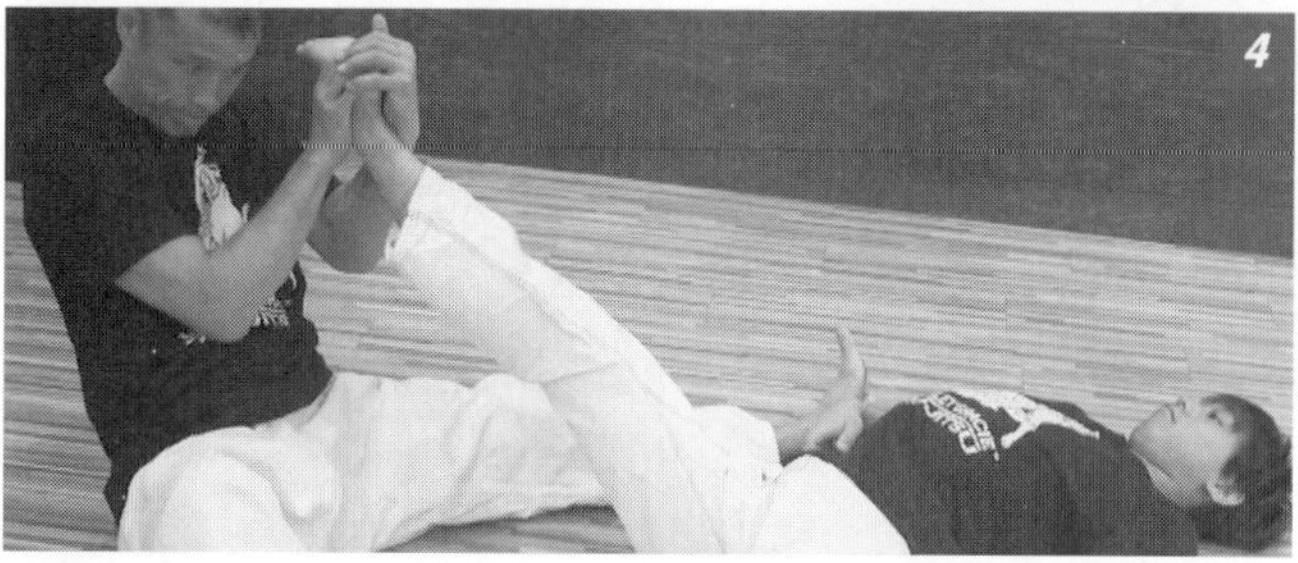
4

大きく込めた力を一瞬で抜き、すぐさま力を込める

力を込めて腕を伸ばし、そこから急速に力を抜く（結果として腕は落ちる）。抜いたら即、力を込めて元の状態に戻る。力の入れ替えを体全体で行なう。

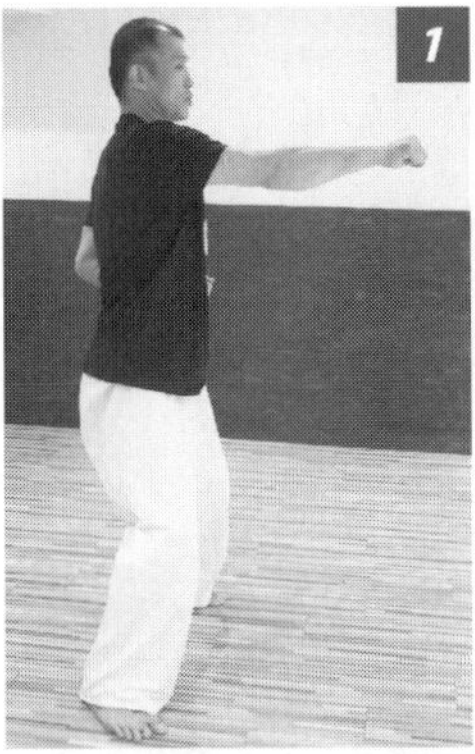

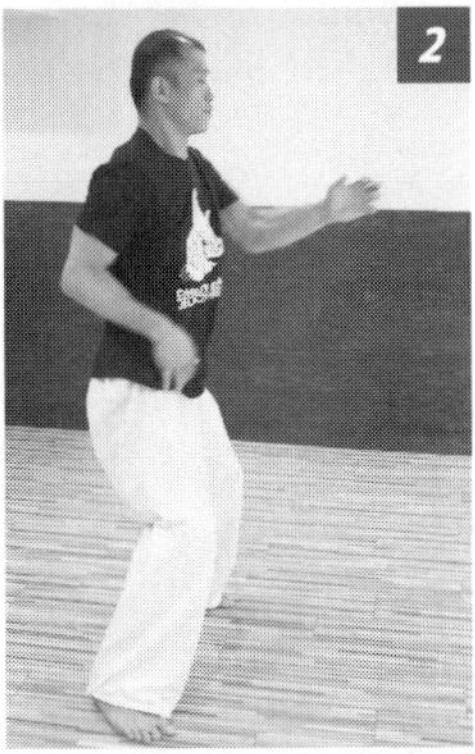

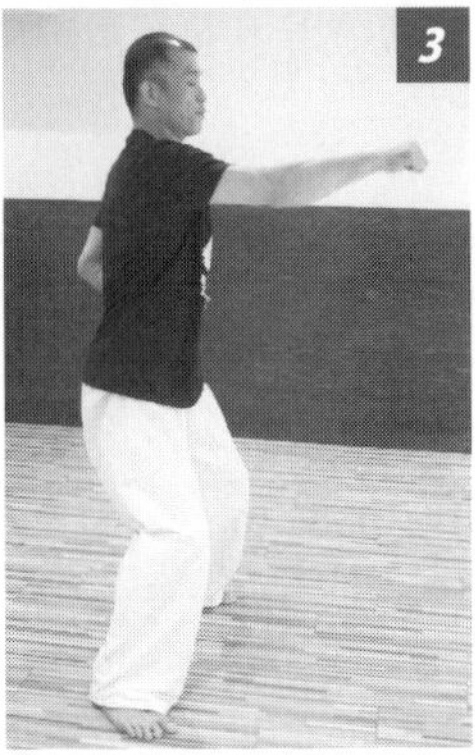

身体中を捻ったまま脚を組み替える

1本の足で立ち、残りの足と2本の腕を捻って全身を繋げ、バランスをとる（写真1）。その捻った状態を維持しながら、脚を組み替える（写真2〜3）。捻った力が抜ける時にバランスを崩しがちなので、まずは片足に体重を移す事からゆっくりと行なうとよい。

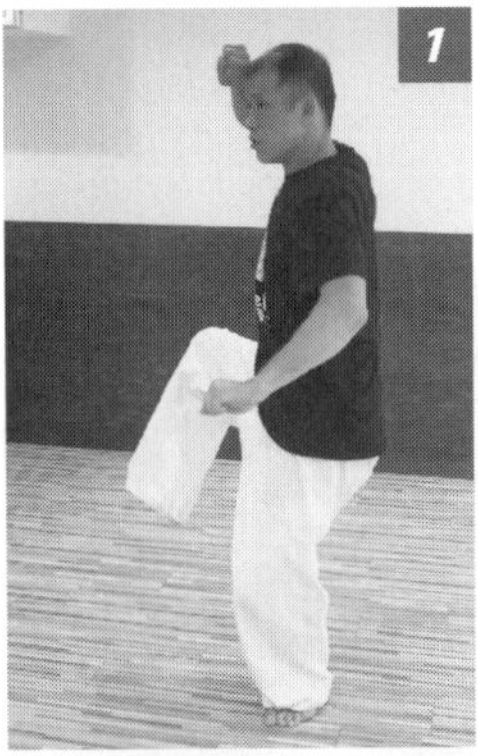

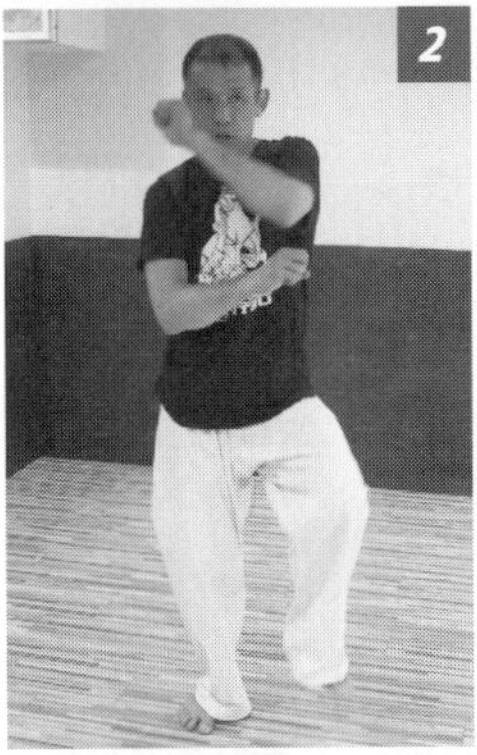

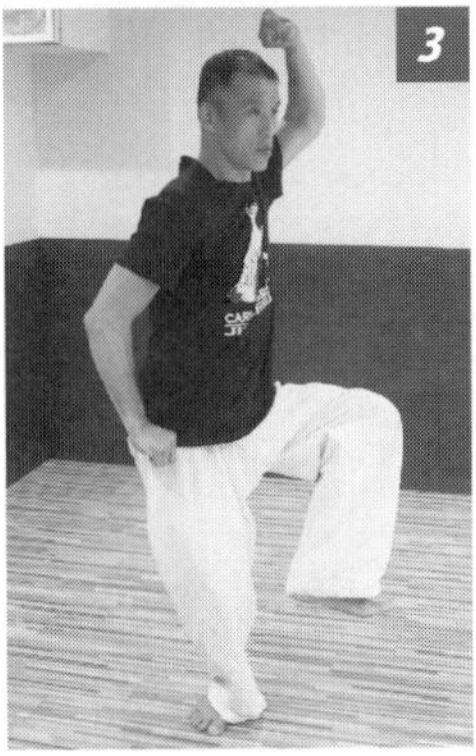

4）大きく込めた力を一瞬で抜き、すぐさま力を込める

限界まで腕を伸ばしたら、そのまま急速に力を抜く。抜いたら即、力を込めてまた元の捻った状態に戻る。力の入れ替えを体全体で行なう。古流の空手の突き等にもこの稽古法が残っている。

5）身体中を捻ったまま脚を組み替える

人の体の動きの効率が高まる状態は、意外に思われるかもしれないが、片足立ちの状態なのだ。1本の足で立ち、残りの足と2本の腕がバランス良く動く時に最も効率良く能力を発揮する。すべての動作にこれは共通する。2本足で踏ん張ると力が出るように錯覚しがちだが、それでは歩く事もできないし、ボールを遠くまで投げる事もできない。すべての動作はきちんと1本の足で立ち、残りの足と腕の3つがバランス良く動く状態でこそ、力が発揮されるのだ。武術の型にこの形が多く含まれているのには理由があるのだ。

この動きは、日常を自然の中で過ごしていた時には当たり前のように行なわれていたが、舗装された道路を靴を履いて歩く現代の日常ではほとんど行なわれない動作になっている。この運動をできるようになると身体は圧倒的に良くなっていく。無理をしないで少しずつできる範囲を大きくするのが大切だ。

身体中を捻った状態で、脚を組み替える。はじめは捻った力が抜けてバランスが崩れてしまうので、無理をしないで、まず片足に体重を移すことから始めるとよい。脚の組み換えは体を動かすコツだから雑にやらずに、ゆっくりと捻った状態を維持しながら片足に体重を移動させ、その際に足指から頭のて

捻って上げた脚を大きな力で蹴って即、力を抜き元に戻す

捻った状態で力を込めて脚を上げ、蹴った状態を作る。捻った極限から自然に曲がりだす脚の挙動に任せて急速に力を抜く（結果として脚は落ちる）。抜いたら則、力を込めて元の状態に戻る。

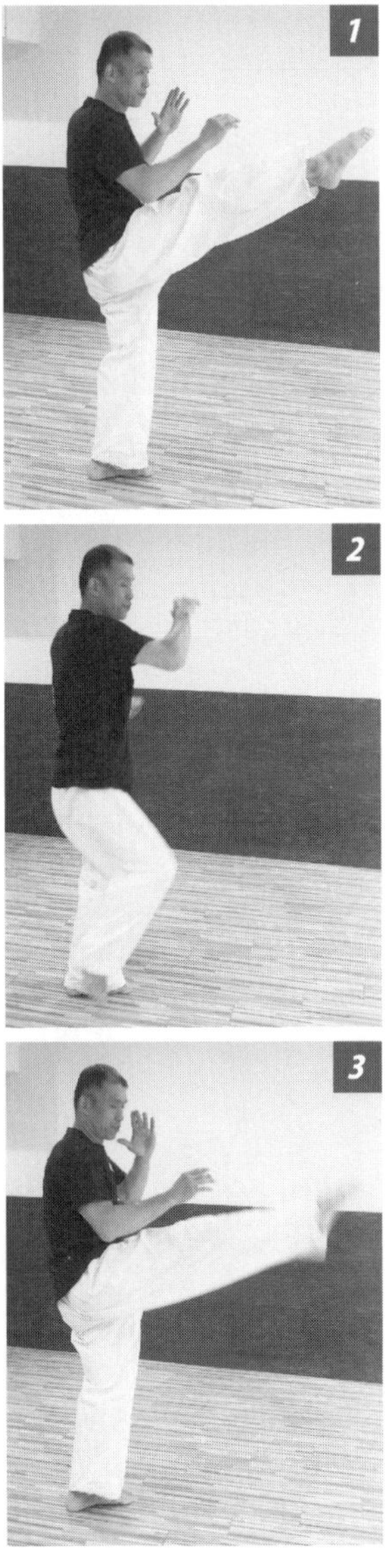

っぺんまで、骨格からすべてが繋がる意識を持ち、実際にそれを行なう事がこの運動のコツだ。いつわらず（できたと過信しないで）身体中に神経を張り巡らせ、身体全体を捻って繋げ、正しく正確に動かす事が鍛練において重要な事になる。

6）捻って上げた脚を大きな力で蹴って即、力を抜き元に戻す

捻った状態で脚を上げる。単純に脚を曲げるのではなく、捻った極限から勝手に曲がり出すのがコツだ。これは腕の場合にも同様だ。捻った脚の回転方向を変えずに縮めた脚を真っ直ぐに伸ばす。はじ

めはゆっくりと行い、螺旋が整い機能したら、素早く蹴る運動に進む。

著者プロフィール

平 直行（たいら なおゆき）

1963年、宮城県生まれ。総合格闘技草創期にプロのリングで活躍。漫画『グラップラー刃牙』の主人公、範馬刃牙のモデルとしても知られる。著書:『平直行のリアルファイト柔術』（徳間書店）、『平直行の格闘技のおもちゃ箱』（福昌堂）、『めざめよカラダ! 筋絡調整術』『平直行が行く身体感覚の宝島』（BABジャパン）、DVD:『平直行 総合武術入門』（QUEST）、『古武術で奥から目覚める 骨絡調整術DVD』『高機能ボディになる!』（BABジャパン）

撮影協力（モデル）：平 和樹

装幀：中野 岳人

本文デザイン：リクリ・デザインワークス

カラダのすべてが動き出す！
“筋《きん》絡《らく》調整術”
筋肉を連動させて、全身を一気に動かす秘術

2017年5月30日　初版第1刷発行
2019年9月10日　初版第2刷発行

著　　者　　平 直行
発 行 者　　東口 敏郎
発 行 所　　株式会社ＢＡＢジャパン
〒151-0073 東京都渋谷区笹塚1-30-11 ４・５F
TEL　03-3469-0135　　FAX　03-3469-0162
URL　http://www.bab.co.jp/
E-mail　shop@bab.co.jp
郵便振替 00140-7-116767
印刷・製本　　株式会社暁印刷

ISBN978-4-8142-0053-5　C2075

BOOK Collection

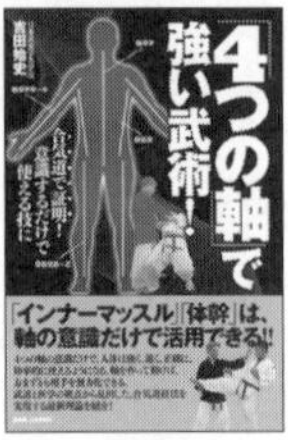

「4つの軸」で強い武術!

～合気道で証明!意識するだけで使える技に!～

『「インナーマッスル」「体幹」は、軸の意識だけで活用できる!』 4つの軸の意識だけで、人体は強く、速く、正確に、効率的 に使えるようになる。軸を作って動けば、力まずとも相手を無 力化できる。武道と医学の観点から見出した、合気道技法を 実現する最新理論を紹介!合気道の上達を目指す方はもちろん、あらゆる武術やスポーツでレベルアップを求める方に!

●吉田始史 著　●四六判　●216頁　●本体1,40円+税

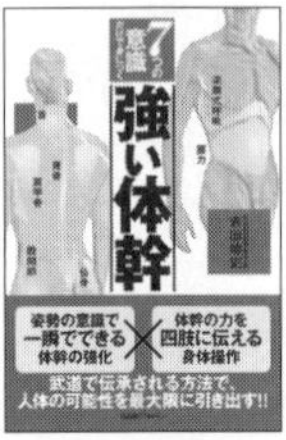

7つの意識だけで身につく　強い体幹

武道で伝承される方法で、人体の可能性を最大限に引き出す!　姿勢の意識によって体幹を強くする武道で伝承される方法を紹介。姿勢の意識によって得られる体幹は、加齢で衰えない武道の達人の力を発揮します。野球、陸上、テニス、ゴルフ、水泳、空手、相撲、ダンス等すべてのスポーツに応用でき、健康な身体を維持するためにも役立ちます。

●吉田始史 著　●四六判　●184頁　●本体1,300円+税

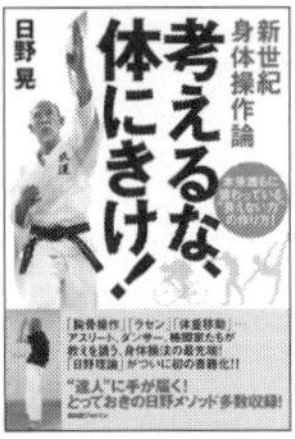

新世紀身体操作論　考えるな、体にきけ!

本来誰もに備わっている“衰えない力”の作り方!

「日野理論」がついに初の書籍化!!　“自分はできてなかった”そこからすべてが始まる!　年老いても達人たり得る武術システムの不思議!　意識するほど“非合理”化する身体の不思議!　知られざる「身体の不思議」すべてを明らかにする!!

●日野晃 著　●A5判　●208頁　●本体1,600円＋税

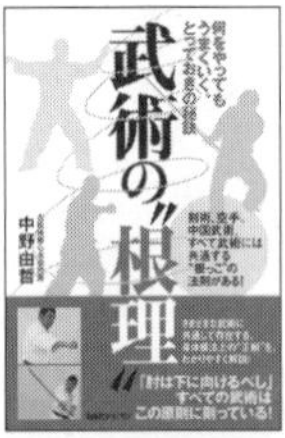

武術の“根理”

何をやってもうまくいく、とっておきの秘訣

剣術、空手、中国武術、すべて武術には共通する“根っこ”の法則があります。さまざまな武術に共通して存在する、身体操法上の“正解”を、わかりやすく解説します。剣術、合気、打撃、中国武術…、達人たちは実は“同じこと”をやっていた!?　、突き当たっていた壁を一気に壊す重大なヒント。これを知っていれば革命的に上達します。

●中野由哲 著　●四六判　●176頁　●本体1,400円+税

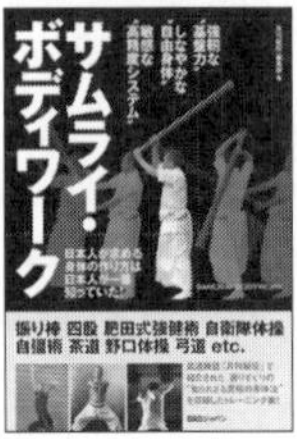

サムライ・ボディワーク

日本人が求める身体の作り方は日本人が一番知っていた!

カタカナ・メソッドばかりがボディワークにあらず!　伝統・古流武術こそが理想のボディワークだった!!　体幹を強化し、全身をしなやかに繋げる!　振り棒、四股、肥田式強健術、自衛隊体操、自彊術、茶道、野口体操、弓道 etc.　武道雑誌『月刊秘伝』で紹介された、選りすぐりの“知られざる究極身体法”を収録したトレーニング集!!

●月刊秘伝 特別編集　●A5判　●176頁　●本体1,600円+税